中国医学临床百家

王拥军／著

脑卒中诊疗
王拥军 2019 观点

U0349613

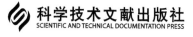
科学技术文献出版社
SCIENTIFIC AND TECHNICAL DOCUMENTATION PRESS

·北京·

图书在版编目（CIP）数据

脑卒中诊疗王拥军2019观点/ 王拥军著. —北京：科学技术文献出版社，2019.6
（2019.8重印）

ISBN 978-7-5189-5370-7

Ⅰ.①脑… Ⅱ.①王… Ⅲ.①脑血管疾病—诊疗 Ⅳ.① R743

中国版本图书馆 CIP 数据核字（2019）第 058375 号

脑卒中诊疗王拥军2019观点

策划编辑: 帅莎莎　　　责任编辑: 帅莎莎　　　责任校对: 文　浩　　　责任出版: 张志平

出　版　者	科学技术文献出版社	
地　　　址	北京市复兴路15号　　邮编　100038	
编　务　部	(010) 58882938，58882087（传真）	
发　行　部	(010) 58882868，58882870（传真）	
邮　购　部	(010) 58882873	
官　方　网　址	www.stdp.com.cn	
发　行　者	科学技术文献出版社发行　全国各地新华书店经销	
印　刷　者	北京虎彩文化传播有限公司	
版　　　次	2019 年 6 月第 1 版　2019 年 8 月第 2 次印刷	
开　　　本	710×1000　1/16	
字　　　数	264千	
印　　　张	28.25　彩插20面	
书　　　号	ISBN 978-7-5189-5370-7	
定　　　价	168.00元	

序
Foreword

韩启德

欧洲文艺复兴后，以维萨利发表《人体构造》为标志，现代医学不断发展，特别是从 19 世纪末开始，随着科学技术成果大量应用于医学，现代医学发展日新月异，发生了根本性的变化。

在过去的一个世纪里，我国现代化进程加快，现代医学也急起直追。但由于启程晚，经济社会发展落后，在相当长的时期里，我国的现代医学远远落后于发达国家。记得 20 世纪 50 年代，我虽然生活在上海这个最发达的城市里，但是母亲做子宫切除术还要到全市最高级的医院才能完成；我患猩红热继发严重风湿性心包炎，只在最严重昏迷时用过一点青霉素。20世纪60—70年代，我从上海第一医学院毕业后到陕西农村基层工作，在很多时候还只能靠"一根针，一把草"治病。但是改革开放仅仅30多年，我国现代医学的发展水平已经接近发达国家。可以说，世界上所有先进的诊疗方法，中国的医生都能做，有的还做得更好。更为可喜的是，近年来我国医学界开始取得越来越多的原创性成果，在某些点上已经处于世界领先地位。中国医生已经不再盲从发达国家的疾病诊疗指南，而能根据我们自己的经验和发现，根据我国自己的实际情况制定临床标准和规范。我们越来越有自己的东西了。

要把我们"自己的东西"扩展开来，要获得越来越多"自己的东西"，就必须加强学术交流。我们一直非常重视与国外的学术交流，第一时间掌握国外学术动向，越来越多地参与国际学术会议，有了"自己的东西"也总是要在国外著名刊物去发表。但与此同时，我们更需要重视国内的学术交流，第一时间把自己的创新成果和可贵的经验传播给国内同行，不仅为加强学术互动，促进学术发展，更为学术成果的推广和应用，推动我国医学事业发展。

我国医学发展很不平衡，经济发达地区与落后地区之间差别巨大，先进医疗技术往往只有在大城市、大医院才能开展。在这种情况下，更需要采取有效方式，把现代医学的最新进展以及我国自己的研究成果和先进经验广泛传播开去。

基于以上考虑，科学技术文献出版社精心策划出版《中国医学临床百家》丛书。每本书涵盖一种或一类疾病，由该疾病领域领军专家撰写，重点介绍学术发展历史和最新研究进展，并提供具体临床实践指导。临床疾病上千种，丛书拟以每年百种以上规模持续出版，高时效性地整体展示我国临床研究和实践的最高水平，不能不说是一个重大和艰难的任务。

我浏览了丛书中已经完稿的几本书，感觉都写得很好，既全面阐述有关疾病的基本知识及其来龙去脉，又介绍疾病的最新进展，包括笔者本人及其团队的创新性观点和临床经验，学风严谨，内容深入浅出。相信每一本都保持这样质量的书定会受到医学界的欢迎，成为我国又一项成功的优秀出版工程。

　　《中国医学临床百家》丛书出版工程的启动，是我国现代医学百年进步的标志，也必将对我国临床医学发展起到积极的推动作用。衷心希望《中国医学临床百家》丛书的出版取得圆满成功！

　　是为序。

作者简介
Author introduction

王拥军，主任医师、教授、博士研究生导师，首都医科大学附属北京天坛医院副院长，国家神经系统疾病临床医学研究中心副主任，国家卫生计生委神经内科医疗质量控制中心主任，北京脑重大疾病研究院脑卒中研究所所长，北京脑血管病临床研究中心主任，北京转化医学脑血管病转化医学重点实验室副主任。

长期从事脑血管病病因与发病机制分型、规范化防控策略的相关研究。牵头建立国内第一个国际标准化的卒中单元，出版我国第一部卒中单元专著；建立了高危非致残性脑血管病防控体系；发现我国缺血性脑血管病最主要的病因为颅内动脉狭窄，建立我国第一个脑血管病病因及发病机制分型—CISS分型，实现脑血管病分层管理；针对缺乏脑血管病风险防控体系的现状，首次建立了符合中国人群特点的缺血性脑血管病风险评估体系。利用脑血管病登记数据库，首次在大样本量的中国人群中明确了代谢综合征等多种风险预测因素与卒中结局的相关性，验证了CHADS2等多种风险评估量表，此外，还首创了适用于国人的新的卒中后肺炎预测量表（AIS-APS），为建立适用于中国人群的风险评估体系奠定了坚实的基础。作为国家"十二五""十三五"脑血管病等重大慢病重点研发计划的首席科学家，在高危非致残性脑血管病诊疗关键技术的突破、规范化防控模式的建立等方面取得了多项系统性、创新性的研究成果，并广泛应用于临床。

在《New England Journal of Medicine》《JAMA》《Circulation》等医学领域全球顶级杂志发表 SCI 期刊论文 300 余篇。其中，针对高危非致残性脑血管病的短程、早期、优化的抗血小板治疗新策略，是我国大陆学者首次在《New England Journal of Medicine》杂志发表的神经病学原创论著，被该杂志评为"2013年度国际医学领域重大进展"，被《Lancet Neurology》评为"国际神经病学领域年度八大进展之一"。

现任中华医学会神经病学分会候任主任委员，中国卒中学会副会长，中华预防医学会卒中预防与控制专业委员会前主任委员，北京医学会神经病学分会主任委员，中国医师协会神经科医师分会副会长，中国健康教育协会医院分会副主任委员，北京神经科学学会副主任委员，中国仪器仪表学会医疗仪器分会副理事长，中国老教授协会医药专业委员会脑血管病专家委员会主任委员，白求恩医学专家委员会神经病学专业委员会主任委员。任《中国卒中杂志》主编，《SVN》主编，《CNS Neurosciences & Therapeutics》副主编，《中华内科杂志》副主编。受科技部委托，作为编写专家组组长负责组织编写"十三五""重大慢性非传染性疾病防控研究"重点研发计划的实施方案和指南。作为总负责人主持国家脑血管病"十二五"科技支撑计划、科技部脑血管病重大新药创制临床评价平台、国家／北京脑血管病临床资源和样本库、北京脑血管病 2020 科技项目。

入选"北京学者"、"万人计划"科技创新领军人才、"北京市高层次创新创业人才支持计划杰出人才"，获得国家科技进步二等奖、教育部科技进步一等奖、北京市科学进步一等奖、中华预防医学会科学技术一等奖、全国优秀科技工作者等、吴阶平－保罗杨森医学药学奖多个奖项，带领团队获得首批科技部重点领域优秀创新团队称号。

前 言

Preface

不知不觉，距离《脑卒中诊疗王拥军2017观点》的出版已经两年。在这两年间，中国和全球脑血管病的研究领域发生了很多事件，临床实践的方式在不知不觉中发生了改变，记录这些改变，指导临床实践，正是本书意义所在。

2019年初，新英兰医学杂志（NEJM）公布了全球脑血管病的终生风险，中国仍然是全球脑血管病风险最高的国家，从这个意义上来说，在中国用多大的篇幅讨论脑血管病都不为过。几乎同时，英国医学杂志（BMJ）发表了面对卒中疾病负担日益升高的中国采取的措施。从2002年到2012年，高血压的知晓率、治疗率和控制率分别提高了16.3%、16.4%和7.7%，糖尿病的知晓率、治疗率和控制率也分别提高了36.1%、33.4%和30.6%；1996年到2012年的16年时间，烟草使用下降了7.2%。国家卒中登记、医疗质量控制体系建设和质量改进项目，使中国脑卒中复发率和病死率显著下降。同时，国家加大临床科研投入，其中"氯吡格雷治疗急性非致残性脑血管事件高危人群的疗效研究（CHANCE研究）"和"脑血管病医疗质量改进干预研究（金桥工程）"，获得了具有国人人群特征的循证医学证据，并改写了国内和国际指南。中国丰富和独特的健康医疗大数据资源、技术和政策优势，为中国在基于大数据医疗和人工智能技术的发展带来了千载难逢的好时机。整合优化我国脑卒中救治链条，促进信息互联互通，为国家进一步开展包括脑血管病在内的慢病防控奠定了坚实的基础。

与此同时，国际脑血管病的研究也风起云涌，临床证据不断更新，尤其是抗血小板治疗、抗凝治疗、降脂治疗、降糖治疗和血管再灌注治疗。在基础理论研究领域也取得大的突破，这主要依赖于基因组学的进步和宏基因组研究的机会。这些基础研究的进步为新的临床干预手段的产生和精准医学的发展奠定了良好的基础。

本书出版之际，正值《中国卒中学会脑血管病临床实践指南》同步出版及指南的 APP 上线，同时，人工智能的缺血性脑血管病治疗辅助决策系统问世，意味着脑血管病临床实践一个新时代的到来。遵循证据，崇尚科学，着眼患者，面向未来。让我们不负这个欣欣向荣的时代。

目 录
Contents

急性缺血性脑卒中静脉溶栓的剂量选择 / 153

重建脑卒中医疗系统——移动 – 互联网 – 大数据时代脑卒中医疗系统的思考 / 410

出版者后记 / 427

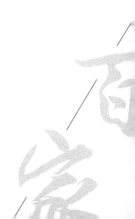

脑血管病的流行病学：新数据、新趋势

1. 脑血管病是当今人类的主要健康问题

　　脑血管病一直以来都是人类的主要健康问题之一，是引起死亡和残疾的主要原因。根据 2017 年全球疾病负担研究（Global Burden of Disease Study 2017，GBD2017）结果显示，脑血管病导致的死亡为 616.7 万人，占总死亡人数的 11.0%（616.7/5594.6），脑血管病的死因顺位由 1990 年的第 5 位上升到第 3 位，位列缺血性心脏病和新生儿疾病之后。脑血管病导致的死亡中，缺血性脑血管病为 274.7 万人，占 44.5%；出血性脑血管病为 297.5 万人，占 48.2%；蛛网膜下腔出血为 44.5 万人，占 7.2%。近几十年来，随着各国社会经济和人类文明的不断发展，人们的生活水平和健康水平都得到不断提高。人均期望寿命从 1980 年的 61.7 岁增长到 2015 年的 71.4 岁。然而，随着人类社会工业化程度的不断加深，人们的生活方式发生了巨大改变，这给人类健康带来了新的挑战：以心脑血管疾病、恶性肿瘤、糖尿病、慢性呼吸系统疾病等为代表的慢性非传染性疾病已经取代传染病成为人类健康的主要威胁，这标志着全球大多数国家的疾病模式发生了根本的改变。

2. 虽然全球脑血管病标化死亡率呈下降趋势，但由于老龄化等因素的影响，死亡人数仍呈上升趋势

根据发表在《柳叶刀》*The Lancet* 杂志上的 GBD 2017 最新研究结果估计，全球年龄标化死亡率由 2007 年的 859.8/10 万下降到 2017 年的 737.7/10 万，10 年间下降了 14.2%，但由于人口老龄化等原因的影响，总死亡人数却较 10 年前上升了 9.7%。2017 年全球脑血管病的标化死亡率为 80.5/10 万，较 2007 年的 93.2/10 万下降了 13.6%。其中缺血性脑血管病下降了 11.8%，出血性脑血管病下降了 15.7%（表 1）。脑血管病标化发病率的大幅度下降是全球死亡率下降的主要原因之一。但由于人口老龄化和发病原因推迟等因素的影响，10 年间脑血管病死亡的人数上升了 16.6%。美国心脏协会（American Heart Association，AHA）/美国卒中协会（American Stroke Association，ASA）收集了临床和流行病学研究、死亡报告、临床和公共卫生指南以及专家意见等，对脑卒中死亡下降原因进行了分析，研究结果表明：除了脑卒中发病率和病死率的下降，心血管疾病危险因素干预控制措施也对脑卒中死亡下降起到了很大作用。其中，控制高血压加速了脑卒中死亡率的下降，对糖尿病和血脂异常疾病的控制及戒烟行

动的实施等也都显现了效果。远程医疗以及脑卒中看护系统则需要更长的观察时间才能发挥其强大的作用。

表 1　2007—2017 年全球部分疾病死亡人数与标化死亡率变化情况

	总死亡人数（万）		标化死亡率（/10 万）	
	2017 年	2007—2017 年变化百分比（%）	2017 年	2007—2017 年变化百分比（%）
总死亡	5594.57	9.3	737.7	−14.2
非传染性疾病	4107.11	22.7	536.1	−7.9
心脑血管疾病	1779.09	21.1	233.1	−10.3
脑血管病	616.73	16.6	80.5	−13.6
缺血性卒中	274.74	21.2	36.6	−11.8
脑出血	297.49	12.5	38.2	−15.7
蛛网膜下腔出血	44.50	18.4	5.7	−9.4

注：数据节选自 GBD2017。

3. 脑血管病是导致疾病负担的第 3 位主要原因

伤残调整寿命年（disabilityadjusted life years，DALYs）是一个衡量疾病负担的主要指标，通过计算寿命损失年（years of life lost，YLL）和伤残损失年（years lived with disability，YLD）而得到。通过对伤残量表的评定，赋予不同伤残水平一定的权重，最终得到 YLD。DALY 综合考虑了残疾和死亡两种健康损失，并赋以社会价值取向的信息，使之合理地表达疾病对人群健康的影响。2017 年全球 5.3% 的 DALYs 损失归因于脑血管病，2007—2017 年变化不大，而年龄标化 DALY 率则由 1862.0/10 万下降到

1657.2/10 万，10 年间下降了 11.0%（表 2）。2017 年，脑血管病就成为全球疾病负担 DALYs 损失的第 3 位主要原因。

表 2　2007—2017 年部分疾病 DALYs 与标化 DALY 率变化情况

	伤残调整寿命年（万）		年龄标化 DALY 率（/10 万）	
	2017 年	2007—2017 年变化百分比（%）	2017 年	2007—2017 年变化百分比（%）
总死亡	250000	−1.5	32796.9	−16.2
非传染性疾病	155000	16.0	19676.5	−5.6
心脑血管疾病	36600	16.4	4597.9	−9.9
脑血管病	13200	15.7	1657.2	−11.0
缺血性卒中	5510	24.7	702.8	−5.8
脑出血	6450	9.5	800.3	−15.2
蛛网膜下腔出血	1240	12.2	154.1	−10.4

注：数据节选自 GBD2017。

4. 脑血管病可防可控，90% 的脑血管病可归因于十大可改变的危险因素

最近，McMaster 大学的 INTERSTROKE 研究发现：全球主要地区 90.7% 的脑血管病发病原因大致可归因于高血压、缺乏规律身体活动、载脂蛋白 B/A1 比、不合理膳食结构、腰臀比、社会心理因素、吸烟、心脏疾病、饮酒和糖尿病 10 个可改变的危险因素，其中 91.5% 的缺血性脑卒中、87.1% 的脑出血都可以归因为这 10 个危险因素。这 10 个危险因素在不同地区、不同年龄、不同性别的人群中差别不大，虽然各自的重要性在

不同的地区可能不尽相同，但没有本质的差别。高血压与脑出血更为相关，现在吸烟、糖尿病、载脂蛋白和心源性因素与缺血性脑卒中的关系更为密切。各个危险因素的 *OR* 值见表 3。INTERSTROKE 研究是一个病例对照研究，旨在确定已知的和新的危险因素与其主要亚型之间的联系，评价这些危险因素对脑卒中负担的影响。从 2007 年 1 月 11 日至 2015 年 8 月 8 日共入组 32 个国家和地区的 26 919 例受试者，其中病例组 13 447 例，对照组 13 472 例。病例组中，缺血性脑卒中 10 388 例，脑出血3059 例。

表 3　不同类型脑卒中危险因素 *OR* 值及置信区间

危险因素	脑卒中 *OR*（95%*CI*）	缺血性脑卒中 *OR*（95%*CI*）	出血性脑卒中 *OR*（95%*CI*）
高血压病史	2.56（2.33～2.80）	2.34（2.10～2.60）	3.71（3.19～4.31）
高血压病史或 测量血压≥140/90mmHg	2.98（2.72～3.28）	2.78（2.50～3.10）	4.09（3.51～4.77）
现在吸烟	1.67（1.49～1.87）	1.93（1.69～2.21）	1.14（0.95～1.36）
腰臀比*			
T2 *vs.* T1	1.24（1.11～1.39）	1.31（1.14～1.49）	1.16（0.98～1.38）
T3 *vs.* T1	1.44（1.27～1.64）	1.44（1.25～1.67）	1.33（1.09～1.62）
膳食（mAHEI）评分*			
T2 *vs.* T1	0.77（0.69～0.86）	0.75（0.66～0.85）	0.80（0.68～0.94）
T3 *vs.* T1	0.60（0.53～0.67）	0.59（0.52～0.68）	0.61（0.50～0.74）
缺乏规律身体活动	0.60（0.52～0.70）	0.63（0.53～0.74）	0.63（0.48～0.81）
糖尿病病史或HbA$_1$c≥6.5%	1.16（1.05～1.30）	1.33（1.18～1.50）	0.72（0.60～0.87）

危险因素	脑卒中 OR（95%CI）	缺血性脑卒中 OR（95%CI）	出血性脑卒中 OR（95%CI）
饮酒			
中低水平	1.14（1.01～1.28）	1.07（0.93～1.23）	1.43（1.17～1.74）
重度饮酒	2.09（1.64～2.67）	2.14（1.62～2.82）	2.44（1.64～3.63）
社会心理因素	2.20（1.78～2.72）	1.98（1.56～2.52）	2.84（1.98～4.08）
心脏病	3.17（2.68～3.75）	3.49（2.91～4.18）	1.58（1.09～2.28）
ApoB/ApoA1*			
T2 *vs.* T1	1.28（1.14～1.42）	1.41（1.24～1.60）	0.94（0.79～1.11）
T3 *vs.* T1	1.84（1.65～2.06）	2.19（1.92～2.49）	1.10（0.92～1.31）

注：数据节选自 Global and regional effects of potentially modifiable risk factors associated with acute stroke in 32 countries（INTERSTROKE）：a case-control study.

*T1、T2、T3 分别为第 1、第 2、第 3 三分位数。

Valery Feigin 通过分析 GBD2013 发现：90.5% 的脑卒中疾病负担归因于可改变的危险因素，74.2% 归因于吸烟、不合理膳食和身体活动不足等行为危险因素。代谢危险因素聚集（高收缩压、高体质指数、高空腹血糖、总胆固醇升高、低肾小球滤过率；72.4%，95% *UI* 70.2～73.5）和环境危险因素（空气污染和铅暴露；33.4%，95% *UI* 32.4～34.3）是第二和第三大贡献（表4）。

一项专门针对我国汉族居民危险因素的 Meta 分析研究发现：高血压、糖尿病、高脂血症、心脏病、脑卒中家族史、吸烟、超重、身体活动不足等危险因素是我国汉族居民主要的危险因素。

5. 环境对脑血管病发病的影响日益受到关注

全球 29.2%（95% *UI* 28.2 ～ 29.6）的脑卒中疾病负担归因于空气污染，男女之间比例差别不大，在低收入和中等收入国家，男性行为危险因素聚集的人群归因分值（population attributable fraction，PAF）要高于女性。1990—2013 年，除二手烟和室内固体燃料空气污染，几乎所有危险因素的 PAF 都显著上升，不同国家之间也有较大的差异。2015 年疾病负担危险因素分析发现：2015 年全球归因于由环境颗粒物污染所致的缺血性脑卒中死亡为 38.1 万人，出血性脑卒中死亡为 51.7 万人，较 2005 年分别上升了 9.9% 和 2.3%，疾病负担分别上升了 5.5% 和 0.2%（表 4）。

表 4　归因危险因素 DALYs 百分比（%）

	中低收入国家	高收入国家	全球
空气污染和环境危险因素			
pM2.5	18.4（18.3 ～ 18.6）	10.2（10.1 ～ 10.3）	16.9（16.6 ～ 17）
室内空气污染	19.4（18.1 ～ 20.2）	0.0（0.0 ～ 0.0）	15.7（14.5 ～ 16.4）
铅暴露	7.8（5.8 ～ 9.8）	1.4（0.6 ～ 2.5）	6.6（4.8 ～ 8.4）
膳食危险因素			
高钠饮食	23.7（13.5 ～ 34.5）	17.8（9.2 ～ 26.6）	22.6（12.5 ～ 33.0）
高糖饮料	0.3（0.2 ～ 0.4）	0.3（0.2 ～ 0.5）	0.3（0.2 ～ 0.4）
低水果摄入	38.3（29.4 ～ 44.9）	24.3（16.0 ～ 29.7）	35.6（26.5 ～ 42.0）
低蔬菜摄入	19.8（16.8 ～ 22.2）	20.9（18 ～ 22.5）	20.0（17.0 ～ 22.4）
低全谷类摄入	15.3（12.9 ～ 17.3）	13.6（11.2 ～ 15.1）	15.0（12.5 ～ 16.9）
饮酒	6.4（4.8 ～ 7.3）	9.6（8.1 ～ 10.7）	7.0（5.6 ～ 8.0）

续表

	中低收入国家	高收入国家	全球
身体活动			
低水平身体活动	6.9 (5.0 ～ 8.3)	11.2 (8.3 ～ 13.1)	7.7 (5.6 ～ 9.2)
烟草使用			
吸烟	21.3 (18.8 ～ 23.5)	18.1 (16.2 ～ 19.0)	20.7 (18.2 ～ 22.7)
二手烟	2.3 (2.2 ～ 2.4)	1.5 (1.4 ～ 1.5)	2.2 (2.1 ～ 2.2)
生理因素			
高 BMI	22.4 (19.6 ～ 24.9)	28.4 (25.7 ～ 29.7)	23.5 (20.7 ～ 26.1)
高空腹血糖	11.8 (7.8 ～ 16.0)	11.0 (7.0 ～ 15.0)	11.7 (7.6 ～ 15.7)
高收缩压	65.1 (62.3 ～ 66.8)	59.8 (56.8 ～ 61.1)	64.1 (61.3 ～ 65.8)
高总胆固醇	3.9 (2.6 ～ 5.4)	7.0 (4.0 ～ 11.3)	4.5 (3.0 ～ 6.6)
低肾小球滤过率	6.5 (5.8 ～ 7.4)	9.5 (8.3 ～ 10.3)	7.1 (6.4 ～ 7.8)
危险因素聚集			
空气污染和环境危险因素	33.7 (32.9 ～ 34.2)	10.2 (10.1 ～ 10.3)	29.2 (28.2 ～ 29.6)
吸烟	23.6 (21.4 ～ 25.6)	19.6 (17.7 ～ 20.3)	22.8 (20.6 ～ 24.7)
膳食危险因素	65.3 (59.1 ～ 69.6)	55.1 (46.8 ～ 59.8)	63.4 (56.5 ～ 67.8)
行为危险因素	75.4 (72.5 ～ 77.6)	69.5 (64.9 ～ 71.2)	74.2 (70.7 ～ 76.7)
环境和职业危险因素	38.6 (37.8 ～ 39.4)	11.5 (10.9 ～ 11.8)	33.4 (32.4 ～ 34.3)
代谢危险因素	72.8 (70.6 ～ 73.8)	70.7 (68.4 ～ 71.4)	72.4 (70.2 ～ 73.5)
合并危险因素			
全部危险因素	91.1 (89.0 ～ 92.8)	89.3 (86.6 ～ 91.5)	90.5 (88.5 ～ 92.2)

注: 数据节选自 Global burden of stroke and risk factors in 188 countries, during 1990—2013: a systematic analysis for the Global Burden of Disease Study 2013.

Nicholas L Mills 等研究发现：气体和颗粒性空气污染物与脑卒中入院或脑卒中死亡率密切相关。福冈脑卒中注册（Fukuoka Stroke Registry）研究发现，短期暴露于空气污染是缺血性脑卒中的危险因素。一项最新韩国的研究发现，空气污染物的短期暴露与心源性脑卒中更为相关，特别是大气中直径 < 10 μm 的颗粒物和二氧化硫（SO_2）浓度是心源性脑卒中发病的独立危险因素。

6. 脑血管病是我国居民的第 2 位死亡原因，城乡分布特征不同

随着我国社会经济的发展，人们的生活水平和生活方式发生了显著改变，我国居民健康水平得到了较大的提高，疾病谱、死亡谱也发生了很大的变化。2017 年我国居民脑血管病死亡率为 147.04/10 万，占总死亡的 22.35%，位列恶性肿瘤（158.06/10 万）和心脏病（150.08/10 万）之后，为死因顺位的第 3 位。城市地区脑血管病死亡率为 126.58/10 万，农村为 157.48/10 万，分别位居死因顺位的城市第 3 位和农村第 1 位（表 5）。

表 5　2017 年全国死因监测系统城乡主要疾病顺位和死亡率

顺位	城乡合计		城市		农村	
	疾病	死亡率	疾病	死亡率	疾病	死亡率
0	全死因	657.77	全死因	615.66	全死因	679.26
1	恶性肿瘤	158.06	恶性肿瘤	160.72	脑血管疾病	157.48
2	心脏病	150.08	心脏病	141.61	恶性肿瘤	156.70
3	脑血管疾病	147.04	脑血管疾病	126.58	心脏病	154.40

续表

顺位	城乡合计		城市		农村	
	疾病	死亡率	疾病	死亡率	疾病	死亡率
4	呼吸系统疾病	74.73	呼吸系统疾病	67.20	呼吸系统疾病	78.57
5	伤害	47.32	伤害	36.34	伤害	52.92

注：数据源自《中国死因监测数据集 2017》。

从地区分布看，东部、中部明显高于西部地区，值得注意的是，西部农村地区的死亡率已经高于东部和中部的城市地区。不论是全国还是东、中、西部地区，农村的脑血管病患病率明显高于城市地区。从全国脑血管病死亡率来看，男性高于女性，分别为 162.21/10 万和 131.36/10 万（表 6）。不论城乡及东、中、西部地区，均呈现男性高于女性的特征。脑血管病死亡率男性以中部农村地区最高，女性以东部农村地区最高（表 6）。

表 6　2017 年全国死因监测系统脑血管病死亡率（1/10 万）

地区		男女合计	男性	女性
全国	城乡合计	147.04	162.21	131.36
	城市	126.58	139.11	113.68
	农村	157.48	173.97	140.40
东部	城乡合计	145.05	155.81	133.98
	城市	118.89	127.68	109.81
	农村	160.34	172.27	148.07
中部	城乡合计	154.02	173.62	133.80
	城市	135.93	154.00	117.43
	农村	161.19	181.35	140.32

续表

地区		男女合计	男性	女性
西部	城乡合计	140.55	156.50	123.95
	城市	128.64	141.15	115.68
	农村	147.39	165.26	128.71

注：数据源自《中国死因监测数据集 2017》。

40 岁以前，脑血管病的死亡率非常低。40 岁起，特别是从 60 岁以后，随着年龄的升高，脑血管病死亡率呈现加速上升的趋势，各年龄组均呈现男性高于女性的特征（图 1）。

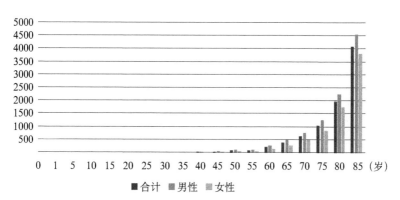

图 1　2017 年全国死因监测系统性别、年龄脑血管病死亡率（1/10 万）（彩图见彩插 1）

7. 我国脑血管病的患病率和发病率男性高于女性，地区分布呈北高南低特征

根据最新发表在 *Circulation* 杂志上的 2012—2013 年全国脑血管病流行病学调查研究结果显示，2012—2013 年我国年龄调

整的患病率、发病率分别为 1114.8/10 万和 246.8/10 万（表7、表8）。东北地区的发病率最高，为 365/10 万；其次是中部地区，为 326/10 万；西南部地区发病率最低，为 154/10 万。40 岁以上各年龄组的男性患病率、发病率均显著高于女性（表7、表8）。

表7　2012—2013 年我国成人性别年龄别脑血管病患病率（1/10 万）

年龄分组（岁）	男性	女性	男女合计
20 ～ 29	15.4	17.0	16.2
30 ～ 39	78.7	57.4	68.2
40 ～ 49	449.3	330.7	390.7
50 ～ 59	2087.5	1624.6	1854.5
60 ～ 69	4712.7	3830.1	4259.1
70 ～ 79	7507.7	5876.9	6670.5
80+	7387.0	4805.4	5974.4
合计	1768.7	1426.2	1596.0
加权调整 *	1222.2	1005.7	1114.8

注：* 根据 2010 年人口普查数据调整。

表8　2012—2013 年我国成人性别年龄别脑血管病发病率（1/10 万）

年龄分组（岁）	男性	女性	男女合计
20 ～ 29	4.4	2.1	3.2
30 ～ 39	26.4	18.0	22.2
40 ～ 49	139.1	92.7	116.1
50 ～ 59	528.5	339.9	433.1
60 ～ 69	908.6	738.0	821.4
70 ～ 79	1486.9	1219.7	1349.9

续表

年龄分组（岁）	男性	女性	男女合计
80+	2216.6	1998.0	2095.8
合计	382.2	308.5	345.1
加权调整 *	266.4	226.9	246.8

注：* 根据 2010 年人口普查数据调整。

8. 新发脑卒中和既往脑卒中均以缺血性为主，与出血性之比分别为 1:3 和 1:5

新发脑卒中和既往脑卒中患者中，缺血性分别占 69.6% 和 77.8%，脑出血占 23.8% 和 15.8%，蛛网膜下腔出血占 4.4% 和 4.4%，未分类脑卒中分别占 2.1% 和 2.0%。随着年龄增高，脑血管病的患病率、发病率呈现加速上升的趋势。

2012—2013 年我国成人脑梗死的患病率、发病率分别为 854.5/10 万和 166.9/10 万，性别年龄别患病率、发病率见表 9、表 10。

表 9　2012—2013 年我国成人性别年龄别脑梗死患病率（1/10 万）

年龄分组（岁）	男性	女性	男女合计
20 ~ 29	11.0	10.6	10.8
30 ~ 39	40.5	32.2	36.4
40 ~ 49	318.3	210.0	264.7
50 ~ 59	1554.7	1173.0	1362.6
60 ~ 69	3672.7	2954.6	3303.7
70 ~ 79	6108.0	4777.1	5424.8

续表

年龄分组（岁）	男性	女性	男女合计
80+	6284.5	4060.2	5067.4
合计	1384.1	1100.5	1241.1
加权调整 *	934.7	773.0	854.5

注：* 根据 2010 年人口普查数据调整。

表10　2012—2013 年我国成人性别年龄别脑梗死发病率（1/10 万）

年龄分组（岁）	男性	女性	男女合计
20 ～ 29	4.4	2.1	3.2
30 ～ 39	8.8	9.0	8.9
40 ～ 49	98.1	54.5	76.5
50 ～ 59	365.1	232.4	298.0
60 ～ 69	698.7	533.7	614.4
70 ～ 79	1016.7	917.8	966.0
80+	1422.0	1134.4	1263.1
合计	268.7	212.2	240.3
加权调整 *	181.7	151.9	166.9

注：* 根据 2010 年人口普查数据调整。

2012—2013 年我国成人脑出血的患病率、发病率分别为 191.9/10 万和 66.2/10 万，性别年龄别患病率、发病率见表 11、表 12。

表11　2012—2013 年我国成人性别年龄别脑出血患病率（1/10 万）

年龄分组（岁）	男性	女性	男女合计
20 ～ 29	4.4	6.4	5.4
30 ～ 39	33.7	13.8	23.9
40 ～ 49	96.4	83.6	90.1

续表

年龄分组（岁）	男性	女性	男女合计
50 ～ 59	397.2	351.2	374.0
60 ～ 69	791.4	606.4	696.3
70 ～ 79	969.9	686.6	824.5
80+	606.4	471.4	532.5
合计	279.8	225.4	252.3
加权调整 *	219.0	164.4	191.9

注：* 根据 2010 年人口普查数据调整。

表 12　2012—2013 年我国成人性别年龄别脑出血发病率（1/10 万）

年龄分组（岁）	男性	女性	男女合计
20 ～ 29	—	—	—
30 ～ 39	17.6	6.7	12.2
40 ～ 49	28.5	29.1	28.8
50 ～ 59	127.6	82.5	104.8
60 ～ 69	168.6	158.1	163.3
70 ～ 79	343.1	229.5	284.8
80+	606.4	795.8	711.1
合计	87.2	77.1	82.1
加权调整 *	69.6	62.7	66.2

注：* 根据 2010 年人口普查数据调整。

2012—2013 年我国成人蛛网膜下腔出血的患病率、发病率分别为 48.6/10 万和 9.8/10 万，性别年龄别患病率、发病率见表 13、表 14。

表 13　2012—2013 年我国成人性别年龄别蛛网膜下腔出血患病率（1/10 万）

年龄分组（岁）	男性	女性	男女合计
20 ～ 29	—	—	—
30 ～ 39	4.5	4.6	4.5
40 ～ 49	23.6	22.3	23.0
50 ～ 59	99.3	76.5	87.8
60 ～ 69	147.2	198.0	173.3
70 ～ 79	294.7	285.1	289.8
80+	385.9	121.7	241.3
合计	71.3	68.9	70.1
加权调整 *	48.6	48.5	48.6

注：* 根据 2010 年人口普查数据调整。

表 14　2012—2013 年我国成人性别年龄别蛛网膜下腔出血发病率（1/10 万）

年龄分组（岁）	男性	女性	男女合计
20 ～ 29	—	—	—
30 ～ 39	—	2.2	1.1
40 ～ 49	7.1	5.0	6.3
50 ～ 59	30.6	17.5	24.0
60 ～ 69	31.0	32.9	32.0
70 ～ 79	82.6	36.2	58.8
80+	146.4	16.9	74.9
合计	19.0	11.7	15.3
加权调整 *	11.7	7.9	9.8

注：* 根据 2010 年人口普查数据调整。

9. 我国脑血管病的发病率、患病率和死亡率总体呈上升趋势，农村地区上升速度快

由于我国尚未建立起完善的脑血管病发病监测系统，对于脑血管病发病率、患病率变化趋势的分析只能依赖开展的流行病学研究。根据 2012—2013 年全国脑血管病流行病学调查研究结果，2013 年与 1985 年相比，无论城市还是农村脑血管病的患病率都有显著的升高，农村地区上升的幅度更大，28 年间上升了 1.5 倍。发病率上升的幅度远低于患病率，农村地区发病率上升了 31.6%，城市地区下降了 18.1%（图 2）。

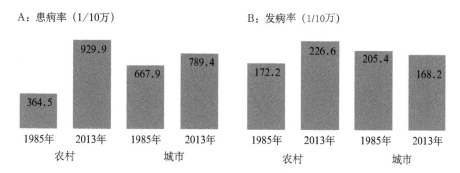

图 2　1985 年和 2013 年我国城乡脑血管病患病率、发病率变化

数据源自：Prevalence, incidence and mortality of stroke in China: results from a nationwide population-based survey of 480687 adults.

此外，我国学者在天津蓟县开展的一项研究发现：我国农村 35 ～ 64 岁的中青年低收入人群中，首发脑卒中的年龄标化发病率呈现持续上升的趋势，每年增加 11.9%。尽管这是来自单中心的研究，但能提示我们：在快速的城镇化过程中，不能

忽视经济欠发达地区的健康问题。GDB 2013 年的研究结果发现：1994—2013 年我国脑血管病的粗死亡率仍然呈上升趋势，男性从 123.5/10 万上升到 154.7/10 万，女性从 110.2/10 万上升到 121.4/10 万；而年龄标化死亡率不论男女，各年龄组均呈现下降的趋势，男性从 232.8/10 万下降到 188.9/10 万，女性从 169.7/10 万下降到 127.5/10 万。

10. 脑血管病的防控工作任重而道远

通过对以上研究的综合分析可以看出，近年来随着人们生活水平的不断改善，脑血管病防治技术水平和医疗服务水平的不断提高，虽然脑血管病的死亡率出现了下降趋势，但伴随着老龄化程度的不断加深，给全球和我国带来的疾病负担也必然会越来越重。脑血管病的防控工作任重而道远。

参考文献

1.Chung JW, Bang OY, Ahn K, et al. Air pollution is associated with ischemic stroke via cardiogenic embolism. Stroke, 2017, 48 (1): 17-23.

2.Collaborators GBDRF. Global, regional, and national comparative risk assessment of 79 behavioural, environmental and occupational, and metabolic risks or clusters of risks, 1990—2015: a systematic analysis for the Global Burden of Disease Study 2015. Lancet, 2016, 388 (10053): 1659-1724.

3.Feigin VL, Roth GA, Naghavi M, et al. Global burden of stroke and risk factors in 188 countries，during 1990—2013：a systematic analysis for the Global Burden of Disease Study 2013. Lancet Neurol，2016，15（9）：913-924.

4.Matsuo R，Michikawa T，Ueda K，et al. Short-term exposure to fine particulate matter and risk of ischemic stroke. Stroke，2016，47（12）：3032-3034.

5.O'Donnell MJ，Chin SL，Rangarajan S，et al. Global and regional effects of potentially modifiable risk factors associated with acute stroke in 32 countries （INTERSTROKE）：a case-control study. Lancet，2016，388（10046）：761-775.

6.Wang W，Jiang B，Sun H，et al. Prevalence，incidence and mortality of stroke in China：results from a nationwide population-based survey of 480687 adults. Circulation，2017，135（8）：759-771.

7.Wang Z，Hu S，Sang S，et al.Age-period-cohort analysis of stroke mortality in China：data from the Global Burden of Disease Study 2013. Stroke，2017，48（2）：271-275.

8.Xue GB. The incidence rates in 1986 of stroke in urban and rural areas of the People's Republic of China. Zhonghua Yu Fang Yi Xue Za Zhi，1991，25（4）：196-200.

9.国家卫生和计划生育委员会统计信息中心，中国慢性非传染性疾病预防控制中心.中国死因监测数据集2015.北京：中国科学技术出版社，2016.

10. 国家卫生健康委员会.2017年我国卫生健康事业发展统计公报.2018. http：//www.nhfpc.gov.cn/guihuaxxs/s10743/201806/44e3cdfe11fa4c7f928c879d435b 6a18.shtml?from=singlemessage&isappinstalled=1

11. World Health Organization. World Health Statistics 2017： Monitoring Health for SDGs.

12. GBD 2017 Causes of Death Collaborators.Global，regional，and national age-sex-specific mortality for 282 causes of death in 195 countries and territories，1980-2017：a systematic analysis for the Global Burden of Disease Study 2017.Lancet，2018，392（10159）：1736-1788.

13. GBD 2017 DALYs and HALE Collaborators.Global，regional，and national disability-adjusted life-year（DALYs）for 359 diseases and injuries and healthy life expectancy（HALE）for 195 countries and territories，1990-2017：a systematic analysis for the Global Burden of Disease Study 2017.Lancet，2018，392（10159）：1859-1922.

14. 中国疾病预防控制中心慢性非传染性疾病预防控制中心，国家卫生计生委统计信息中心.中国死因监测数据集 2017. 北京：中国科学技术出版社，2018.

（翟 屹 姜 勇 整理）

血管病危险因素与认知功能

11. 血管性认知障碍

血管性认知障碍（vascular cognitive impairment，VCI）正越来越受到国内外学者的关注，VCI 是指由血管病危险因素（如高血压病、糖尿病和高脂血症等）、显性（如脑梗死和脑出血等）或非显性脑血管病（如白质疏松和慢性脑缺血）引起的从轻度认知损害到痴呆的一大类综合征。而其中，血管危险因素可独立于或协同于脑卒中对认知功能造成损害。早在 2011 年，《中国血管性认知障碍防治指南》就已经开始单独阐述了血管危险因素相关性认知功能损害的概念，突出强调了血管危险因素可能对认知功能的损害具有直接促成作用。2011 年《美国心脏协会 / 美国卒中协会致专业医护人员的声明》也指出：对于伴有脑卒中的患者，降低血压有利于减少脑卒中后痴呆（poststroke dementia，PSD）风险（Ⅰ类；B 级证据）；在中年及老年早期，降低血压对预防老年期痴呆可能有效（Ⅱa 类；B 级证据）；在 80 岁以上的人群中，降低血压对预防痴呆作用的证据目前尚不够完备（Ⅱb类；B级证据）；治疗糖尿病或高血糖对预防痴呆有效性的认识尚不完全（Ⅱb类；C级证据）；治疗高脂血症对预防痴呆的作用尚不确定（Ⅱb类；C级证据）；抗血小板治疗方案在血管性认知障碍中的疗效证实欠佳（Ⅱb类；B级证据）。国内外也先后有多个研究阐述了血管危险因素与认知障碍的相关性。如Joosten等发现，即使在未发生脑卒中的33～44岁青年人群中，升高的弗明汉脑卒中风险评分（framingham stroke risk profile，FSRP）也与认知功能评分呈负相关。檀香山亚洲老年研究（Honolulu Asia Aging Study，HAAS）及芬兰心血管危险因素及老化痴呆研究（Cardiovascular Risk Factors Aging and Dementia，CAIDE）表明，中年时期的血管危险因素如升高的收缩压、高胆固醇水平与老年时期认知功能减退密切相关。

12. 血管危险因素导致认知损害的机制尚未完全阐明

血管危险因素导致认知损害的病理生理机制目前尚未完全阐明，部分研究认为血管危险因素可能通过引起血管内皮功能紊乱、氧化应激、炎症反应、血脑屏障破坏等改变，造成神经血管单元受损或脑血流调节障碍而导致全脑认知功能损害；还有研究认为血管危险因素的长期作用可以导致海马神经递质的改变，血脑屏障改变可能是血管危险因素导致认知功能损害的一种早期致病机制。阿尔茨海默病（Alzheimer's disease，AD）和血管性痴呆（vascular dementia，VD）是老年期痴呆最常见的两种类型。虽然血管危险因素导致认知损害的病理生理机制尚未完全阐明，但已有越来越多的研究显示，血管危险因素和脑血管病不仅是血管性痴呆的病理基础，也与 AD、混合型痴呆（mixed dementia，MD）的发生、发展密切相关。如芬兰的一项队列研究中，升高的收缩压水平、高胆固醇血症及肥胖之间联合作用，可将 AD 的发病风险提高 6 倍左右。多项临床研究及尸体解剖检查结果显示，如高血压、糖尿病等血管危险因素在 AD 的病理过程中可能起到重要作用，且可能加速推动 AD 的疾病发展进程。而我们知道，大多数血管危险因素是可控制的，故国内外学者一直都很关注，是否对血管危险因素进行干预，就可预防、推迟或缓解血管性认知障碍的发生，甚至对非血管性认知障碍（如 AD）的发生发展也可产生显著影响。

13. 弗明汉心脏研究发现痴呆发生率逐渐下降，预防可能是降低痴呆增长的关键

2016 年，先后有 3 篇关于血管病危险因素与认知功能研究的重要文献发表在 *The New England Journal of Medicine*、*JAMA Neurology* 等杂志上。Claudia L 等描述了弗明汉心脏研究（Framingham Heart Study）参与者在过去的 30 年中痴呆发生率的短期趋势。一般认为，痴呆的发病率预计会随着预期寿命的延长而增加，但 Claudia L 等的研究发现：在弗明汉心脏研究的参与者中，过去的 30 多年里，痴呆发生率逐渐下降。这种短期

的趋势是通过对人群进行长期监测并使用统一的诊断标准而发现的。弗明汉心脏研究是一个基于社区的队列研究，始于 1948年，最初始队列包括了 5209 位美国马萨诸塞州弗明汉的居民，这些参与者接受了多达 32 项检查，每两年 1 次，包括了详细的病史、查体及实验室检查信息。1971 年，共计 5214 位初始队列参与者的后代以及他们的配偶被入选参加后代队列，这些后代队列的参与者也完成了 9 项检查，每 4 年 1 次。弗明汉心脏研究的参与者自 1975 年起就开始被监测痴呆的发生情况，采用的是综合神经心理学测试，认知评分减低者（最少 10%）会进行进一步神经功能评估，然后无痴呆者组成了痴呆监测研究的初始队列。自 1981 年起，每次检测都会进行简易精神状态评定（minimental state examination，MMSE），后代队列也进行了类似监测。由一个专门的痴呆评估专家小组对每一个入组人员进行评定是否有认知功能减退或痴呆。痴呆的诊断标准采用《精神异常诊断和统计手册（第 4 版）》(the Diagnostic and Statistical Manual of Mental Disorders，fourth edition，DSM-Ⅳ) 标准，AD 的诊断标准采用美国国立神经功能、交流障碍、脑卒中与阿尔茨海默病及相关障碍委员会（the National Institute of Neurological and Communicative Disorders and Stroke and the Alzheimer's Disease and Related Disorders Association，NINCDS–ADRDA）标准。本研究入选了 5205 例 60 岁以上的参与者，入选情况见图 3，基线检测时期为 1977—1983 年（作为第 1 时期），1986—1991 年作为第 2 时期，1992—1998 年作为第 3 时期，2004—2008 年作为第 4 时期。各组基线特征见表 15。使用 COX 比例危险度模型校正年龄与性别，来判定在 4 个时期中任何一个 5 年的痴呆发病率。本研究也探讨了时期与年龄、性别、*ApoE4* 水平、教育水平的相互影响，对这些相互作用及血管危险因素和心血管疾病（cardiovascular disease，CVD）的短期趋势效果进行了检验。

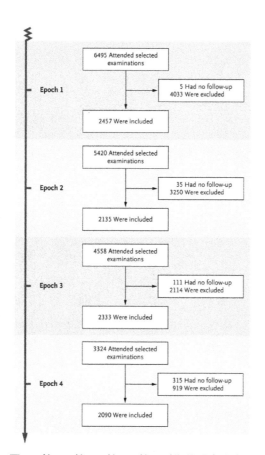

图 3　第 1、第 2、第 3、第 4 时期的研究样本量

注：无随访人群是指在特定的 5 年观察期不能获得关于认知状况的准确信息，但这些人并没有失访，他们的信息是可以用于后续检测的。而年龄 < 60 岁，或在初始队列建立时没有参加检测，或既往已存在痴呆的人群是被排除的。

中国医学临床百家

表 15 基线特征

特征	Epoch1 (n=2457)	Epoch2 (n=2135)	Epoch3 (n=2333)	Epoch4 (n=2090)	P value for trend
入组年龄（岁）					< 0.001
均数（$\bar{x}\pm s$）	69±7	72±7	72±8	72±9	
极差	60 ~ 89	60 ~ 96	60 ~ 101	60 ~ 101	
女性（%）	59	57	57	56	0.01 （年龄调整， < 0.001）
教育水平（%）					< 0.001
高中以下	36	24	15	5	
高中	32	37	37	32	
大学肄业	19	21	24	29	
大学	13	17	24	34	
至少一个 *ApoE 4* 等位基因阳性（%）	22	21	21	21	0.47 （年龄调整， 0.98）
收缩压（$\bar{x}\pm s$，mmHg）	137±19	143±22	138±20	131±18	< 0.001
舒张压（$\bar{x}\pm s$，mmHg）	76±10	77±11	73±10	72±10	< 0.001
使用降压药（%）	33	43	44	62	< 0.001
吸烟（%）	20	14	9	6	< 0.001
HDL 胆固醇（$\bar{x}\pm s$，mg/dl）	50±16	49±15	50±16	57±18	< 0.001
使用降脂药（%）	NA	NA	12	43	< 0.001
BMI（$\bar{x}\pm s$）	26±4	27±5	27±5	28±5	< 0.001
2 型糖尿病（%）	10	11	15	17	< 0.001
心血管疾病（%）	23	26	25	22	0.52 （年龄调整， < 0.001）

续表

特征	Epoch1 (n =2457)	Epoch2 (n =2135)	Epoch3 (n =2333)	Epoch4 (n =2090)	P value for trend
脑卒中（%）	3.6	3.3	3.8	3.1	0.51 (年龄调整, 0.02)

本研究总共观察到了 371 例痴呆患者，平均发病年龄有增加趋势，从第 1 时期的 80 岁到第 4 时期的 85 岁。校正了年龄与性别的 5 年累积痴呆风险在第 1 时期为 3.6%，第 2 时期为 2.8%，第 3 时期为 2.2%，第 4 时期为 2.0%。同第 1 时期相比，后 3 个时期的发病率分别降低了 22%、38% 和 44%。平均而言，自 1977 年起，痴呆的发生率平均每个时期降低 20%（HR=0.80，95%CI 0.72 ～ 0.90），而 AD 的发生率没有显著降低，且 VD 发生率的降低要显著快于 AD（P = 0.004 for trend）（表 16）。

然而，并没有证据提示时期与年龄、性别、$ApoE4$ 水平的相互关系对痴呆发生率趋势有显著影响，仅教育水平与时期的相互关系对痴呆发生率趋势有显著影响（P = 0.03）。风险的降低仅在至少中学文凭的人群中被发现（HR=0.77，95%CI 0.67 ～ 0.88），见表 17。对基线血管危险因素的校正也不能显著改变结果，见表 18。随着时代的发展，脑卒中后痴呆的风险也减低了，在第 1 时期，脑卒中患者发生痴呆的概率是无脑卒中人群的 9 倍；而到第 4 时期，这一概率降低到不足 2 倍。大多数血管危险因素（除了肥胖和糖尿病）、脑卒中相关痴呆、心房颤动和心力衰竭的存在比率均随着时间降低，但这些趋势均不能完全解释痴呆发生率的减低。

表 16 痴呆发生率的短期趋势

亚型	总病例数	观察期总例数	5 年累积 HR (95%CI)					5 年 HR (95%CI)					P value for trend
			Epoch 1	Epoch 2	Epoch 3	Epoch 4	Epoch 2	Epoch 3	Epoch 4	Trend	
痴呆	371	9015	3.6 (2.9～4.4)	2.8 (2.2～3.5)	2.2 (1.8～2.8)	2.0 (1.5～2.6)	0.78 (0.59～1.04)	0.62 (0.47～0.83)	0.56 (0.41～0.77)	0.80 (0.72～0.90)	< 0.001
老年性痴呆	264	9015	2.0 (1.5～2.6)	2.0 (1.5～2.6)	1.7 (1.3～2.3)	1.4 (1.0～1.9)	1.00 (0.70～1.43)	0.88 (0.62～1.25)	0.70 (0.48～1.03)	0.88 (0.77～1.00)	0.052
血管性痴呆	84	9014	0.8 (0.6～1.3)	0.8 (0.5～1.2)	0.4 (0.2～0.7)	0.4 (0.2～0.7)	0.89 (0.51～1.56)	0.46 (0.25～0.86)	0.45 (0.23～0.87)	0.71 (0.56～0.90)	0.004

表 17 不同年龄、性别、教育水平及 ApoE4 水平分析的痴呆发生率的短期趋势

变量	痴呆病例数	观察期总例数	交互作用 P 值	5 年 HR (95%CI)				P value for trend
				Epoch2	Epoch3	Epoch4	Trend	
入组年龄（岁）			0.82					
60~69	42	4418		0.43 (0.18~1.00)	0.36 (0.15~0.89)	0.38 (0.15~0.93)	0.65 (0.47~0.89)	0.008
70~79	133	3229		0.91 (0.59~1.42)	0.67 (0.42~1.07)	0.64 (0.36~1.11)	0.83 (0.68~1.00)	0.047
≥80	196	1368		0.86 (0.56~1.33)	0.72 (0.48~1.09)	0.68 (0.44~1.06)	0.86 (0.74~1.01)	0.06
性别			0.27					
女性	234	5173		0.70 (0.50~1.00)	0.52 (0.36~0.74)	0.53 (0.36~0.78)	0.77 (0.67~0.89)	<0.001
男性	137	3842		0.96 (0.59~1.57)	0.89 (0.55~1.43)	0.64 (0.38~1.08)	0.85 (0.71~1.02)	0.08
教育水平			0.031					
高中以下	130	1831		1.46 (0.94~2.26)	0.97 (0.58~1.61)	1.66 (0.87~3.15)	1.11 (0.89~1.39)	0.34

续表

变量	痴呆病例数	观察期总例数	交互作用 P 值	5 年 HR (95%CI)				P value for trend
				Epoch2	Epoch3	Epoch4	Trend	
高中	228	6948		0.54 (0.36～0.81)	0.55 (0.38～0.79)	0.46 (0.31～0.67)	0.77 (0.67～0.88)	< 0.001
ApoE4 水平			0.15					
全基因型	246	6304			0.96 (0.70～1.30)	0.83 (0.60～1.16)	0.89 (0.74～1.08)	0.25
ApoE4 阴性	169	5000			0.95 (0.65～1.37)	0.75 (0.50～1.13)	0.84 (0.66～1.06)	0.14
ApoE4 等位基因至少一个阴性	77	1304			1.01 (0.58～1.75)	1.09 (0.61～1.93)	1.05 (0.75～1.47)	0.76

表 18 校正了教育水平、中年期血管危险因素及 CVD 的痴呆发生率的短期趋势

变量	痴呆病例数	观察期总例数	5 年 HR (95%CI)				P value for trend
			Epoch2	Epoch3	Epoch4	Trend	
高中学历	358	8778	0.82 (0.61~1.10)	0.68 (0.50~0.91)	0.65 (0.47~0.91)	0.85 (0.75~0.95)	0.005
中年期收缩压增大	361	8837	0.76 (0.56~1.01)	0.61 (0.46~0.81)	0.54 (0.40~0.75)	0.79 (0.71~0.89)	< 0.001
中年期 BMI 增大	352	8658	0.78 (0.59~1.05)	0.62 (0.47~0.83)	0.56 (0.41~0.76)	0.80 (0.71~0.89)	< 0.001
中年期 2 型糖尿病	284	7418	0.76 (0.55~1.06)	0.55 (0.39~0.76)	0.50 (0.35~0.71)	0.76 (0.67~0.86)	< 0.001
脑卒中史	371	9015	0.78 (0.59~1.04)	0.62 (0.47~0.82)	0.58 (0.42~0.78)	0.81 (0.72~0.90)	< 0.001
心血管病史	371	9015	0.78 (0.59~1.04)	0.62 (0.47~0.82)	0.57 (0.41~0.77)	0.80 (0.72~0.90)	< 0.001
心房颤动史	371	9015	0.78 (0.59~1.04)	0.61 (0.46~0.81)	0.55 (0.40~0.75)	0.79 (0.71~0.89)	< 0.001

精确追踪随时间变化的痴呆发生率情况是一件相当困难的事情，既往的研究不同程度地存在诊断标准不统一、时间跨度不够长等问题，本研究较好地避免了这些缺陷。弗明汉心脏研究的优点是长期地持续监测，虽然痴呆的诊断标准随着时间发展有所更新，但弗明汉心脏研究中对于痴呆的监测系统是尽可能长期且精确的，可回顾性获取诊断评估所需的完整资料，最大程度地减少了可能的偏倚。本研究的缺点是人群相对单一，绝大多数均为欧裔人群，研究结论还有待在更多种族人群中验证。其次，有些可能的影响因素未能监测，如饮食和体力活动等。此外，在 1999年后才有磁共振成像（magnetic resonance imaging，MRI）影像监测，故对于临床前期血管源性脑损伤的影响评价欠佳。最终，本研究的结论是：在弗明汉心脏研究的参与者中，在过去的 30多年里，痴呆发生率逐渐下降，但仍不能明确到底是什么因素导致的这种下降。由于人口老龄化，未来 40 年可能是痴呆负担暴发增长的时期，做好一级及二级预防可能是降低痴呆增长的关键。

14. 脑卒中病史与晚发 AD 显著相关

心血管病和脑血管病对晚发 AD（late-onset Alzheimer disease，LOAD）的影响也一直是争论的焦点。一些研究显示 CVD 危险因素可增加 LOAD 的风险，另一些研究却未能同样证实这一结果。2016 年，Giuseppe Tosto 等再次利用一个大型家族性 LOAD 数据研究了心血管危险因素 [2 型糖尿病（type 2 diabetes mellitus，T2DM）、高血压和心脏病] 及脑卒中病史对 LOAD 的影响，发表在 *JAMA neurology* 杂志上。美国国家老年 LOAD 及国家 AD 家族细胞库研究（the national institute on aging late-onset Alzheimer disease/national cell repository for Alzheimer disease family study，NIA-LOAD study）是一个对患有 LOAD 的多成员家族进行纵向调查的研究。一个多民族的，基于社区的纵向调查研究——WHICAP（Washington Heights-Inwood Columbia aging project）研究被用来复制研究发现。6553 个来自美国 23 个 AD 中心的 NIA-LOAD 研究人群被招募参加本研究，自 2003 年开始至今持续收集数据。5972 个来自美国哥伦比亚大学的 WHICAP 研究人群被招募参加本研究，自 1992 年开始持续收集数据。选择 2003—2015 年的数据进行分析。本研究利用总体混合回归模型检验了 CVD 危险因素（主要指标）与 LOAD 的相关性，脑卒中病史作为次要指标。一个次要模型校正了 *ApoE4* 水平。一个基于与 LOAD 相关的常见变异的基因危险评分被用于解释除 *ApoE4* 影响外的 LOAD 基因风险。中介变量分析评估了脑卒中作为一个首要指标与 LOAD 间中介因素的意义。在 6553 个来自 NIA-LOAD 研究的入组者中，女性占 61.7%，男性占 38.3%，平均年龄为 77 岁，人口学特征见表 19；在 5972 名来自 WHICAP 研究的入组者中，女性占 68.2%，男性占 31.8%，平均年龄为 76.5 岁。在总体混合 Logistic 回归模型（模型 1）中，高血压与 LOAD 风险降低相关（*OR*=0.63，95%*CI* 0.55～0.72），而 T2DM 及心脏病与 LOAD 风险降低无关，有脑卒中病史者 LOAD 风险是无脑卒中病史者的 2 倍多（*OR*=2.23，95%*CI* 1.75 ～ 2.83）；在模型 2 中，校正了 *ApoE4* 水平不改变结果，见表 20。基因风险评分与 LOAD 相关（*OR*=2.85，95%*CI* 2.05 ～ 3.97），但不改变高血压或脑卒中病史与 LOAD 的相关性。在 WHICAP 样本人群中，高血压与 LOAD 无关（*OR*=0.99，95%*CI* 0.88 ～ 1.11），而脑卒中病史增加 LOAD 发病风险（*OR*=1.96，95%*CI* 1.56 ～ 2.46）。在 NIA-LOAD 和 WHICAP 研究人群中，高血压对 LOAD 影响效果也受脑卒中因素介导。最后，Giuseppe Tosto 等认为，在家族性和散发性 LOAD 患者中，脑卒中病史与发病风险增加显著相关，且介导了选择性 CVD 危险因素对 LOAD 的影响，而 CVD 危险因素对 LOAD 的影响是与基因背景因素无关的。

表 19　NIA-LOAD 数据集的人口学特征

	参与者数量（百分比）	
	临床样本（$n = 6553$）	基因样本（$n = 2567$）
参与中心数	23	23
女性	4044（61.7）	1543（60.1）
年龄，mean（SD），岁	77.0（9.0）	76.6（9.0）
教育水平，mean（SD），年	11.6（5.0）	13.8（3.0）
ApoE4 等位基因	3059（52.6）	1336（52.0）
LOAD	3468（52.9）	1243（48.4）
高血压	3086（52.6）	1209（47.1）
T2DM	826（14.1）	278（10.8）
心脏病	1280（22.1）	621（24.2）
脑卒中	566（9.6）	220（8.6）

表 20　总体混合效果模型 *

变量	参与者数目	OR（95%CI）	P 值[a]
模型 1[b]			
高血压	5627	0.63（0.55～0.72）	＜ 0.001
T2DM	5621	0.87（0.80～1.17）	0.74
心脏病	5544	0.87（0.74～1.02）	0.09
脑卒中	5641	2.23（1.75～2.83）	＜ 0.001
模型 2[c]			
高血压	5308	0.63（0.54～0.72）	＜ 0.001
T2DM	5303	0.98（0.80～1.20）	0.83
心脏病	5228	0.85（0.71～1.02）	0.08
脑卒中	5320	2.29（1.75～2.99）	＜ 0.001
模型 3[d]			
高血压	2442	0.67（0.55～0.84）	＜ 0.001
脑卒中	2484	2.23（1.50～3.32）	＜ 0.001

注：＊使用血管危险因素和主要变量，将 LOAD 作为选择性结局；a：经过多重检验校正评估；b：性别、年龄和教育水平进入协变量；c：进一步校正了 *ApoE4* 等位基因；d：进一步校正了基因风险评分。

15. 心肌代谢疾病与认知能力下降相关

心肌代谢疾病 [高血压、冠状动脉粥样硬化性心脏病（coronary atherosclerotic heart disease，CAD）和糖尿病] 被认为与认知能力减低相关，但如果患有一种以上的上述疾病是否会有叠加效应，相关研究数据仍较少。Donald M 等的研究利用英国生物银行国家数据库队列的数据，试图定量化评价心肌代谢疾病对非痴呆性认知能力的影响强度，并试图判定这些影响叠加效应的程度。在 502 649 例英国生物银行研究参与者中，22 221 例（4.4%）有神经系统疾病者被排除，剩下的 480 428 例中，478 567 例（99.6%）有心肌代谢疾病评价信息，去除年龄 > 70 岁或 < 40 岁者，及信息不全者，共计 474 129 例有相关数据者入选了本研究，相关描述统计学信息见表 21。本研究检测了认知测试评分，包括推理、信息处理速度和记忆力，这些指标均包括在英国生物银行队列的基线评估里（474 129 例有相关数据），并校正了一系列潜在的干扰因素。与不具有高血压、CAD 和糖尿病的人群相比，有以上疾病者通常认知功能评分更差。研究结果表明：当心肌代谢疾病增加时，有叠加剂量效应，如推理评分（每个疾病的非标准化叠加剂量 β=-0.052，95%CI 0.063 ～ 0.041，P < 0.001），见表 22；反应时间评分（指数化 β=-1.005，即慢 0.5%，95%CI 1.004 ～ 1.005，P < 0.001），见表 23；记忆错误（指数化 β=-1.005，即多 0.5% 错误，95%CI 1.003 ～ 1.008，P < 0.001），见表 24；而随着心肌代谢疾病数目从 0 增至 3，推理评分显著下降，反应时间显著延长，记忆错误显著增加，见表 25。研究结论为心肌代谢疾病与更差的认知能力相关，而心肌代谢疾病数目的增加会有潜在的叠加效应。这一研究结果进一步使我们认识到：预防或延缓 CVD 或糖尿病有可能可以延缓认知功能的减退及可能的痴呆。

表 21 描述统计学信息

项目	对照组 (n=333 296)	糖尿病 (n=8070)	高血压 (n=103 821)	CAD (n=8633)	CAD+糖尿病 (n=1120)	CAD+高血压 (n=8308)	糖尿病+高血压 (n=12 682)	糖尿病+CAD+高血压 (n=2627)	P 值
年龄, mean (SD)	55.15 (8.14)	57.49 (7.99)	59.03 (7.20)	61.66 (6.35)	62.27 (6.05)	62.02 (5.88)	59.94 (6.79)	62.12 (5.62)	< 0.001
性别, 男性 n (%)	140 237 (42.08)	4463 (55.30)	49 480 (48.05)	6103 (70.69)	871 (77.77)	5749 (69.20)	7485 (59.02)	1960 (74.61)	< 0.001
Townsend 评分, mean (SD)	−6.26 (3.00)	−6.26 (3.38)	−6.26 (3.13)	−6.26 (3.25)	−6.26 (3.50)	−6.26 (3.41)	−6.26 (3.39)	−6.18 (3.51)	< 0.001
抑郁 [n, (%)]	9502 (2.85)	490 (6.07)	6067 (5.84)	461 (5.34)	77 (6.88)	576 (6.93)	854 (6.73)	222 (8.45)	< 0.001
白种人 [n, (%)]	294 997 (88.80)	6370 (79.38)	92 186 (89.10)	7673 (89.14)	936 (84.25)	7438 (89.93)	10 413 (82.54)	2197 (84.08)	< 0.001
学历 [n, (%)]	117 563 (36.59)	2306 (29.15)	28 308 (27.60)	1841 (21.69)	193 (17.72)	1556 (19.02)	2914 (23.38)	402 (15.70)	< 0.001
用药 [n, (%)]	9599 (2.89)	2335 (29.09)	36 591 (35.30)	1674 (19.50)	225 (20.13)	2387 (28.78)	4849 (39.29)	655 (24.94)	< 0.001
推理评分, mean (SD)	6.10 (2.15)	5.57 (2.26)	5.85 (2.13)	5.60 (2.14)	5.18 (2.25)	5.56 (2.09)	5.57 (2.23)	5.30 (2.15)	< 0.001

中国医学临床百家

续表

项目	对照组 (n=333 296)	糖尿病 (n=8070)	高血压 (n=103 821)	CAD (n=8633)	CAD+糖尿病 (n=1120)	CAD+高血压 (n=8308)	糖尿病+高血压 (n=12 682)	糖尿病+CAD+高血压 (n=2627)	P值
对数变换反应时间评分, mean (SD)	4.36 (0.19)	4.73 (0.20)	4.54 (0.19)	4.70 (0.19)	5.77 (0.20)	5.80 (0.19)	4.14 (0.20)	5.83 (0.20)	<0.001
未变换 median (IQR)	531 (476~602)	555 (492~634)	547 (489~625)	559 (500~637)	578 (512~671)	563 (503~644)	563 (501~641)	575 (512~656)	<0.001
对数+1变换成对匹配错误, mean (SD)	5.98 (0.70)	5.70 (0.70)	5.26 (0.70)	5.16 (0.70)	5.28 (0.72)	4.91 (0.69)	4.95 (0.71)	4.81 (0.68)	<0.001
未变换 median (IQR)	3 (2~5)	3 (2~6)	4 (2~6)	4 (2~6)	4 (2~6)	4 (2~6)	4 (2~6)	4 (2~6)	<0.001

表22 推理与心肌代谢疾病

项目	基础模型[a]			部分调整模型[b]			全部调整模型[c]		
	Beta系数	95%CI	P值	Beta系数	95%CI	P值	Beta系数	95%CI	P值
仅高血压	-0.396	-0.473~-0.319	<0.001	-0.300	-0.374~-0.266	<0.001	-0.183	-0.258~-0.108	<0.001
仅CAD	-0.207	-0.233~-0.181	<0.001	-0.123	-0.148~-0.098	<0.001	-0.107	-0.135~-0.079	<0.001

续表

项目	基础模型 [a]			部分调整模型 [b]			全部调整模型 [c]		
	Beta系数	95%CI	P值	Beta系数	95%CI	P值	Beta系数	95%CI	P值
仅糖尿病	-0.491	-0.572 ～ -0.410	< 0.001	-0.336	-0.413 ～ -0.259	< 0.001	-0.270	-0.348 ～ -0.192	< 0.001
CAD + 糖尿病	-0.835	-1.055 ～ -0.615	< 0.001	-0.608	-0.819 ～ -0.398	< 0.001	-0.431	-0.643 ～ -0.218	< 0.001
高血压 + 糖尿病	-0.510	-0.592 ～ -0.427	< 0.001	-0.313	-0.392 ～ -0.234	< 0.001	-0.248	-0.328 ～ -0.169	< 0.001
高血压 +CAD	-0.403	-0.467 ～ -0.339	< 0.001	-0.240	-0.302 ～ -0.179	< 0.001	-0.151	-0.215 ～ -0.087	< 0.001
高血压 +CAD+糖尿病	-0.687	-0.833 ～ -0.542	< 0.001	-0.444	-0.583 ～ -0.305	< 0.001	-0.287	-0.429 ～ -0.146	< 0.001

注：a：校正了年龄、性别和种族；b：校正了年龄、性别、种族、Townsend 评分、抑郁和教育水平；c：额外校正了吸烟状态、饮酒、药物使用和人体质量指数 index。

表 23　反应时间与心肌代谢疾病

项目	基础模型 [a]			部分调整模型 [b]			全部调整模型 [c]		
	Beta系数	95%CI	P值	Beta系数	95%CI	P值	Beta系数	95%CI	P值
仅高血压	1.030	1.026 ～ 1.034	< 0.001	1.027	1.023 ～ 1.031	< 0.001	1.021	1.016 ～ 1.025	< 0.001
仅 CAD	1.009	1.008 ～ 1.010	< 0.001	1.007	1.005 ～ 1.008	< 0.001	1.005	1.004 ～ 1.007	< 0.001
仅糖尿病	1.016	1.012 ～ 1.020	< 0.001	1.012	1.008 ～ 1.016	< 0.001	1.008	1.004 ～ 1.012	< 0.001

续表

项目	基础模型[a]			部分调整模型[b]			全部调整模型[c]		
	Beta系数	95%CI	P值	Beta系数	95%CI	P值	Beta系数	95%CI	P值
CAD+糖尿病	1.045	1.034 1.056	<0.001	1.038	1.027 1.049	<0.001	1.029	1.018 1.040	<0.001
高血压+糖尿病	1.022	1.018 1.026	<0.001	1.017	1.013 1.021	<0.001	1.013	1.009 1.017	<0.001
高血压+CAD	1.031	1.027 1.034	<0.001	1.027	1.024 1.030	<0.001	1.022	1.018 1.025	<0.001
高血压+CAD+糖尿病	1.042	1.035 1.049	<0.001	1.035	1.028 1.042	<0.001	1.029	1.021 1.036	<0.001

注: a: 校正了年龄、性别和种族; b: 校正了年龄、性别、种族、Townsend评分、抑郁和教育水平; c: 额外校正了吸烟状态、饮酒、药物使用和人体质量指数index。

表24 记忆错误与心肌代谢疾病

项目	基础模型[a]			部分调整模型[b]			全部调整模型[c]		
	Beta系数	95%CI	P值	Beta系数	95%CI	P值	Beta系数	95%CI	P值
仅高血压	1.013	0.996 1.029	0.129	1.004	0.988 1.021	0.607	1.009	0.993 1.026	0.277
仅CAD	1.015	1.010 1.021	<0.001	1.010	1.005 1.015	<0.001	1.017	1.011 1.023	<0.001
仅糖尿病	0.999	0.983 1.014	0.853	0.988	0.973 1.004	0.140	0.988	0.972 1.004	0.141
CAD+糖尿病	1.008	0.965 1.053	0.715	0.996	0.954 1.041	0.874	0.994	0.951 1.040	0.801

续表

| 项目 | 基础模型 [a] | | | | 部分调整模型 [b] | | | | 全部调整模型 [c] | | | |
	Beta 系数	95%CI 上限	95%CI 下限	P 值	Beta 系数	95%CI 上限	95%CI 下限	P 值	Beta 系数	95%CI 上限	95%CI 下限	P 值
高血压＋糖尿病	1.032	1.015	1.048	＜ 0.001	1.021	1.004	1.037	0.012	1.031	1.014	1.048	＜ 0.001
高血压＋CAD	1.014	1.000	1.027	0.043	1.002	0.989	1.016	0.727	1.019	1.005	1.033	0.007
高血压＋CAD＋糖尿病	1.022	0.993	1.051	0.134	1.009	0.980	1.038	0.549	1.027	0.998	1.057	0.073

注：a：校正了年龄、性别和种族；b：校正了年龄、性别、种族、Townsend 评分、抑郁和教育水平；c：额外校正了吸烟状态、饮酒、药物使用和人体质量指数 index。

表 25 认知功能与心肌代谢疾病数目

| 项目 | 推理评分 | | | | 对数反应时间 | | | | 对数记忆评分 | | | |
	Beta 系数	95%CI 上限	95%CI 下限	P 值	Beta 系数	95%CI 上限	95%CI 下限	P 值	Beta 系数	95%CI 上限	95%CI 下限	P 值
1 种疾病	−0.125	−0.152	−0.098	＜ 0.001	1.006	1.005	1.008	＜ 0.001	1.014	1.009	1.020	＜ 0.001
2 种疾病	−0.200	−0.251	−0.149	＜ 0.001	1.019	1.016	1.022	＜ 0.001	1.022	1.011	1.033	＜ 0.001
3 种疾病	−0.288	−0.043	−0.147	＜ 0.001	1.029	1.021	1.036	＜ 0.001	1.027	0.998	1.057	0.071
添加剂剂量效应	−0.052	−0.063	−0.041	＜ 0.001	1.005	1.004	1.005	＜ 0.001	1.006	1.003	1.008	＜ 0.001

中国医学临床百家

16. 控制血管危险因素可能是防治痴呆的出路

2016年有关老年痴呆最大的新闻是美国礼来公司药物的失败。2016年11月23日，礼来公司宣布，其阿尔茨海默症新药Solanezumab在Ⅲ期试验中未达到临床终点，试验失败，老年痴呆治疗陷入僵局。而2016年这3篇流行病学和队列研究给痴呆的防治带来了另一方面的希望：控制血管危险因素可能是防治痴呆的出路。控制好危险因素，既可以预防心脑血管病急性事件的发生，又可以预防痴呆，可谓一箭双雕。在苦苦等待治疗痴呆新药的同时，我们至少可以先从预防做起，切实做好血管危险因素的控制，从而降低或延缓认知障碍的发生。

参考文献

1.Reitz C, Mayeux R. Alzheimer disease：epidemiology, diagnostic criteria, risk factors and biomarkers . Biochem Pharmacol, 2014, 88 (4)：640-651.

2.Joosten H, van Eersel ME, Gansevoort RT, et al. Cardiovascular risk profile and cognitive function in young, middle-aged, and elderly subjects . Stroke, 2013, 44 (6)：1543-1549.

3.Shah NS, Vidal JS, Masaki K, et al. Midlife blood pressure, plasma β-amyloid, and the risk for Alzheimer disease：the Honolulu Asia Aging Study. Hypertension, 2012, 59 (4)：780-786.

4.Diomedi M, Misaggi G. Vascular contribution to Alzheimer disease：predictors of rapid progression. CNS Neurol Disord Drug Targets, 2013, 12 (4)：532-537.

5.Gorelick PB，Nyenhuis D. Understanding and treating vascular cognitive impairment. Continuum（MinneapMinn），2013，19（2 Dementia）：425-437.

6.James BD，Bennett DA，Boyle PA，et al.Dementia from Alzheimer disease and mixed pathologies in the oldest old. JAMA，2012，307（17）：1798-1800.

7.Valenti R，Pantoni L，Markus HS. Treatment of vascular risk factors in patients with a diagnosis of Alzheimer's disease：a systematic review. BMC Med，2014，12（1）：160.

8.Satizabal CL，Beiser AS，Chouraki V，et al. Incidence of dementia over three decades in the Framingham Heart Study. N Engl J Med，2016，374（6）：523-532.

9.Lyall DM，Celis-Morales CA，Anderson J，et al. Associations between single and multiple cardiometabolic diseases and cognitive abilities in 474 129 UK Biobank participants. Eur Heart J，2017，38（8）：577-583.

10.The Emerging Risk Factors Collaboration. Association of cardiometabolic multimorbidity with mortality.JAMA，2015，314（1）：52-60.

11.Siebert S，Lyall DM，Mackay DF，et al.Characteristics of rheumatoid arthritis and its association with major comorbid conditions：cross-sectional study of 502 649 UK Biobank participants. RMD Open，2016，14，2（1）：e000267.

12.Sudlow C，Gallacher J，Allen N，et al.UK Biobank：an open access resource for identifying the causes of a wide range of complex diseases of middle and old age. PLoS Med，2015，12（3）：e1001779.

13.Allen N，Sudlow C，Downey P，et al.UK Biobank：current status and what it means for epidemiology. Heal Policy Technol，2012，1（3）：123-126.

14.Tosto G，Bird TD，Bennett DA，et al. National Institute on Aging Late-Onset Alzheimer Disease/National Cell Repository for Alzheimer Disease（NIA-LOAD/

NCRAD) Family Study Group. The role of cardiovascular risk factors and stroke in familial Alzheimer disease. JAMA Neurol, 2016, 73 (10): 1231-1237.

15.Wu YT, Fratiglioni L, Matthews FE, et al. Dementia in western Europe: epidemiological evidence and implications for policy making. Lancet Neurol, 2015, 15 (1): 116-124.

16.Chan KY, Wang W, Wu JJ, et al. Epidemiology of Alzheimer's disease and other forms of dementia in China, 1990—2010: a systematic review and analysis. Lancet, 2013, 381 (9882): 2016-2023.

17.Wu YT, Brayne C, Matthews FE. Prevalence of dementia in East Asia: a synthetic review of time trends. Int J Geriatr Psychiatry, 2015, 30 (8): 793-801.

（廖晓凌　整理）

中国医学临床百家

单基因脑血管病基因诊断策略

17. 单基因脑血管病是神经科重要的单基因病

单基因遗传病是指一种遗传病的致病基因仅由一对等位基因突变导致，符合孟德尔遗传规律，又称主基因遗传病。单基因遗传病是 5 大类遗传病（包括单基因遗传病、多基因病、染色体病、线粒体病和体细胞遗传病）中病种最多的疾病。据在线人类孟德尔遗传最新报道，已被美国国家生物技术信息中心正式收录的单基因遗传病有 6600 多种（表 26），其中已有近 5000 种病的致病基因或分子机制已经明确（包括 1100 多种隐性遗传病），并且每年以 10～50 种的速度递增，对人类健康构成了较大的威胁（图 4）。

表 26 美国国家生物技术信息中心正式收录的单基因遗传病（更新至 2018 年 12 月 21 日）

OMIM 号前缀	常染色体遗传	X 连锁性遗传	Y 连锁性遗传	线粒体遗传	总数
*	15 198	732	49	35	16 014
+	46	0	0	2	48

续表

OMIM 号前缀	常染色体遗传	X 连锁性遗传	Y 连锁性遗传	线粒体遗传	总数
#	5061	329	4	32	5426
%	1446	125	4	0	1575
Other	1651	105	3	0	1759
Totals	23 402	1291	60	69	24 822

注：*：基因描述；+：基因和表型整合；#：分子基础明确的表型；%：表型、区域或分子基础不明，Other：可疑孟德尔遗传主要表型。

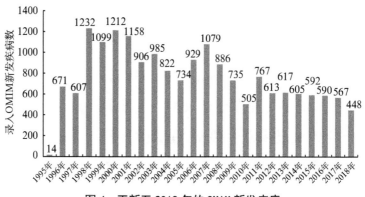

图 4　更新至 2018 年的 OMIM 新发疾病

　　单基因遗传病又称为罕见病，对于某一单基因疾病的发病率是非常低的，平均 1/10 万～ 1/ 万，但是如果把几千种单基因疾病的发病率累加起来，单基因疾病的累计发病率约为 1%（http://www.who.int/genomics/public/geneticdiseases/en/index2.html），而我国单基因疾病的整体发病率高达 2%～ 3%，占我国每年新增出生缺陷 90 万例（出生时临床明显可见的出生缺陷约有 25 万例）的近 50%。单基因遗传病的临床表现和致病基因并不完全是基因-表型点对点效应，它具有外显率不同、表现度差异、基因多效性、遗传异质性、从性遗传和限性遗传、遗传早现等复杂现象，从而使单基因病诊断研究复杂化。单基因遗传性脑血管病可分为出血性和缺血性两大类，再细致分类可分为遗传性大血管相关性脑血管病、遗传性小血管相关性脑血管病、遗传性血管结构异常相关性脑血管病、脑栓塞相关性单基因病、遗传性凝血异常相关性脑血管病等。按疾病分类包括伴皮质下梗死和白质脑病的常染色体显性遗传性脑动脉病（cerebral autosomal dominant arteriopathy with subcortical infarcts and leukoencephalopathy，CADASIL）、伴皮质下梗死和白质脑病的常染色体隐性遗传性脑动脉病（cerebral autosomal recessive arteriopathy with subcortical infarcts and leukoencephalopathy，CARASIL）、常染色体显性遗传性视网膜脑血管病伴脑白质营养不良（autosomal dominant retinal vasculopathy with cerebral leukodystrophy，AD-RVCL）、胶原蛋白4A1/A2 综合征（collagen IVα1/α2，COL4A1/A2 综合征）、法布里病（Fabry 病）、马方综合征（Marfan 综合征）、神经纤维瘤病1 型（neurofibromatosis type 1，NF1）、镰状细胞病（sickle cell disease，SCD）等。因为单基因遗传性脑血管病的诊断及研究具有上述临床及遗传异质性特点，所以单基因遗传性脑血管病诊断策略主要从两个方面来制定：检测方法策略和诊断流程策略。

18. 各种类型基因检测方法在单基因病诊断中的优缺点

首先回顾一下目前单基因病的检测方法：基因诊断通常分为间接诊断和直接诊断。对于单基因病诊断主要为直接诊断，除非新发现的单基因病最先研究中会用到间接诊断。直接诊断包括以下5种。

（1）核酸的分子杂交技术：如抑制性削减杂交技术，该技术筛选高效、假阳性率低，但实验过程可能会使部分基因丢失。DNA生物传感器检测法，该技术灵敏度高、快速经济、无须标记；检测装置简单轻巧，检测过程中不受样品浑浊度限制。

（2）聚合酶链式反应（polymerase chain reaction，PCR）及其衍生技术：如RT-PCR（reverse transcription PCR，逆转录PCR）和多重巢式RT-PCR，该技术灵敏度高，广泛应用于遗传病诊断，并可定量检测某种RNA的含量，可在RNA水平检测基因的突变类型和突变效应。RT-PCR和多重巢式RT-PCR共同的缺点就是所提的RNA易降解且操作较繁琐。实时PCR是在一定时间内以DNA增幅量为基础进行DNA的定量分析方法，实时荧光定量PCR具有灵敏、特异、技术成熟和操作简便等优点，对于临床上明确诊断、具体分型、产前基因诊断具有重要意义。数字PCR（dPCR）技术采用绝对定量的方式，直接检测目标序列的拷贝数，该技术灵敏度和特异性、精确性高，在极微量核酸样本检测、复杂背景下稀有突变检测和表达量微小差异鉴定方面具有优势，在基因表达研究、microRNA 研究、基因组拷贝数鉴定、NGS 测序文库精确定量和结果验证等多方面表现出色。

（3）PCR 基础上的基因突变检测技术：如扩增阻碍突变系统／限制性核酸内切酶（amplification refractory mutation system/restriction endonuclease，ARMS/RE）技术，该技术 ARMS/RE 双重鉴定法特别适用于种植前基因诊断（preimplantation genetic diagnosis，PGD）等需快速特异、准确灵敏检测的项目，但存在费时、人为错配碱基、内切酶较罕见、成本较高、酶易失活、保存期短等不足。变性高效液相色谱分析（denaturiing high performance liquid chromatography，DHPLC）是一种高通量筛选 DNA 序列变异的技术，主要用来分析异质性双链结构，该技术快速、高效、无毒、经济，除检测已知突变外还可检测未知突变，自动化程度高，其敏感性和特异性高，但该技术不能检测纯合突变、不能确定突变位点、不能确定突变类型、仪器价格高、仅用于检测 200 ～ 500bp 大小的 DNA 片段。高分辨率熔解曲线（high resolution melt，HRM）技术主要用于未知突变筛查，该技术便捷性、灵敏性与特异性均优于 DHPLC，检测成本较低、耗时较少、快速无毒高效，但不能准确检测具体突变。多重连接探针扩增技术（multiplex ligation-dependent probe amplidication，MLPA），该技术高效、特异、具有相对定量能力，适用于核苷酸序列拷贝数高通量的缺失检测、基因部分片段重复区域拷贝数分析，但其不足之处是需要毛细管电泳装置、试剂盒价格较高、只能检测已知突变等。

（4）DNA chip 技术：其具有高通量、自动化程度高等特点，但成本高、技术含量高，仅能检测已知突变。

（5）DNA 序列分析技术：它是基因诊断的金标准，从第一代 Sanger 法测序开始，经历第二代的高通量测序技术，至今已发展到第三代——单细胞测序技术。下面对三代 DNA 测序技术进行汇总（表 27）。

表 27　三代 DNA 测序优缺点比较

代别	测序方法	优点	缺点
一代测序技术	sanger 法 sanger 法 /DNA 聚合酶	可用于已知或未知突变的检测，常被用作标准的鉴定方法以及最终确定突变的确切位点和突变性质的手段。检测的突变类型包括错义突变、无义突变、同义突变（含 SNP）、拼接突变、小缺失、小插入、大缺失、大插入、插入伴缺失、复杂重排、重复变异等，准确率近 100%	通量小，总测序成本高，自动化程度不高或需手工操作，速度慢，检测时间长
二代测序技术（NGS）	FL 法 焦磷酸测序 /DNA 聚合酶 Solexa 法 边合成边测序 /DNA 聚合酶 SOLiD 法 连接酶测序 /DNA 聚合酶	NGS 具有高通量、高准确性、高灵敏度、自动化程度高和低运行成本特点，可以同时完成传统基因组学（测序和注释）和功能基因组学（基因表达及调控、基因功能、蛋白 /核酸相互作用），测序深度高	工作量仍较大，费用仍较高，通量还不够高，读取长度还比较短，时间还不够快，所需模板用量还比较多，故无法在单细胞、单分子水平进行检测

续表

代别	测序方法	优点	缺点
三代测序	HelicosTsMs 边合成边测序 / DNA 聚合酶 PacBiosMRT 边合成边测序 / DNA 聚合酶 NanoDore 电信号测序 / 核酸外切酶	序通量更高，测序成本更低，读取长度更长，测序时间更短，所需起始用量更少，检测精确性更高，即使变异极少也能检出	对单基因病的基因性价比降低，需要保持酶的活性与稳定性

19. 单基因遗传性脑血管病基因检测策略

目前随着基因检测技术的现代化，基因检测费用明显下降，在 NIH 统计中基因检测费用说明了这一点（图 5）。

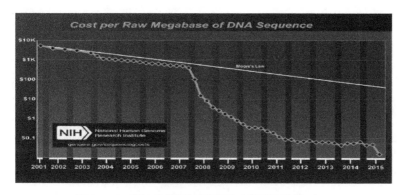

图 5　NIH 统计中基因检测费用（彩图见彩插 2）

对于单基因遗传性脑血管病基因检测策略，目前推崇二代测序技术（next generation sequencing，NGS），这是由它的技术特点和性价比以及单基因疾病的复杂性所决定的。不同的 NGS 技术可用于单基因疾病诊断中，包括全基因组测序（whole geome sequencing，WGS）、全外显子测序（whole exome sequencing，WES）和目标基因捕获测序（targeted regions sequencing，TRS）。TRS 策略仅富集特定疾病或诊断类别感兴趣的基因编码区。TRS 诊断 panel 用于诊断遗传性单基因疾病以及评估癌症风险。将突变分析限制到指定的一组基因有一些主要优点：靶向富集和随后的重测序使得测序质量更高、深度更深，优于 WGS 或 WES。此外，由于关注的是已知的疾病基因，实验室工作人员在分析数据集和解释变量时也更容易，可显著缩短检测报告周期。此外，TRS 最大程度地避免了其他非目标问题的发现，从而一定程度上消除了患者及其家属参与 NGS 诊断测试的顾虑。根据试验平台和富集方法，NGS 可以在单次运行中分析多个患者的数百个靶基因。因此，NGS 不仅可以测试大量的基因，而且可以在相对短的时间内分析大量患者的 DNA 样品（图 6、图 7）。有关与 NGS 诊断相关的所有成本和收益的数据有限。然而，WGS 的直接成本近年来大幅下降，且 WGS 成本可能进一步下降，从而有助于在常规诊断中使用 WGS。但是 WGS 需要大容量 NGS 定序器以获得高质量的结果，加上连接剂的成本意味着目前 WGS 的成本比其他两个 NGS 应用的成本高得多。与 WGS 相比，WES 以相对较低的成本可以达到相当高的读取深度；但是，TRS 可以比 WES 或 WGS 低得多的成本产生质量更高的结果。TRS 可以在单次运行中分析多个患者的数百个靶基因。因此，

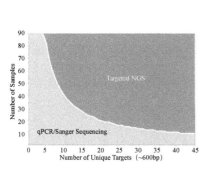
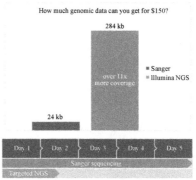

图6 二代目标捕获测序技术在单基因病诊断中的高通量、性价比和高效性优势
（彩图见彩插3）

注：当目标基因数＞5时，panel捕获测序优势远大于一代测序（左图）；相同成本前提下，二代测序数据量是一代测序10倍以上（右上图）在全自动分析流程的支持下，分析时间约为一代测序的1/3（右下图）。

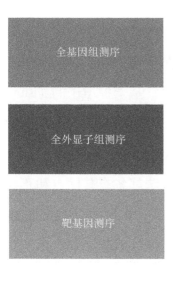
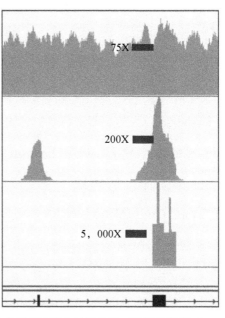

图7 二代目标捕获测序技术在单基因病诊断中的精确性（彩图见彩插4）

注：当目标基因群明确时，panel捕获测序的精准度远大于外显子组测序与全基因组测序。

NGS 不仅可以测试大量的基因，而且可以在相对短的时间内分析大量患者的 DNA 样品。在评估测序成本时，通常只考虑直接成本，这些成本自 2007 年以来一直在下降。但是，解释测序结果、突变点的报告和相关数据库的维护所涉及的实际成本没有改变。这些成本与每次分析中观察到的突变点的实际数量有关，并且使用 TRS 有很大的好处。因此，NGS 诊断可以指导临床医师使用靶向治疗，并帮助避免无效的和潜在有害的治疗，从而节省成本和改善个体化的患者护理。结合 NGS 测试的成本效益与目前的医疗标准，现在迫切需要随机临床试验来回答这些重要问题。在所有 3 种 NGS 应用中，TRS 中的富集策略序列质量很大程度上取决于每个碱基对位置的最小覆盖层数，因此诊断 panel 中目标基因（靶序列）富集程序的优化是非常重要的。现有各种富集方法包括基于固相的微阵列、基于微滴的 PCR（Rain Dance Technologies，Lexington，MA，USA）、基于扩增子的（Fluidigm，San Francisco，CA，USA）方法如安捷伦的 Sure Select 靶向策略（Santa Clara，CA，USA）和 Illumina 的 TruSeq 定制策略（Illumina，San Diego，CA，USA）。这些不同方法都各有其优点和不足。在多重 PCR（multiplexed PCRs）中，基于 PCR 或扩增子的富集策略具有快速和简易的工作流程，并且也可用于固定的组织样品。然而，其不足之处为：由于位于引物结合位点的多态性可能错过扩增子，并且可能在扩增过程期间引入人工干扰；此外，结构变化可能难以甚至不可能检测。在基于杂交的测定中，富集效果通常好，测定方法经济有效，并且可以检测具有外显子断裂点的结构变化。这些基于杂交富集策略的一个重要缺点是它们通常降低靶基因中富含 GC 区域的覆盖度。与 WGS 和 WES 相反，由于需要测序材料相对较少，用不同 TRS 富集策略获得的靶向片段或扩增子可以在台式仪器上分析。这种台式机包括 Ion Torrent PGM (Life Technologies Ltd., Paisley, UK)、454GS Roche Junior (Roche Applied Science, Indianapolis, IN, USA) 和 IlluminaMiSeq (Illumina, San Diego)。

TRS panel 的诊断性能决定对 TRS 的要求。在 NGS 的临床诊断中，目标基因每一个核苷酸的覆盖度是至关重要的，因此，序列深度是 NGS 的重要质量参数。Meynert 等表明，通常 WES 诊断罕见疾病时，平均目标读取深度为 20，也有可能会错过 5%~15%的杂合突变和 1%~4%的纯合单核苷酸突变。然而，要使用 TRS 进行临床诊断，高质量的数据是必要的，这意味着不是平均的目标深度，但理想情况下所有的核苷酸最小读取深度为 20~40。目前，这个要求只有使用基于 panel 的 TRS 方法能以合理的成本达到。在我们最近的实验中，心肌病 panel 的每个目标平均覆盖度约 250，超过 99%的核苷酸覆盖至少 30x。我们详细研究覆盖面不足的目标片段，发现较差的覆盖度通常由靶内的仅几个核苷酸引起，并且主要是由于高 GC 含量。Weiss 等提出使用"诊断产量"作为基于 NGS 的测试性能标准，通常以灵敏度和特异性作为标准。他们将诊断产量定义为接受给定临床诊断并确诊的患者数，并认为这是一个重要的输出参数。换句话说，诊断产率提供了测试实验室可以使用该标准来决定它们是否有理由从 Sanger 测序转换为基于 NGS 的方法来进行遗传诊断的可能性。这种转换应该根据诊断产量至少与使用 Sanger 测序的连续基因测试相匹配。我们在具有 55 个心肌病 panel 的 TRS 小组的实验中发现，致病突变患者的百分比大大改善；在超过 250 个测试患者中，15%～50%的心肌病患者能够从基于 NGS 的方法在临床诊断中受益。相比之下，Pugh 等报道，当更多的基因被添加到 TRS 诊断 panel 的心肌病时，诊断产量增加。当他们将其 panel 大小从 5 个基因增加到 46 个时，他们的产量增加到 37%。使用诊断产量作为标准还意味着应当仔细选择包含在组中的基因，即仅包括具有足够数据以证明其参与相应疾病的基因。此外，诊断产率不一定通过简单地在诊断 panel 中包括越来越多的基因而增加。荷兰的临床遗传诊断实验室建议他们应该定义和维护"核心疾病基因列表"，其中相关基因由一组医学和遗传专家选择。该列表应至少包括在基于 NGS 的诊断测试中以实现最大的突变检测，并且逻辑上这意味着确保测试中各基因的高质量测序。当然，在基因组中保证核心疾病基因列表的完全覆盖和高质量是必须的，额外基因则是任选的。

20. 目前单基因病诊断路径采用的方法及策略

单基因遗传病根据诊断时期的不同可分为产前诊断（prenetal diagnosis）、症状前诊断（presymptomatic diagnosis）和临症诊断（symptomatic diagnosis）3 种类型。根据基因诊断分析模式又可分为以下 3 种。

（1）先证者检测模式：临床工作中，最常遇到的是偶发病例先证者进行疾病就诊，家系其他成员无患病家族史或不易获取家系样本。在此情况下，临床医师可以通过先证者个人的检测结果分析患病原因，诊断是否由致病基因导致患病，并指导后续治疗。如：CADASIL 的致病基因为 *NOTCH3* 基因，该基因超过 150 多种致病突变位点，并且不断有新的致病突变在先证者中被发现。2016 年，J Stroke Cerebrovasc Dis 报道了一个新的 *NOTCH3* 突变致病 CADASIL 患者。该患者临床特征初步确诊为 CADASIL，经 *NOTCH3* 基因检测分析确认其致病突变与之前的报道不同，而是由第 6 外显子上的 *Cys323Trp* 突变引起。

（2）先证者检测 + 父母验证模式：如果确诊先证者患病为基因遗传病，为了能够更准确地进行诊断，需要进行家系背景分析，有条件的情况下进行家系父母验证，也就是先证者检测 + 父母验证模式，该种模式是目前常见的检测模式。

进行基因诊断时，同时收集先证者和父母 3 个人的样本，首先对先证者进行基因测序，找到疑似的一个或几个致病基因位点，而后再对其父母的相应基因位点进行检测和对比，从而来验证这些疑似位点的致病可能性。这种"先证者检测 + 父母验证"的模式遵循孟德尔遗传学理论，在实际的基因数据分析和最终的临床确诊阶段可能会出现一次检测存在多个疑似致病突变的情况，这样就需要对多个疑似致病突变进行检测，寻找明确的致病突变。

（3）Trios 家系模式：Trios 模式就是一种正确的"先证者检测 + 父母验证"家系诊断模式。该模式对遗传病先证者和其双亲

3 个人同时进行二代测序检测及数据平行比对分析，以此来寻找隐藏于疾病表型之下的致病突变和变异类型，确认疾病的始发根源。

国际对于研究单基因遗传病策略众说纷纭，如加拿大罕见病研究 [The FORGE（Finding of Rare Disease Genes）Canada Consortium] 应用 4 种策略研究单基因遗传病（表 28）和 2016 年 H.Stranneheim 制定的应用全基因组或全外显子组检测技术对单基因病研究的路径策略（图 8），这些路径策略非常值得在单基因脑血管病研究中参考。

表 28　FORGE（Finding of Rare Disease Genes）Canada Consortium 单基因遗传病研究策略

策略	病例特点	分析方法
策略 1	具有高度相似临床表型的不相关多个个体或家族	寻找不同个体之间常见疾病相关性基因或通路基因
策略 2a	具有血缘家庭	在基因组中寻找共同存在的纯和子致病基因位点
策略 2b	常染色体显性遗传家系	共同存在的致病基因位点
策略 3	非家系遗传而多于 2 个以上的兄弟姉妹患病	寻找患病兄弟姉妹在同一基因中存在复合杂合突变位点
策略 4	非家族性单个疾病患者	寻找与疾病相关基因突变情况

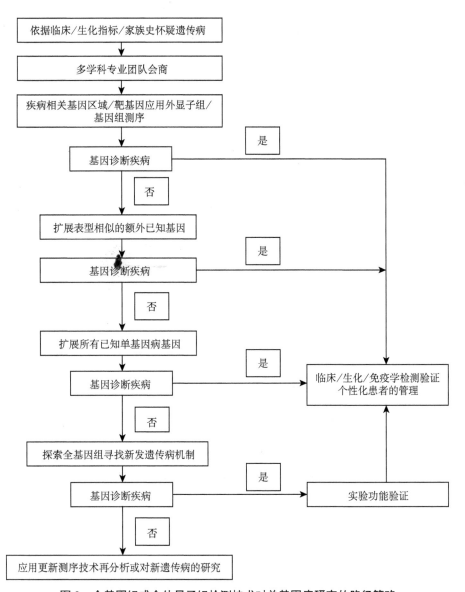

图8　全基因组或全外显子组检测技术对单基因病研究的路径策略

21. 单基因脑血管病的基因诊断策略

首先对单基因导致的脑血管病汇总进行概述（表29）。

表 29　脑血管病相关单基因病

	缺血性	出血性
小血管病	CADASIL CARASIL（CADASIL2） ADRVCL COL4A1，COL4A2 CARASAL PADMAL	COL4A1，COL4A2 脑血管淀粉样变性
小和大血管病	Fabry 病 高胱氨酸尿症 / 高同型半胱氨酸血症	
大血管病	动脉夹层 Ehlers-Danlos IV 型 肌纤维发育不良 马方综合 动脉迂曲综合征 大动脉狭窄 Moyamoya 病 家族性高胆固醇血症	
易栓状态	镰状细胞贫血（同时可以导致颅内大血管病） FLeiden 5 因子异常 凝血酶原 2（F2）、蛋白 S（PROS1）、蛋白 C（PROC）、抗凝血酶 3 基因突变	
栓塞性脑卒中	马方综合征（亦可动脉夹层） 心房黏液瘤 1 型 遗传性毛细血管扩张症（肺动静脉畸形） 遗传性心肌病 遗传性心律失常	遗传性毛细血管扩张症、Fabry 病
脑血管畸形		动脉瘤 家族性颅内动脉瘤 常染色体显性多囊肾血管瘤 颅内海绵状血管瘤

对主要的单基因遗传性脑小血管病的基因及临床特点阐述如下。

（1）CADASIL：CADASIL 是由于 19 染色体短臂 13.12（19p13.12）的 *NOTCH3* 基因突变，造成细胞外的类表皮生长因子重复序列（epidermal growth factor-like repeats，EGFRs）中半胱氨酸残基的数量减少或增加，致使蛋白构象发生变化，影响受体和配体之间的相互作用所致。由于外显子 2～24 是编码 34 个 EGFRs 的区域，因此 CADASIL 所有突变位点均位于 *NOTCH3* 基因的外显子 2～24，并且最多发生在外显子 3 和 4 上，这是因为外显子 3 和 4 编码 EFGR 2～5 区域。病理学表现可见脑内多发性腔隙脑梗死和扩张的血管周围间隙。光镜下可见脑和软脑膜小动脉的向心性管壁增厚，管腔变窄；电镜下可见血管平滑肌细胞肿胀、变性。嗜锇酸颗粒（granular osmiophilic material，GOM）不仅见于小动脉壁平滑肌细胞的基底层，也可见于小静脉及毛细血管。皮肤及肌肉血管内皮细胞有类似的病理改变。CADASIL 临床表现为反复缺血性发作 [脑卒中或短暂性脑缺血发作（transient ischemic attack，TIA）]、认知功能障碍、先兆性偏头痛和精神障碍。多数患者表现为典型的腔隙综合征，部分患者仅表现为短暂性缺血综合征。可出现步态异常，小便失禁，假延髓性麻痹等症状。2/3 患者在 65 岁之前缓慢发展为痴呆。先兆性偏头痛出现在 40 岁之前，并可为首发症状。CADASIL 患者常有的精神障碍表现为情绪异常，可能出现抑郁、躁狂抑郁、躁狂、幻觉和妄想等症状。少数患者可有痫性发作（表 30）。一般患者从发病到死亡为 3 ～ 43 年，平均 23 年。CADASIL 患者 MRI 影像正常者非常少，仅见于早期只有偏头痛症状的患者。一般头部 MRI 改变早于其他症状 10 ～ 15 年。出现 MRI 影像学异常的患者平均年龄为 30 岁，而随着年龄的增长，几乎所有患者在 35 岁以后均表现为 MRI 影像异常：最先在脑室旁和半卵圆中心出现点状或结节样异常信号，而后变得更加广泛、更对称，在外囊和颞叶前部白质改变为较特异的影像学特征。

表 30　*NOTCH3* 基因突变累及器官病变

涉及的系统	临床 / 影像学 / 实验室表现
脑	先兆性偏头痛，皮质下缺血性脑卒中，情绪障碍及冷漠，认知功能障碍及痴呆；癫痫；运动障碍（如帕金森综合征、肌张力障碍、进行性核上性麻痹表现等锥体外系症状）；胼胝体受累的失联络综合征
肾脏	肉眼 / 镜下血尿，蛋白尿
周围神经及骨骼肌	感觉运动神经病（脱髓鞘 / 轴索损害）或神经源性肌萎缩
心血管	心肌缺血 / 心肌梗死
眼	双侧视神经乳头周围小动脉鞘，小动脉狭窄和动静脉局部狭窄
耳	感音神经性耳聋
静脉	静脉曲张

（2）CARASIL 或 Maeda 综合征：在 CARASIL 患者中由于位于 10 染色体长臂 26.3（10q26.3,）的 *HTRA1* 基因突变导致丝氨酸蛋白酶 HTRA1 结构和功能异常，造成转化生长因子 -β_1

（transforming growth factor-β_1，TGF-β_1）在脑小动脉中膜含量增加，导致脑小动脉血管内皮和平滑肌功能异常。丝氨酸蛋白酶 HTRA1 表达量的变化导致骨形态蛋白诱导的矿化作用异常，使矿化作用过度或减弱，造成脊椎变形性改变或椎间盘退变。由于外显子 3～6 编码蛋白酶结构域部分，因此 CARASIL 的突变位点主要集中在 *HTRA1* 基因外显子 3～6。当蛋白酶结构域部分由于基因突变而发生改变时，会造成丝氨酸蛋白酶活性下降及对 TGF 信号通路的抑制作用消失，从而出现相应的病理生理改变。病理学表现为脑白质及基底节小动脉明显的动脉硬化性改变：中膜严重的玻璃样变，纤维素样内膜增厚，内弹力板层增厚、断裂，管腔变窄。动脉平滑肌细胞明显丧失。光镜和电子显微镜下中膜无 GOM 沉积。CARASIL 是一种"青年起病伴秃发和腰背痛而无高血压的家族性动脉硬化性脑白质病"，类似 CADASIL 的常染色体隐性遗传性病。临床表现为脑卒中、认知功能障碍、痴呆、假延髓麻痹、锥体束征、精神症状（如欣快和情感依赖），头痛症状相对较少；以及秃顶、腰背痛，膝关节退行性病变及各种骨性结构异常，如驼背、肘关节畸形和椎间盘突出、椎管内的韧带骨化（表 31）。

表 31　*HTRA1* 基因突变累及器官病变

涉及的器官	临床 / 影像学 / 实验室表现
脑	反复发作的小中风，行走障碍，吞咽障碍，假延髓麻痹，认知功能障碍及痴呆
毛发	20 岁左右出现脱发，男性明显

续表

涉及的器官	临床／影像学／实验室表现
骨骼	20～40岁出现腰椎间盘突出症，腰痛，脊柱后凸，椎管内骨化韧带，骨畸形
眼	视神经炎，视网膜血管病变，轻度视网膜动脉硬化，年龄相关性黄斑变性

2015年Verdura E在 *Brain* 杂志上首先提出CARASIL的HTRA1杂合突变可以导致常染色体显性遗传性脑小血管病，因此提出了CADASIL2的概念，认为杂合突变的患者表现为晚发性并缺乏纯合突变的神经系统外的表现，腔隙性梗死多发生在50岁以后，60岁出现进行性步态异常和皮层下认知功能障碍。

（3）CARASAL：CARASAL是伴有卒中和白质脑病的组织蛋白酶A相关动脉病。它是位于20号染色体长臂13.12（20q13.12）的 *CTSA* 基因突变导致常染色体显性遗传性脑小血管病。组织蛋白酶A（CathA）是将54kDa单链前体形式转化成由20-和32-kDa亚基，组成的催化活性异构体。成熟的CathA主要存在于溶酶体中，用来稳定β-半乳糖苷酶和神经氨酸酶-1多酶复合物。CTSA隐性突变引起β-半乳糖苷酶缺乏所致半乳糖唾液酸沉积症。CTSA突变在CARASAL中的可能功能作用目前尚不清楚。临床表现为常染色体显性遗传，由于 *CTSA* 基因的杂合突变产生多余的半胱氨酸导致形成额外的二硫键，从而可能影响蛋白的稳定性或导致折叠和蛋白结构发生改变。大体病理学表现轻度脑白质萎缩和位于皮质下和深部白质、基底核、丘脑、脑干和小脑散在的小梗塞，显微镜显示广泛性白质脑病，髓鞘苍白，轴突相对保存。有些患者可表现为髓鞘脱失、星形胶质细胞增多而少突胶质细胞密度保存。明显的不对称血管壁纤维增厚，平滑肌细胞丢失，管腔几乎完全闭塞。未见明显的血管周围钙化和炎症细胞。电镜下未见平滑肌细胞有嗜锇颗粒物质沉积和淀粉样物质沉积。在小动脉可见非对称外膜由于弹性纤维和胶原纤维沉积导致增厚，白质可见髓鞘消失的轴索存在。CARASAL 是 2016 年报导的常染色体显性遗传的伴有卒中和白质脑病的组织蛋白酶 A 相关动脉病，临床表现为高血压治疗抵抗，缺血和出血性卒中，晚期出现认知功能下降。可伴有眼、口干，肌肉痛性痉挛。

（4）Fabry 病（Anderson-Fabry disease）：又称 Anderson-Fabry 病、弥漫性躯体血管角质瘤。它是一种 X 染色体连锁遗传的鞘糖脂类代谢疾病，是一种溶酶体贮积病。由于 X 染色体长臂 22.1（Xq22.1）GLA 基因突变，改变了 α- 半乳糖苷酶 A 多肽序列，从而使 α- 半乳糖苷酶 A 多肽因错误折叠和加工而累积于内质网内，造成体内 α- 半乳糖苷酶 A 缺乏或者活性降低，使鞘糖脂（主要是神经酰胺三己糖苷）在多种组织和器官内沉积，导致在全身血管内皮细胞的累积，进而引起血液循环障碍，导致心、肾和神经系统功能障碍。在肾脏可以发现肾小管上皮细胞内的堆积引起肾小球萎缩和局灶性节段性肾小球硬化；而在肾脏血管由于血管内皮细胞坏死、平滑肌增生，造成血管狭窄和闭塞。同时在心肌细胞内大量的鞘糖脂（主要神经酰胺三己糖苷）累积，破坏了细胞结构，使肌纤维排列紊乱，造成心肌肥厚。在神经滋养层血管中鞘糖脂的堆积使神经纤维血液供应减少；鞘糖脂堆积于脊髓背根神经元，使细胞器功能丧失，神经纤维坏死而且数目减少。典型病理改变是在细胞内出现糖原染色强阳性的沉积物，超微结构检查表现为典型的嗜锇性同心圆板层样包涵体，分布在全身的小血管内皮细胞和中层平滑肌细胞、肾小管和肾小球心肌和传导纤维、神经束衣和脊髓自主神经元，也可分布于大脑和小脑皮质、丘脑和基底节的神经细胞。周围神经可出现有髓和无髓神经纤维的轴索变性和丢失。临床表现分为两型：①经典型：患者表现为 α- 半乳糖苷酶 A 酶活性明显下降甚至完全缺失，常多系统受累；②轻型：患者 α- 半乳糖苷酶 A 酶活性部分下降，往往限于心脏受累。男性患者为半合子，多为经典型；女性患者为杂合子，症状相对较轻且表现多样。临床表现为儿童晚期或青少年早期起病，多数为男性，典型症状包括特异性皮肤损害（位于脐周、阴囊、腹股沟和臀部，双侧对称，呈小点状红黑色的毛细血管扩张团，伴随表皮细胞增殖）、眼部症状（角膜浑浊、白内障和晶体后移）、心血管病变（肥厚型心肌病、心瓣膜病、房室传导异常等）、脑血管病变（脑小血管病、血管性痴呆、基底动脉延长迂曲）、肾脏衰竭、胃肠道症状、严重的骨质疏松症、感觉神经性耳聋、多发性周围神经病（烧灼样疼痛、疲乏无力）、面部畸形（嘴唇增厚和唇皱折增多）等临床表现（表 32）。未经治疗的患者，典型男性半合子患者的平均寿命为 50 岁，较预期寿命减少 20 岁；非典型女性杂合子的平均寿命为 65 ~ 70 岁，较预期寿命减少 10 ~ 15 岁。

表 32　*GLA* 基因突变累及器官病变

涉及的器官	临床 / 影像学 / 实验室表现
脑	脑卒中（缺血性脑卒中远远多于出血性脑卒中），基底动脉迂曲延长，血管性痴呆
肾脏	肾功能受损，蛋白尿，血尿
眼	角膜和晶状体浑浊，"角膜藻"，视网膜，结膜血管病变
耳	耳鸣，神经性耳聋
消化道	恶心，呕吐，腹泻，腹胀和疼痛，体重下降
心脏	变异性心律失常，轻度瓣膜功能不全，肥厚型心肌病、心瓣膜病、房室传导异常
皮肤	血管角质瘤，少汗
骨骼	严重的骨质疏松症，陈旧性骨折，腰椎间盘滑脱
面容	畸形面容（眶周丰满，突出小叶的耳朵，浓密的眉毛，凹陷的额头，面中部浅，丰满的嘴唇，突出的鼻梁）

（5）*COL4A1* 基因突变综合征（COL4A1 mutation syndromes）：*COL4A1* 基因突变综合征由 13 号染色体长臂 34 区（13q34）*COL4A1* 基因突变，造成维持Ⅳ型胶原三螺旋结构稳定的保守甘氨酸残基异常，使 Gly-X-Y 重复区域发生变化，从而导致结构异常的螺旋三聚体在细胞内堆积和在细胞外无法形成正常的片状网络结构，最终导致脑、眼、肾脏等多个组织器官的基底膜结构发生改变。*COL4A1* 基因突变多集中在外显子 24 ～ 49，是因为这些区域编码 α 链蛋白胶原区域序列。病理学特点是肾组织标本光镜下可以正常，但电子显微镜显示明显的肾小管基底膜增厚与间质毛细血管基底膜中断。在皮肤组织标本中光镜下可完全正常，

而电子显微镜下可显示血管壁平滑肌细胞之间的致密板明显扩张和增厚。临床表型分为 4 类：①先天性脑穿通畸形 1 型：又称脑囊腔样改变 1 型。由于围产期血管疾病导致一侧为主的局灶性脑损害及相对应的临床症状和体征，影像学可见脑囊腔样改变。②出血性脑小血管病：在 COL4A1 基因突变的家族中，MRI 显示除了可表现为脑穿通畸形个体，还可以表现为颅内出血合并脑小血管病影像学表现个体。③脑小血管病伴 Axenfeld-Rieger 综合征：家族中除存在脑小血管病症状体征外，还合并 Axenfeld-Rieger 综合征，即局限于眼前段周边部的缺陷或眼前段周边部的异常和虹膜改变或眼部异常合并全身发育缺陷。④遗传性血管病伴肾病，动脉瘤和肌肉痉挛：表现为脑小血管病、肾病、动脉瘤、肌肉痉挛综合征。血管病主要累及小血管，表现为双侧幕上（额叶-顶叶）的白质脑病，基底节区、幕上脑白质、幕下小脑、脑桥的脑内微出血，视网膜动脉迂曲，Raynaud 现象，室上性心律失常。肾病主要表现为显微镜下或肉眼持续性血尿；双侧大的或小的囊肿。颈内动脉虹吸部多发的、小的、非破裂性的动脉瘤。可以出现持续几秒钟至几分钟，偶尔几小时的痛性肌肉痉挛，并且多在运动和饮酒后触发。轻度的肢体近端无力。实验室检查血激酸肌酶升高 2 ～ 7 倍（表 33）。头部 MRI 显示广泛脑白质异常信号。肌电图检查无异常放电。

表 33 *COL4A1* 基因突变累及器官病变

涉及的器官	临床 / 影像学 / 实验室表现
脑	脑白质改变，穿通性脑畸形，脑或小脑出血，脑内微出血，脑动脉瘤
眼	视力下降，视网膜动脉迂曲，视网膜出血，白内障，视发育不良
肾脏	多囊肾，蛋白尿，血尿
心脏	心律失常
皮肤	基底膜结构异常
骨骼肌	激酸激酶增高

(6) 视网膜血管病伴脑白质营养不良（retinal vasculopathy with cerebral leukodystrophy，RVCL）：RVCL 是由于 *TREX1* 基因突变导致 3 - PRIME 修复核酸外切酶 1 的蛋白 C 末端部分缺失，从而阻止了内质网偶联复合物中蛋白之间的相互作用，导致机体不能对氧化应激状态下损害的 DNA 进行修复所致。由于缺乏足够正常的 3 - PRIME 修复核酸外切酶 1 参与形成 SET 复杂物，从而导致颗粒酶 A 介导的细胞凋亡过程出现故障。另外，在细胞核和细胞质中集聚的异常 TREX1 会对内皮细胞产生不利的影响。病理学表现为脑部除额顶叶外，脑桥、小脑、基底节也可见凝固性坏死，并继发闭塞性血管病变和炎细胞浸润（如同大脑遭受了辐射改变）。其中局部凝固性坏死伴血管壁纤维素样坏死（类似闭塞性血管病变），毛细血管基底膜可见多层化改变是 RVCL 的重要病理表现。该病是一种成人发病的常染色体显性遗传性疾病，发病年龄 30 ～ 50 岁。它包括脑视网膜病、遗传性血管视网膜病和遗传性内皮细胞病、视网膜病和肾病 3 种情况。临

床表现为视力逐渐丧失、脑卒中、颅内假瘤、运动功能障碍、认知功能下降、雷诺现象、小结节性肝硬化、肾小球功能损害等症状（表34）。头部 MRI 表现为不规则深部白质增强病灶，具有水肿占位效应，并逐渐进展为多灶过程。

表 34　*TREX1* 基因突变导致 RVCL 累及器官病变

涉及的器官	临床 / 影像学 / 实验室表现
脑	脑卒中，颅内假瘤，癫痫，头痛，运动 / 感觉 / 小脑功能障碍，性格改变，智力减退
眼	黄斑周围微血管病，微动脉瘤，毛细血管排空，中央凹周毛细血管扩张，进行性视力损害
肾脏	肾功能受损，蛋白尿，血尿
肝脏	小结节肝硬化
消化道	胃肠道出血
血液系统	贫血
皮肤	雷诺现象

（7）伴白质脑病的桥脑常染色体显性遗传性微血管病（PADMAL）：是由位于 *COL4A1* 基因的 3'UTR 内 miR-29 微小 RNA 的结合区位点突变引起的 *COL4A1* 基因表达上调，导致严重的脑小动脉纤维化和脑小血管病表现。miR-29 微小 RNA 调控胶原蛋白在基底膜表达，具有抑制多种胶原和增强抗纤维化作用。PADMAL 临床表现是早发性卒中，一般年龄在 35 ～ 45 岁，进行性平衡障碍，认知功能损害，而缺乏 *COL4A1* 基因突变综合征的脑出血和神经系统外症状。磁共振影像显示桥脑缺血性腔隙

灶，大脑半球广泛白质改变，50% 患者颞叶受累，微出血少见。PADMAL 的脑病理特征，基底节及脑干多发性梗死伴弥漫性脱髓鞘，小动脉大量纤维透明变性，小动脉中膜萎缩，可见弹性组织增生，内膜同心增生。内皮细胞下间隙和肌层纤维化成分表现为 IV 型胶原特异性抗体强染色。电子显微镜可见脑血管基底层增厚。它与 *COL4A1* 基因突变综合征不同的临床表现，是由于 COL4A1 蛋白的甘氨酸错义突变导致 *COL4A1* 基因突变综合征，表现包括脑出血、穿通畸形、脑动脉瘤、眼前段发育不良、视网膜小动脉曲折，囊性肾病和肌肉痉挛。而 *COL4A1* 基因的 3' UTR 内 miR-29 微小 RNA 的结合区位点突变引起伴白质脑病的桥脑常染色体显性遗传性微血管病（PADMAL）。

下面以首都医科大学附属北京天坛医院单基因相关性脑血管病诊断策略进一步说明如下。

首先筛选目前基因策略（图 9）。

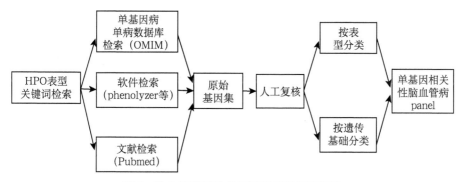

图 9　脑血管病相关单基因病目标基因筛选

然后，制定脑血管病相关单基因病临床及基因诊断路径策略

（图 10），最终完成单基因相关性脑血管病诊断。

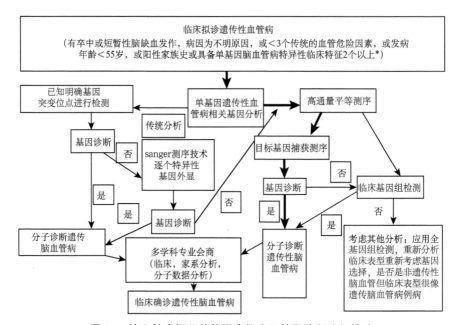

图 10 脑血管病相关单基因病临床及基因诊断路径策略

注：Patrizia Perrone，Bianca Maria Bordo，Antonio Colombo.Clinical pregenetic sereening for stroke monogenic diseases. Stroke，2016，47（7）：1702-1709.黑色粗箭头为目前采用的主流流程。

参考文献

1.Jung J，Kim SJ，Lee KW，et al. Approaches to label-free flexible DNA biosensors using low-temperature solutionprocessed in ZnO thin-film transistors. Biosens Bioelectron，2014，55（15）：99-105.

2.郭奕斌．基因诊断中测序技术的应用及优缺点．遗传，2014，36（11）：1121-1130.

3.Sikkema-Raddatz B，Johansson LF，de Boer EN，et al. Targeted next-generation sequencing can replace sanger sequencing in clinical diagnostics. Hum Mutat，2013，34（7）：1035-1042.

4. Neveling K，Feenstra I，Gilissen C，et al. A post-hoc comparison of the utility of sanger sequencing and exome sequencing for the diagnosis of heterogeneous diseases. Hum Mutat，2013，34（12）：1721-1726.

5. Wetterstrand KA. DNA sequencing costs：data from the NHGRI Genome Sequencing Program（GSP）. [2014-7-9]http：//www. genomturn-around times turn-around times e.gov/sequencingcosts.

6. Pfeifer JD. Clinical next generation sequencing in cancer. Cancer Genet，2013，206（12）：409-412.

7.Rossetti S，Hopp K，Sikkink RA，et al. Identification of gene mutations in autosomal dominant polycystic kidney disease through targeted resequencing. J Am Soc Nephrol，2012，23（5）：915-933.

8.Altmuller J，Budde BS，Nurnberg P. Enrichment of target sequences for next-generation sequencing applications in research and diagnostics. Biol Chem，2014，395（2）：231-237.

9.Desai AN，Jere A.Next-generation sequencing：ready for the clinics? Clin Genet，2012，81（6）：503-510.

10. Meynert AM，Bicknell LS，Hurles ME，et al. Quantifying single nucleotide variant detection sensitivity in exome sequencing. BMC Bioinformatics，2013，14（1）：195.

11.Weiss MM，Vand ZB，Jongbloed JD，et al. Best practice guidelines for the use of next-generation sequencing applications in genome diagnostics：a national

collaborative study of Dutch genome diagnostic laboratories. Hum Mutat, 2013, 34(10):
1313-1321.

12. Feliubadaló L, Lopez-Doriga A, Castellsagué E, et al. Next-generation sequencing meets genetic diagnostics: development of a comprehensive workflow for the analysis of *BRCA1*and *BRCA2* genes. Eur J Hum Genet, 2013, 21 (8): 864-870.

13. Pugh TJ, Kelly MA, Gowrisankar S, et al. The landscape of genetic variation in dilated cardiomyopathy as surveyed by clinical DNA sequencing. Genet Med, 2014, 16 (8): 601-608.

14.Tojima M, Saito S, Yamamoto Y, et al. Cerebral autosomal dominant arteriopathy with subcortical infarcts and leukoencephalopathy with a novel NOTCH3 Cys323Trp mutation presenting border-zone infarcts: a case report and literature review. J Stroke Cerebrovasc Dis, 2016, 25 (8): e128-e130.

15.Beaulieu CL, Majewski J, Schwartzentruber J.FORGE Canada consortium: outcomes of a 2-year national rare-disease gene-discovery project.Am J Hum Genet, 2014, 94 (6): 809-817.

16. Stranneheim H, Wedell A.Exome and genome sequencing: a revolution for the discovery and diagnosis of monogenic disorders.J Intern Med, 2016, 279 (1): 3-15.

17.Tan RY, Markus HS.Monogenic causes of stroke: now and the future.J Neurol, 2015, 262 (12): 2601-2616.

18.Verdura E, Hervé D, Scharrer E, et al.Heterozygous HTRA1 mutations are associated with autosomal dominant cerebral small vessel disease.Brain, 2015, 138 (Pt 8): 2347-2358.

19.Bugiani M, Kevelam SH, Bakels HS, et al.Cathepsin A-related arteriopathy with strokes and leukoencephalopathy（CARASAL）.Neurology，2016，87（17）：1777-1786.

20.Verdura E，Hervé D，Bergametti F，et al.Disruption of a miR-29 binding site leading to COL4A1 upregulation causes pontine autosomal dominant microangiopathy with leukoencephalopathy.Ann Neurol，2016，80（5）：741-753.

（李　伟　整理）

无症状脑血管病的处理

22. 无症状脑血管病包括静息性脑梗死，推测为血管源性的磁共振白质高信号和微出血

1965 年 Fisher 等报道，尽管患者病理学检查存在腔隙性梗死的病灶，但 77% 的患者缺乏脑卒中病史。随着影像学检查技术如计算机断层扫描（computed tomography，CT）、磁共振成像（magnetic resonance imaging，MRI）等的发展和临床推广应用，越来越多的无症状脑血管病被发现。无症状脑血管病主要包括 3 类：静息性脑梗死，推测为血管源性的磁共振白质高信号（white matter hyperintensities，WMH）和微出血。据估计，临床上每检查出一个症状性脑卒中，会发现 10 个静息性脑梗死，总的无症状脑血管病的患病人数更多。在临床上进行无症状脑血管病诊断时，MRI 的敏感性较 CT 高，为了发现无症状脑血管病，通常采用脑小血管病神经影像图像采集标准（表 35）。发现无症状脑血管病后，如何识别、处理是临床医师面临的新问题。

表35 脑小血管病神经影像图像采集标准

序列	用途	方向	层厚及分辨率（mm）	评论
T_1WI	鉴别腔隙性脑梗死与血管周围间隙；辨别灰质与白质；观察脑萎缩程度	2D轴位、矢状位或冠状位	3～5/1*1	至少采集矢状位或冠状位中的一个序列，有助于从各个方向充分识别结构
DWI	对急性缺血性损伤最敏感的序列，事件发生后数周内可持续阳性	2D轴位	3～5/2*2	ADC图的信号减少有助于区分近期病灶和陈旧性病灶
T_2WI	观察脑结构；识别陈旧梗死灶；鉴别腔隙性脑梗死与血管周围间隙	2D轴位	3～5/1*1	
FLAIR	识别脑白质，确定皮质或大的皮质下梗死；区分脑白质病灶和腔隙性脑梗死、血管周围间隙	2D轴位	3～5/1*1	
T_2^*WI、SWI或GRE	检测出血、微出血和铁沉积	2D轴位	3～5/1*1	检测出血唯一可靠的常规序列；SWI比GRE敏感性更高

注：2D：二维空间；DWI：弥散加权序列；FLAIR：液体衰减反转恢复；GRE：梯度自旋回波；SWI：磁敏感成像。

23. 静息性脑梗死以皮质下梗死常见，多发生于老年人群

静息性脑梗死以皮质下梗死最常见，占80%～90%，多数为腔隙性梗死，直径在3～15mm，少数直径超过15mm。另外，还有一部分的静息性梗死位于皮质。根据来自白种人、黑种人和黄种人的社区研究显示，静息性梗死的患病率为8%～31%。不同年龄的发病率差距较大，从0.3%/年到3%/年不等。在弗明

汉心脏研究中，样本的年龄为（62±9）岁，静息性梗死的患病率为 10.7%，其中 84% 为单一病灶。与症状性脑卒中类似，静息性脑梗死的危险因素包括高龄、高血压、糖尿病和吸烟等。男性和青年黑人静息性脑梗死的患病率较高。在 CVD、脑卒中、痴呆患者中，能够检出更多的静息性梗死。对 250 例经济条件差，没有痴呆和神经精神病的 66 ～ 75 岁的健康老人进行磁共振检查发现，此部分人群的有静息性腔梗者达到 22.8%（95% *CI* 17.7 ～ 28.5），其中基底节区病灶占 63.14%。有腔梗的人群中，受教育水平相对较低，记忆力和注意力也较差。

24. MRI 检查静息性脑梗死的敏感性较 CT 高

静息性梗死在 CT 上表现为与脑脊液信号类似的低密度影。MRI 检查的敏感性较 CT 高，表现为 T_1 低信号、T_2 高信号的局灶性、形态不规则的病灶（图 11），T_2 高信号周围边缘不规则反映了周围的胶质细胞增生。液体衰减反转恢复（fluid attenuated inversion recovery，FLAIR）像上通常出现中心低密度，与空洞内的液体被抑制有关（图 11），但有时 FLAIR 像中心低密度影不明显。静息性脑梗死需要与血管周围间隙相鉴别，根据病灶大小、部位、形态等有助于鉴别（表 36）。需要注意的是，通常病灶 ≥ 3mm 认为是静息性梗死，而不是血管周围间隙（图 12），但神经病理研究发现有许多 < 3mm 的病灶，称之为微梗死，因此磁共振检查事实上低估了腔隙性脑梗死的数量。另外，在痴呆

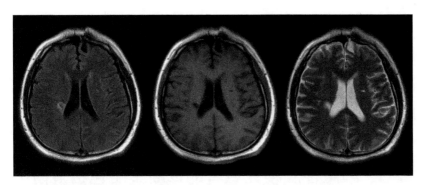

图 11　腔隙性脑梗死在 FLAIR（左）、T₁（中）、T₂（右）像上的表现。在 FLAIR 像上病灶中心呈低信号，周围高信号；在 T₁ 像上病灶呈低信号；在 T₂ 像上病灶呈高信号（图片来源于首都医科大学附属北京天坛医院）

表 36　静息性脑梗死和血管周围间隙在磁共振上的区别

项目	静息性梗死	血管周围间隙
大小	多数 ≥ 3mm	< 3mm
部位	多数在皮质下，少部分在皮质内	通常在基底节和放射冠，很少在脑桥、延髓和小脑
形态	椭圆形或不规则形	线形或香肠型

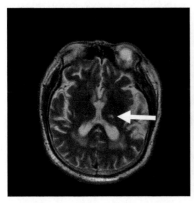
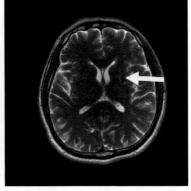

图 12　在 T₂ 像上，腔隙性梗死（左）和血管周围间隙（右）。通常皮质下 ≥ 3mm 的病灶考虑为腔隙性梗死，< 3mm 的病灶考虑为血管周围间隙（图片来源于首都医科大学附属北京天坛医院）

患者的皮质表面可以发现 < 3mm 的微梗死病灶。静息性脑梗死还需要与脑白质变性相鉴别，静息性梗死可形成空洞，表现为脑脊液样的信号可与脑白质变性相鉴别，但不是所有腔隙性梗死都发展为空洞，因此在慢性期易被误以为是脑白质变性。

25. 静息性脑梗死患者的诊断策略包括危险因素和病因与发病机制的评估

临床上，症状性脑梗死的诊断策略通常包括两方面：评估危险因素和引起脑梗死的病因与发病机制。由于静息性脑梗死与症状性脑梗死的发病机制类似，因此静息性脑梗死的诊断策略也应该是上述两方面，但是还缺乏足够的相关证据。通常认为，静息性脑梗死与症状性脑梗死的危险因素类似，应积极进行危险因素的查找和管理。对于所有静息性脑梗死的患者来说，可以参照脑卒中的一级预防指南进行常规血管危险因素的评估，如高血压、糖尿病、高血脂、吸烟和体力活动缺乏，以及积极的脉搏检测联合心电图查找是否有心房颤动。脑梗死的病因通常分为下列5 类：心源性、大动脉粥样硬化、小血管闭塞性、其他原因或隐源性。理论上，这些病因同样适用于静息性脑梗死，但其可靠性有待进一步研究。大多数静息性脑梗死（80%～ 90%）位于皮质下且最大直径 < 1.5cm，因此归入小血管闭塞性疾病或腔隙性梗死。只有一小部分（10%～ 20%）位于皮质或者是大的梗死，可能是心源性或近端动脉粥样硬化病变引起。在目前的指南中，鉴别病因是心源性或动脉源性，以及是动脉粥样硬化位于颅外还是

颅内至关重要，因为其与治疗的选择密切相关。现有指南中，推荐对所有症状性脑梗死患者进行心脏节律的监测，以及进行非创伤性的颈部血管和颅内血管的检查。对静息性脑梗死的患者，也可以考虑上述检查。心源性栓塞中，最常见的病因是心房颤动，心房颤动分为阵发性和持续性。对于近期发生的症状性隐源性脑梗死患者，如果病灶位于大脑皮质或小脑（推测病因有心源性可能），进行 28 天连续心电监测，心房颤动被发现的可能性增加 3 倍，这提示有类似部位的静息性脑梗死患者也可能从监测中获益。AHA/ ASA 的一级预防指南指出，应对 65 岁以下人群进行脉诊和心电图的检测，观察是否有心房颤动。AHA/ASA 的二级预防指南指出，对于无明确原因的缺血性脑卒中或 TIA 患者，在症状发生 6 个月内，进行延长的心电监护观察是否有心房颤动是合理的。对于静息性脑梗死患者来说，由于没有确切的疾病发生时间，延长的心脏节律监测的必要性还未确定。对于栓塞机制的梗死，也就是皮质梗死或者大的、非腔隙性皮质下梗死，可以考虑延长心电节律监测以寻找是否有心房颤动。然而，静息性脑梗死合并心房颤动是否适合抗凝治疗还缺乏证据。在症状性脑梗死的检查中，临床习惯使用超声心动图，但指南中并未明确说明；在静息性脑梗死中使用超声心动图的有效性也不明确。当静息性脑梗死提示栓塞机制时，利用超声心动图检测是否有心源性栓子不是强制要求，但可以考虑。颈内动脉狭窄是脑梗死的病因之一。在近期有 TIA 或脑梗死的颈动脉狭窄患者中，每年发生脑卒中的风险高达 10%～15%；在无症状的颈动脉狭窄的患者中，每年发生脑卒中的风险为2%。AHA/ASA指南建议，对于症状性颅内动脉狭窄在50%～99%的患者，在TIA或脑梗死发生6个月内，建议行血管重建术。然而，静息性脑梗死的发病时间并不清楚。因为这部分患者发生症状性脑梗死的风险介于症状性和非症状性颈动脉狭窄之间，应当综合考虑围手术期并发症以及患者意向进行决策。由于发生概率很低，不建议对脑小血管疾病常规进行基因筛查。个别情况下，如果在年轻患者发现有多发性腔隙性脑梗死和广泛的WMH，且没有传统的血管危险因素，应当考虑单基因病。如CADASIL，根据*NOTCH3*基因的变异进行诊断，这部分患者通常有早期发作的脑卒中、痴呆和偏头痛的家族史。但一些疾病，如CARASIL的患者，并没有家族史。当怀疑其他基因病时，可以考虑与遗传病专家讨论后进行检查。

26. 静息性脑梗死可能增加症状性脑卒中发生的风险

来自社区的调查研究显示，静息性脑梗死可能增加症状性脑卒中的发生风险。根据2项平均年龄为62岁的人群调查显示，静息性脑梗死增加症状性脑卒中风险的概率为0.3%/年～1.2%/年。另外，根据4个社区基础上的研究发现，随访3～15年，在控制了年龄、性别、血管危险因素后，MRI上发现的静息性脑梗死是未来发生脑卒中的独立危险因素（*HR*=1.5～2.2）。之前有静息脑梗死的症状性脑卒中，缺血性脑卒中最常见，占81%～89%；出血性脑卒中较少，占11%～19%，与所有人群中症状性脑卒中的分布类似。观察性研究发现，CT 上单侧大的静息性脑梗死可能由动脉-动脉栓塞机制引起，当合并无症状颈动脉狭窄时，其未来发生症状性脑卒中的风险增高（$OR=4.6$，$95\%CI\ 3.0 \sim 7.2$，$P < 0.001$）。几个有关预防脑卒中复发的随机对照试验观察了静息性脑梗死和随后发生症状性脑卒中的关系。欧洲心房颤动试验（European atrial fibrillation trial，EAFT）显示静息性脑梗死增加血管事件的发生（$HR=1.5$，$95\%CI\ 1.2 \sim 1.9$，$P=0.01$）和脑卒中复发风险（$HR=1.7$，$95\%CI\ 1.2 \sim 2.3$，$P=0.0002$）。在培多普利预防脑卒中复发研究（perindopril protection against recurrent stroke study，PROGRESS）的亚组分析中，培多普利引起的血压下降并没有引起新发静息性脑梗死和脑萎缩风险的降低，治疗组新发生的静息性脑梗死比例为 12.5%，对照组为 15.0%，统计学无明显差异（$P=0.34$）。在脑卒中二级预防有效性研究（prevention regimen for effectively avoiding second strokes，PRoFESS）的影像学亚组分析中，平均随访 2.5 年后，静息性脑梗死并不是脑卒中、其他血管事件和死亡率升高独立的危险因素。

27. 静息性脑梗死是否增加认知功能障碍的发生

长期以来，血管性疾病被认为是认知功能障碍类疾病，包括是患阿尔茨海默病的重要原因。但静息性梗死与认知障碍的关系有待证明。基于社区人群的 4 项研究汇总分析，包括了 62 ～ 72 岁的 8296 例随访 4 ～ 12 年的静息性脑梗死患者，结果表明，静息脑梗死虽然有增加认知功能发生的倾向，但统计学无明显差异（$HR=1.47$，95% CI 0.97 ～ 2.22）。

28. 静息性脑梗死的治疗主要是评估危险因素，目前缺乏特异性治疗

有研究对 124 例 ≥ 45 岁静息性脑梗死患者进行了随机对照双盲试验，36 例患者给予 100mg 阿司匹林，47 例患者给予安慰剂治疗。随访 4 年研究发现，使用阿司匹林者，新发脑血管病或新发静息性脑梗死的比率为 5.6%，对照组为 19.1%，使用阿司匹林有潜在预防效果，但限于样本量较少，统计学无明显意义。

HA/ASA 指南建议对有脑卒中风险的个体进行识别和治疗危险因素。预防静息性脑梗死主要还是控制传统的血管因素。值得注意的是，无症状性颈动脉狭窄干预治疗时应进行获益和风险评估，干预有助于降低静息性脑梗死和症状性脑卒中的风险。对于静息性脑梗死患者，按照 AHA/ASA 脑卒中一级预防进行症状性脑卒中的预防是合理的，使用阿司匹林预防症状性脑卒中发生或静息性脑梗死复发缺乏依据。对静息性脑卒中患者进行详细的病史询问，以明确既往是否发生过 TIA 或脑卒中至关重要，因为很多症状如果不仔细询问容易被忽视。应当知道，静息性脑梗死预示着未来发生症状性脑卒中的风险升高。临床医师可参考这些信息进行决策。例如，他汀类治疗、心房颤动的抗栓药物、无症状性颈动脉狭窄的再通治疗等。现有的一些评估工具有助于药物的应用，如队列风险评估方程筛选他汀治疗适宜人群，CHA2DS2-

VASC 筛选抗凝治疗适宜人群，但是在这些预测工具中加入影像学信息后是否提示准确性，目前缺乏证据。同样，无症状性颈动脉狭窄的患者，当有或没有静息性脑梗死是否应该区别对待也没有证据。静息性脑梗死是否与症状性脑卒中血压控制的目标值一样，也不确定。

29. 随着年龄增长，磁共振 WMH 普遍存在

磁共振所发现的 WMH 在病理学上是局部组织脱髓鞘、胶质细胞增生和微梗死。其发病原因知之甚少，可能并非由单一原因引起，而是与一系列病理生理过程紊乱有关，包括缺血、梗死、炎症、血管通透性增加、静脉回流不畅等。WMH 的患病率及严重程度与下列因素有关。①基因：WMH 与遗传有关，虽然相关的基因基础目前尚未确定。②年龄：随着年龄的增长，WMH 明显增多。WMH 在 55 岁以下的人群患病率较低，但之后患病率明显上升，在 64 岁的人群中患病率达 11%～21%，在 82 岁时平均患病率达 94%。③血管危险因素：WMH 与高血压、糖尿病的病程长短和严重程度有关。④与某些其他疾病有关：WMH 在脑卒中、痴呆、偏头痛和晚发性抑郁中发病率更高。例如，脑卒中患者脑 WMH 的发病率较正常人群患病率高（19.5%$vs.$7.5%），病变的体积也更大。但 WMH 在双向情感疾病和精神分裂的青年人中发病率并不增高。WMH 是指在磁共振的 T_2 序列或 FLAIR 序列脑白质部位信号增强，或在 CT 上的脑白质部位呈低密度影。由于扫描的参数不同，在磁共振的 T_1 序列表现为等信号或

低信号，但与脑脊液的低信号不同（图13）。根据病灶部位不同，脑WMH可分为脑室周围的WMH（与脑室系统紧密相连）和深部WMH（位于皮层下，与脑室系统不相连）。有些人认为，皮质下WMH是整个白质信号增强超过了一定阈值的表现。WMH的报告描述有许多种，包括脑白质疏松症、白质改变和小血管缺血性疾病。随着年龄增长，WMH普遍存在。因此，当WMH考虑与年龄相关时，影像学报告有时并不进行描述。目前并不存在一个阈值，此阈值以下的脑白质变性为良性，而阈值以上的脑白质变性发生症状性脑卒中的风险高。描述脑白质病变的严重程度通常使用Fazekas评分（图14），分别对脑室旁和深部白质WMH的严重程度进行了评分（表37）。

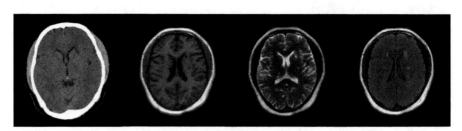

图13 脑白质高信号在CT，磁共振 T_1、T_2、FLAIR 上的表现（从左向右）（图片来源于首都医科大学附属北京天坛医院）

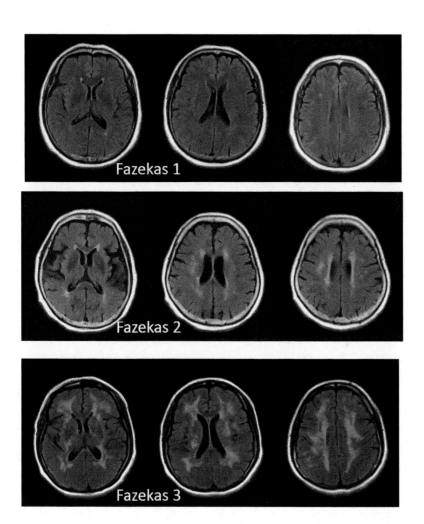

图14 磁共振FLAIR像上白质信号增加不同Fazekas评分的表现（图片来源于首都医科大学附属北京天坛医院）

表37 Fazekas量表

分值	脑室旁	深部白质
0分	无病变	无病变
1分	帽状或者铅笔样薄层病变	点状病变
2分	病变呈光滑的晕圈	病变开始融合
3分	不规则的脑室旁高信号，延伸到深部白质	病变大面积融合

30. 老年人和轻微 WMH 并不需要额外的辅助检查，但与年龄不称的严重的 WMH 需要进一步评估

　　WMH 在高龄人群中非常常见，超过 90 岁的个体均可出现不同程度的 WMH。因此，在中、老年人群中发现散在的 WMH 很常见，并不需要进行额外的辅助检查。然而，与年龄不相称的严重的 WMH，考虑进行以下评估：① WMH 增加了脑卒中的风险，因此与年龄不相符的过量存在的 WMH 患者，建议进行常规血管危险因素的评估，包括高血压、糖尿病、高血脂、吸烟和缺乏体力活动等。②流行病学发现心房颤动是危险因素，建议通过脉搏和心电图筛查心房颤动。③ WMH 与无症状性颈动脉粥样硬化仅呈弱的相关性，在症状性颈动脉狭窄侧发生的概率并不增加。因此，近端栓子来源的寻找，如颈动脉影像学检查和超声心动图检查可能并不需要。④广泛、汇合的 WMH 也是 CADASIL 的一个特征。CADASIL 患者 WMH 位于前颞白质和外囊区域，但是这些部位 WMH 的阳性预测价值尚未进行相关试验，预计是比较低的。因此，常规的基因检查并不需要，只是对于相对年轻，有其他 CADASIL 的特征或其他单基因遗传病时，可以考虑进行基因检查。目前，识别 WMH 严重程度还依赖于临床的经验判断，缺乏统一的对照。在试验中有时用 WMH 汇合成片或开始汇合，对应的 Fazekas 评分的 2 级或 3 级作为广泛白质变性的定义，对这部分患者，尤其是年龄较轻时可参考上述内容进行评估。

31. WMH 可能增加症状性脑卒中的发生，但还有待进一步研究

一项包含 6 项社区研究的 Meta 分析发现，WMH 增多与未来脑卒中发生高风险相关（$HR=3.1$，$95\%CI\ 2.3 \sim 4.1$，$P < 0.001$）。值得注意的是，这项 Meta 分析中包含的各项研究 WMH 的评分系统和临界点选择均不同。由于没有统一的 WMH 增多的阈值，无法利用上述 Meta 分析结果计算出预测个体发生脑卒中风险的模型。同样，目前汇总所得的结果，也无法预测不同程度WMH 患者每年发生脑卒中的绝对风险。目前缺乏足够的资料说明 WMH 与脑卒中风险之间的具体关系，也不知道是否存在一个最小阈值，在这个阈值下，WMH 的存在与大小不用于预测脑卒中风险的高低。

32. WMH 可能增加痴呆的发生

4 项基于人群的研究调查了白质高信号与痴呆的关系。参与者总数为 3913 人，其中，入组时平均年龄为 69 ～ 80 岁。汇总结果显示，白质高强度与所有痴呆风险之间存在临界统计学的相关性（$OR=1.39$，$95\%\ CI\ 1.00 \sim 1.94$）。4 项研究之前的异质性明显，还需要更大规模的研究发现其中的关系。

33. 降压治疗可能是预防 WMH 最有前途的治疗，没有其他危险因素的患者，仅有脑 WMH 不是使用阿司匹林治疗的充分理由

目前尚缺乏资料把 WMH 当成是症状性脑卒中的等位症。因此，对于 WHM 增加但是没有血管事件病史的患者，脑卒中的二级预防指南并不一定适用，而首先应使用脑卒中一级预防指南。在 AHA/ASA 一级预防指南中，使用 AHA/ 美国心脏病协会（American College of Cardiology，ACC）血管事件风险计算是合理的，这些工具有助于筛选需要治疗的各种危险因素，而不仅仅控制单一危险因素。对于 WMH 的患者，结合脑卒中的一级预防指南，兼顾 WMH 增加脑卒中风险和患者的整体状况来控制血管危险因素可能是最佳方案。WMH 患者发生脑卒中的风险增加，因此 WMH 患者较没有 WMH 的患者相比，每预防一例脑卒中发生需要治疗的患者数较低。但是，目前尚没有针对 WMH 患者治疗后，绝对或相对风险下降的具体数值。观察性研究发现，积极的降压治疗可以减缓 WMH 的进展。部分随机对照试验的子试验也观察了不同药物治疗后 WMH 的进展情况，结果并不一致。在 PROGRESS MRI 子研究的 192 例症状性脑卒中患者中，与对照组相比，积极的降压治疗（培哚普利 + 吲哒帕胺）导致收缩压下降 11.2mmHg，在平均 3 年的随访后，治疗组发生新的 WMH 较少。但是，在 PRoFESS 中，替米沙坦虽然降低了收缩压 3mmHg，但并没有减缓 WMH 的进展。另外，积

极降压治疗可能增加跌倒风险，因为 WMH 与步态不稳和平衡失调相关。降压治疗可能是预防 WMH 最有前途的治疗，但是 WMH 存在时，是否影响降压目标值尚不清楚。他汀类药物是否能够延缓 WMH，不同的研究结果也并不一致。积极的降糖治疗并不能延缓 WMH 的进展，事实上还可能增加 WMH 的进展。在维生素预防脑卒中（vitamins to prevent stroke，VITATOPS）研究中，维生素 B 和叶酸不能够延缓 WMH 的进展，然而对于基线有重度 WMH 的患者来说，却延缓了 WMH 的进展（0.3 cm^2 vs. 1.7 cm^2，P=0.04）。在一项小样本的有关 AD 的随机对照试验（样本量为 65 例）中，WMH 患者被分入多模式血管治疗组（对饮食、体力活动、高血压、高脂血症进行多模式管理并加用阿司匹林、维生素 B$_6$ 和叶酸），在 2 年的随访中 WMH 进展较少。上述有关 WMH 随机对照试验的临床价值尚不明确，因为 WMH 的降低是否能够减少脑卒中或认知障碍的发生尚无定论。而且，所有上述数据均来自于大的随机对照试验的子研究，随访期限较短，可能不足以观察到 WMH 减少引起的临床变化。在对脑卒中二级预防后的分析发现，WMH 患者使用抗栓药物可能增加出血的风险。可逆性缺血脑卒中预防试验（stroke prevention in reversible ischemia trial，SPIRIT）评估了动脉源性脑卒中患者二级预防的效果，严重的 WMH 是抗凝治疗引起脑出血的独立危险因素（HR=2.7，95% CI 1.4～5.3）。另外，早期的 AD 患者，阿司匹林可能增加脑出血的风险。在 AD 的血管治疗评估（evaluation of vascular care in Alzheimer's disease，EVA）试验中，AD 伴≥ 1 个脑小血管病表现（WMH 或梗死）的患者被随机分配至多模式的血管治疗组（包括阿司匹林）和对照组。在 65 例服有阿司匹林的患者中，有 3 例发生致死性脑出血。汇总 EVA 以及 AD 阿司匹林试验，较对照组相比，使用阿司匹林组脑出血增加，但没有统计学意义（HR=7.64，95%CI 0.7 ～ 81.7，P=0.09）。这些研究虽然没有提供直接证据证明使用抗栓药物的风险 / 获益比，但是提醒在使用时应当注意。因此，没有其他危险因素的患者，仅有脑 WMH 不是使用阿司匹林治疗的充分理由。另一方面，当有明确的使用指征时，临床医师不应该因为 WMH 而不给患者使用抗栓治疗。

34. 什么是脑微出血

脑微出血被认为是既往有无症状性小量出血引起的含铁血黄素的沉积，使用磁共振梯度回波序列可以发现，在正常人群中脑微出血的患病率为 5% ～ 21%，在缺血性脑卒中患者中达到 30% ～ 40%，在脑出血患者中达到 60% ～ 68%。脑微出血也与年龄高度相关，在敏感性高的磁共振序列中，60 ～ 69 岁人群中患病率为 18%，80 岁以上的老年人患病率为 38%。在敏感性较低的梯度自旋回波序列中，67 岁和 76 岁人群中的平均患病率分别为 9% 和 13%。在不同种族之间脑微出血的患病率类似。

35. 磁共振扫描的参数不同，检测脑微出血的敏感性将有较大差异

脑微出血在磁共振磁敏感加权序列上表现为小的、圆形，直径在 5 ～ 10mm 的信号缺失（图 15）。影像学表现有扩大效应，也就是说 MRI 上磁敏感序列上信号丢失的直径大于实际的病灶大小。MRI 扫描的参数不同，检测的敏感性有较大差异，使用长的回波时间、更短的层间间距、3D 影像检查、更高的场强和新的序列或磁敏感加权序列，可以使微出血检出率增加 2 ～ 3 倍。另外需要注意的是脑微出血有可能被误诊，因为血液流空、海绵状血管畸形、小梗死的出血转化、铁沉积、散在的钙化等均可能被误认为是微出血。

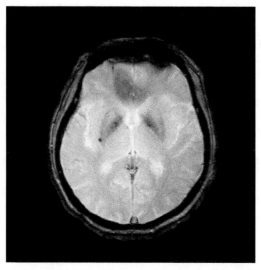

图 15　微出血在梯度自旋回波（GRE）上信号缺失（图片来源于首都医科大学附属北京天坛医院）

36. 脑微出血患者需要注意高血压和淀粉样血管病等

脑微出血最常与高血压动脉病和淀粉样血管病相关。少见的病因包括感染性心内膜炎、多发海绵状血管畸形、凝血障碍、头部外伤，这些可以通过病史询问和相关检查帮助诊断。较大的无症状脑出血（＞1.0cm）较微出血少见，可能与症状性脑出血的病因类似。脑微出血发生的部位通常分为深部位置（基底节或脑干）和脑叶部位（大脑皮层或皮质下白质）。脑微出血根据部位不同，危险因素也不相同，在临床上应根据不同情况进行相应的检查。脑叶的微出血与*ApoE4*等位基因有关，而深部的微出血与高血压、吸烟和脑梗死相关。血管淀粉样变性与高血压不同，常发生在含有*ApoE4*等位基因的个体，是脑叶微出血的常见原因。血管淀粉样变性诊断标准包括脑叶出血的病史。依据波士顿诊断标准，局限于脑叶出血的患者中，根据是否多发或单一出血，可以诊断为很可能或可能的血管淀粉样变性。修改的诊断标准（表38）包括了表面的铁沉积，认为其与出血等同。然而，波士顿诊断标准和修改的波士顿诊断标准均缺乏在人群的验证。当深部位置和脑叶部位均发现有微出血时，病因可能既有淀粉样脑血管病（cerebral amyloid angiopathy，CAA），又有动脉粥样硬化（与年龄、高血压和其他血管危险因素有关）。对于静息性微出血的患者，应进行针对脑出血的危险评估，尤其应对高血压进行评估。临床或影像学有疑问时，进行 CT 动脉造影（CTA）、CT 静脉造影（CTV）、增强 CT、增强磁共振、磁共振动脉成像（MRA）、磁共振静脉成像（MRV）检查有助于评估大的（直径超过 1cm）静息性出血的潜在病因，如血管畸形和肿瘤等。对于静息性出血或微出血，在排除血管畸形等疾病后，可以使用修改波士顿标准对 CAA 的可能性进行评估。因为 *ApoE* 检查并不能识别 CAA，因此不推荐用于脑出血的患者，同样也不推荐用于脑微出血患者的检查。

表 38　修改的脑淀粉样血管病的波士顿诊断标准

分类	诊断标准
明确的 CAA	完整的尸体解剖检查发现： 1. 脑叶、皮质或皮质－皮质下出血 2. 严重 CAA 的证据 3. 没有其他疾病的病理表现
有病理学证据的高度可能的 CAA	临床资料和病理组织学（通过对血肿或皮质活检标本）证实： 1. 脑叶、皮质或皮质－皮质下出血 2. 某些程度的 CAA 的证据 3. 没有其他疾病的病理表现
很可能的 CAA	临床资料和 MRI 或 CT 结果证实： 1. 年龄≥ 55 岁 2.（a）多发出血局限于脑叶、皮质或皮质－皮质下出血（包括脑小脑出血）或（b）单个脑叶、皮质或皮质－皮质下出血和局部或散在的表面的铁沉积 3. 没有其他导致出血或铁沉积的原因
可能的 CAA	临床资料和 MRI 或 CT 结果证实： 1. 年龄≥ 55 岁 2.（a）单个脑叶、皮质或皮质－皮质下出血或（b）局部或散在的表面的铁沉积 3. 没有其他导致出血或铁沉积的原因

37. 脑微出血增加缺血性脑卒中和出血性脑卒中的发生风险

最近的研究也显示，脑微出血不仅增加出血脑卒中的发生风险，也增加缺血性脑卒中的发生风险。总体而言，缺血性脑卒中较出血性脑卒中更多。脑微出血引起的脑卒中类型可能与部位有关。局限于脑叶的微出血，提示患者可能有淀粉样血管变性，发生脑出血的风险较高；而其他部位的脑微出血，发生脑出血和脑梗死的风险均增加。目前尚未见脑微出血患者缺血性脑卒中预防的研究。

38. 脑微出血的存在，并不是限制使用抗凝或抗血小板药物的理由

心房颤动患者，当脑卒中发生风险较高或者既往发生过 TIA 或脑卒中后，应当使用抗凝剂来预防血栓栓塞事件，包括维生素 K 拮抗剂华法林或者非维生素 K 新型口服抗凝剂（new oral anticoagulants，NOAC），如达比加群、艾吡沙班、利伐沙班、依度沙班。这些治疗在各个指南中多是高级别推荐。抗凝剂使用的最大风险是颅内出血，在华法林治疗的患者中，颅内出血的每年发生率约为 0.47%，出血后会增加患者的死亡率和残疾率，使用 NOAC 发生颅内出血者较华法林低。一项 Meta 分析发现，与华法林相比，NOAC 降低了出血性脑卒中（*RR*=0.49，95%*CI* 0.38 ～ 0.63）和脑出血的发生率（*RR*=0.48，95%*CI* 0.39 ～ 0.59），

而胃肠道出血的概率增加（$RR=1.25$，$95\%CI$ $1.01 \sim 1.55$）。由于 NOAC 缺乏拮抗药物，而一定程度上影响了临床决策，但在随机试验中，达比加群或利伐沙班因脑出血引起的死亡并不高于华法林组。有非瓣膜性心脏病合并脑微出血的患者，使用抗凝药物是否增加出血风险从而减少了抗凝治疗的获益？到目前为止，未查到有关脑微出血增加非瓣膜性心脏病患者抗凝治疗出血的文献。一些纵向研究调查了在脑卒中或者社区人口中，基线脑微出血和随后脑卒中的相关性，患者并不局限于口服抗凝剂。一项包括 3067 例脑卒中或 TIA 患者的 Meta 分析发现，基线时脑微出血的比率达到 29%。与没有脑微出血的患者相比，脑微出血患者未来发生脑卒中的 OR 达 2.25（$95\%CI$ $1.70 \sim 2.98$）。对脑卒中类型进行区分，发生脑出血的 OR 为 8.52（$95\%CI$ $4.23 \sim 17.18$），发生缺血性脑卒中的 OR 为 1.55（$95\%CI$ $1.12 \sim 2.13$）。另外一项包括 698 例样本量的研究发现，基线时脑微出血的比例约为 17%，多因素调整后，脑微出血引起脑出血发生的 HR 为 1.48（$95\%CI$ $0.63 \sim 3.45$），引起缺血性脑卒中发生的 HR 为 11.77（$95\%CI$ $2.20 \sim 12.22$）。另外一项包括 2012 例样本量患者，其中 4.4% 检测到脑微出血，多因素调整后脑微出血引起脑出血发生的 HR 为 50.2（$95\%CI$ $16.7 \sim 150.9$），发生缺血性脑卒中的 HR 为 4.48（$95\%CI$ $2.95 \sim 46.82$）。脑微出血虽然引起脑出血的相对风险增加，但绝对数较低，每 1000 人每年中有 $2 \sim 3$ 例出血。上述不同的研究之间结果差异较大，主要原因可能包括：不同的研究选择东西方人口的差异，不同的研究 T_2^* 加权方法不同可能影响脑微出血的检出，每个样本例数的脑微出血数量不同，而脑微出血数量可能影响脑出血的发生风险。其他可能的因素包括引起脑微出血脑小血管病的原因。在深部灰质和脑干，动脉粥样硬化是导致脑微出血的主要原因，而脑淀粉样血管变性与脑叶区域的脑微出血有关，脑出血复发率较高。一项来自医院的研究观察了 60 例仅局限在脑叶的多发脑出血（中位数是 10 个）患者，发现每 100 人中每年有 5 例症状性脑出血（95%CI 2.6 ～ 8.7），提示在某些脑微出血阳性的个体中脑出血的发生风险较高。目前尚缺乏随机对照研究观察脑微出血患者抗凝治疗的获益 / 风险比。

可以使用决策–分析模型制定一个"临界点"。非瓣膜性心房颤动的患者，如果不治疗，每年有 4.5% 的可能性发生栓塞性脑卒中，除非脑微出血增加 > 16 倍脑出血的风险，否则华法林的抗凝治疗效果优于阿司匹林或者不进行治疗。如果患者发生脑梗死的概率较低，这个"临界点"就下调；相反如果脑微出血同时增加了脑梗死的发生风险，这个"临界点"就上调。非瓣膜性心房颤动患者发生抗凝治疗相关的脑出血风险较低，提示即使存在脑微出血可能提高脑出血风险时，使用抗凝治疗患者也能获益。脑微出血（既往没有症状性脑出血史）的存在并不足以改变临床决策以规避脑出血，且脑微出血的患者发生脑梗死也增加，更支持上述观点。因此，不需要对非瓣膜性心房颤动的患者进行脑微出血检查。当脑微出血的数量较多和（或）位于皮质，发生脑出血的风险较高时，可以选择 NOAC 药物，如达比加群、利伐沙班、艾吡沙班、依度沙班，而不是华法林。其他可替代华法林的方法还有经皮左心耳闭合术。服用抗血小板或他汀类药物通常认为比抗凝治疗发生脑出血的风险较低。根据抗栓协作组的数据，抗血小板治疗发生出血性脑卒中的 OR 是 1.22（标准误 0.10）。在强化降低胆固醇水平预防脑卒中（stroke prevention by aggressive reduction in cholesterol levels，SPARCL）试验中，使用高剂量的阿托伐他汀增加了出血风险（HR=1.68，95%CI 1.09 ~ 2.59），但在接下来的 Meta 分析中未发现出血风险增加（OR=1.08，95%CI 0.88 ~ 1.32）。对于脑出血患者，把脑微出血考虑在内是合理的，应强调血压的控制，但不限制他汀类药物使用。当没有其他的适应证时，脑出血患者应避免使用抗血小板治疗，而当有其他适应证时脑出血急性期后可以考虑使用。对于没有症状性脑卒中病史的患者，如果仅有脑微出血而没有其他适应证时，不建议使用抗血小板或他汀类药物。

39. 即使存在脑微出血，对适合溶栓的急性缺血性脑卒中患者溶栓也是合理的

对于急性缺血性脑卒中（acute ischemic stroke，AIS）患者，静脉溶栓和血管内治疗可以带来获益，但同时增加出血风险。预测哪些患者会发生脑出血可用于指导临床。通过 T_2^* 或磁敏感成像序列发现的脑微出血与症状性脑出血有关，有可能成为预测应用组织型纤溶酶原激活物（tissue plasminogen activator，t-PA）后脑出血的指标。没有随机试验来说明溶栓前的脑微出血与溶栓后出血的关系。AHA/ASA 的科学声明中曾提到未发现脑微出血

增加再灌注治疗的出血，因此对有脑微出血的患者静脉使用 tpa 是合理的。但是之后的一个 Meta 分析包括了 10 个观察性研究 2018 例患者，发现基线时的脑微出血与症状性脑出血相关。8 项研究为静脉内使用（t-PA），另外 2 项研究为血管内治疗或混合治疗。在溶栓之前脑微出血的粗患病率为 23%，有脑微出血的患者脑出血发生率为 8.5%（95%CI 6.1% ～ 11.4%），没有脑微出血的患者发生脑出血发生率为 3.9%（95%CI 3% ～ 5%），不同的研究之间没有明显差异。Meta 分析显示，微出血增加溶栓后出血的风险（OR=2.26，95%CI 1.46 ～ 3.49，P ＜ 0.001）。同样，对静脉使用（t-PA）的研究进行分析，脑微出血也增加了溶栓后出血的风险（OR=2.87，95%CI 1.76 ～ 4.69，P ＜ 0.001）。但是有研究不支持上述观点，有研究发现调整其他危险因素后，脑微出血的数量并不增加 AIS 静脉溶栓后的出血风险，每增加一个脑微出血，发生脑出血的 OR 为 1.03（95%CI 0.96 ～ 1.11，P=0.37），统计学无明显差异。血管内治疗也用于 AIS 的急性期治疗，例如通过设备把栓子取出来，避免了全身用药。但是，血管内治疗的出血风险与静脉溶栓、静脉溶栓联合血管内治疗相当，提示单纯行血管内治疗而不行静脉溶栓并不能降低出血风险。另外一项包含 206 例血管内治疗的患者，基线的脑微出血并不增加血管内治疗后出血风险（有脑微出血与没有脑微出血发生出血的比例分别为 16% 和 19%，无统计学差异），有脑微出血也不是预后不良的预测指标。有关动脉溶栓时基线脑微出血与症状性脑出血之间的关系，目前还缺乏相关的数据。总体而言，与 AHA/ASA 颁布的指南不同，新的证据提示脑微出血增加 1 倍静脉溶栓后脑出血的风险。然而，目前没有充分的证据说明这种风险超过了溶栓治疗的巨大获益。即使存在 ≥ 1 个脑微出血，依据指南对适合的患者进行溶栓治疗也是合理的。同样，如果患者其他条件适合，即使存在脑微出血，也建议进行血管内治疗。

40. 人群中筛查无症状脑血管病的价值目前尚不清楚

尽管从观察性研究中发现，无症状性脑血管病与认知功能下降有关，但是阻止其进展是否有助于改善认知功能目前还未知。在人群中或者在某些特定人群中进行 MRI 筛查是否有意义还不清楚。筛查无症状脑血管病需要克服几个问题：①目前缺少有效的药物阻止无症状脑血管病的进展，即使筛查出来，有效治疗方法也较少，筛查的必要性本身存在疑问；②即使无症状性脑血管病增加脑卒中或痴呆的风险，筛查有助于危险因素的查找和控制，但它的绝对获益很小，在人群中筛查的费用-效益比是否合适也存在疑问。③无意中筛查到的脑血管病是否有助于健康管理也存在疑问。如果筛查发现有无症状性脑血管病，从而进行危险因素的控制，可能会带来获益，但在人群中筛查脑血管病也有过度检查和过度治疗的风险，增加医疗支出，甚至对患者带来伤害。④其他特殊人群的筛查。例如，针对镰状细胞性贫血的儿童，是否应该通过 MRI 筛查无症状性脑血管病？镰状细胞性贫血发生无症状脑血管病的比例较高，而无症状脑血管病与认知功能下降、脑卒中发生有关，输血能够减少静息性脑梗死的复发，对这类患者筛查可能获益。但时至今日，尚未建立有证据支持的筛查和处理流程，根据目前现有的资料，不支持对无症状的镰状细胞病的儿童、青少年或成人进行影像学筛查。总体而言，不建议对无症状的个体筛查静息性脑梗死或其他脑血管病。对于临床上不易识别的脑血管病，比如有局灶性神经系统症状或认知功能下降的患者，可以考虑进行影像学检查。

41. 建议使用统一术语以方便不同研究结果的比较，目前无症状脑血管病的信息主要依赖于其他的随机对照试验或队列研究

在今后研究无症状脑血管病时，建议使用准确和可靠的统一名称进行描述（表39），这有助于不同研究之间的比较。同时，应该对临床实践报告的准确性和可靠性进行研究，以及对技术性因素，如场强和序列参数是否影响敏感性和特异性进行研究。目前缺乏无症状脑血管病的随机对照研究来指导临床，但实施这样的试验面临巨大挑战：①在人群中筛查出来的无症状性脑血管病的风险相对较低，因此为了设计预防症状性脑卒中发生的临床试验，需要很大的样本量；②在入选无症状性脑血管病患者时，必须要用 CT/MRI 的方法筛选，其中包括了大量的没有无症状性脑血管病个体的检查，所需要的费用过于昂贵；③在临床实践中，不同的检查中心、不同的影像科医师报告描述差异较大，也增加

了分析的难度。目前实施治疗无症状性脑血管病的随机对照试验可行性低，可以通过一些其他的随机对照试验或队列研究得到重要的信息。例如，在相关研究中设计 MRI 子课题，在基线或随访时获取无症状性脑血管病的信息，有助于观察无症状性脑血管病的自然史、在某种药物干预之后的演变过程及其影像学演变与临床的关系。

表 39　小血管病病变神经影像学特征的建议术语与词汇

建议术语	定义
近期小皮质下梗死	神经影像学证据显示穿支小动脉供血区的近期梗死灶，其影像学特征或临床症状符合数周内的病变
推测血管起源的腔隙灶	圆形或卵圆形皮质下病变，有液体充填空洞（信号与脑脊液相似），直径在 3～15mm，与既往穿支小动脉供血区的急性小皮质下梗死或出血一致
推测为血管起源的脑白质高信号（MRI）或低密度灶（CT）	多种大小不等的白质内信号异常，常显示下列特征：T_2 加权像（如 FLAIR）上的高信号，或 CT 上的低密度灶，内无空洞（信号与脑脊液不同）。除非明确说明，否则皮质下灰质或脑干的病灶不包括在此类，如果包括皮质下灰质和脑干的 MRI 高信号或 CT 低密度灶，则术语应该使用 MRI 皮质下高信号（或 CT 皮质下低密度）
血管周围间隙	充满液体的空间，管状结构，穿过皮质和白质，血管周围间隙在所有序列上具有脑脊液类似的信号强度。由于该间隙的结构特点，当从平行于血管的方向进行成像时，该间隙表现为线性结构，当垂直于血管方向成像时，则表现为圆形或卵圆形结构，直径通常＜3mm
微出血	在 MRI 的 SWI、T_2^* 加权或其他敏感序列上，观察到的小型空信号灶，直径通常在 2～5mm，但有时高达 10mm，并可见晕染效应
萎缩	与创伤或梗死等局部损伤无关的肉眼可见的脑体积减少。除非特别说明，否则脑梗死病灶不包括在内

参考文献

1.Squarzoni P, Tamashiro-Duran JH, Duran FLS, et al.High frequency of silent brain infarcts associated with cognitive deficits in an economically disadvantaged population.Clinics（Sao Paulo），2017，72（8）：474-480.

2.Bos D, Wolters FJ, Darweesh SKL, et al.Cerebral small vessel disease and the risk of dementia: A systematic review and meta-analysis of population-based evidence. Alzheimers Dement, 2018, 14（11）：1482-1492.

3.Maestrini I, Altieri M, Di Clemente L, et al.Longitudinal Study on Low-Dose Aspirin versus Placebo Administration in Silent Brain Infarcts: The Silence Study.Stroke Res Treat, 2018, 2018：7532403.

4. Powers WJ, Derdeyn CP, Biller J, et al. 2015 American Heart Association/ American Stroke Association focused update of the 2013 guidelines for the early management of patients with acute ischemic stroke regarding endovascular treatment：aguideline for healthcare professionals from the American Heart Association/American Stroke Association. Stroke, 2015, 46（10）：3020-3035.

5. Kernan WN, Ovbiagele B, Black HR, et al. Guidelines for the prevention of stroke in patients with stroke and transient ischemic attack：a guideline for healthcare professionals from the American Heart Association/American Stroke Association. Stroke, 2014, 45（7）：2160-2236.

6. Smith EE, Saposnik G, Biessels GJ, et al. Prevention of stroke in patients with silent cerebrovascular disease：ascientific statement for healthcare professionals from the American Heart Association/American Stroke Association. Stroke, 2017, 48（2）：

e44-e71.

7. Wardlaw JM, Smith EE, Biessels GJ, et al. Neuroimaging standards for research into small vessel disease and its contribution to ageing and neurodegeneration. Lancet Neurol, 2013, 12 (8): 822-838.

8. Goldstein LB, Bushnell CD, Adams RJ, et al. Guidelines for the primary prevention of stroke: a guideline for healthcare professionals from the American Heart Association/American Stroke Association. Stroke, 2011, 42 (2): 517-584.

9. Shi ZS, Duckwiler GR, Jahan R, et al. Mechanical thrombectomy for acute ischemic stroke with cerebral microbleeds. J Neurointerv Surg, 2016, 8 (6): 563-567.

（秦海强　整理）

心源性脑卒中新进展

42. 心房颤动与脑卒中：期待建立新的模型

众所周知，心房颤动作为脑卒中的重要危险因素可使脑卒中风险增加 3 ～ 5 倍，但近年心房颤动与脑卒中发生的相关性存在一些争议及新观点。首先，尽管既往很多研究发现了心房颤动负荷与脑卒中之间存在生物梯度相关性，且单次短暂的亚临床心房颤动发作可使伴随血管危险因素的老年患者脑卒中风险高达 2 倍，然而年轻健康且有临床症状的心房颤动患者其脑卒中风险并未显著增加。其次，虽然心房颤动导致的脑卒中事件大部分为栓塞性脑卒中，但 10% 的腔隙性梗死患者合并心房颤动且心房颤动患者合并大动脉粥样硬化的比例是非心房颤动患者的 2 倍，心房颤动与非心源性脑卒中之间的相关性也提示了心房颤动患者的脑卒中风险并不能完全通过心房颤动引起血栓直接导致脑卒中来解释。再次，心房颤动与脑卒中的时间关联也存在一定争议，有研究发现心房颤动发生后短时间内即可增加脑卒中风险，而其他研究发现尽管脑卒中发生前给予数月持续的心电监测，但约 1/3 的患者直至脑卒中发生才发现心房颤动。这些发现也提示了即使心律失常本身可以导致血栓栓塞，但心房颤动与脑卒中之间的强大关联还涉及其他因素。最后，如果心律失常是血栓栓塞形成的唯一原因，那么维持正常窦性心律应该可以预防脑卒中，而目前的 Meta 分析显示维持窦性心律的治疗策略对于降低脑卒中风险并无效果（$OR=0.99$，$95\%CI\ 0.76 \sim 1.30$）。此外，在试验模型中观察到心房颤动导致的心脏结构重塑至少要在快节律持续一周以后才可开始。所以，心房颤动导致的心房结构改变并不能解释此前研究发现的单次持续 6 分钟的心房颤动发作可使脑卒中风险增加。高龄、男性、高血压、糖尿病、瓣膜性心脏病、心力衰竭、冠心病、慢性肾病、感染、睡眠呼吸暂停及吸烟均是心房颤动与脑卒中的共同危险因素。即使左心房是心房颤动导致脑卒中的根源所在，是否还有其他的心房因素参与了血栓栓塞形成的过程？心房颤动是否有时作为其他心房异常的标志出现，而心房异常本身才是脑卒中的真正原因？心房颤动常与其他一些心房组织异常如内皮功能障碍、纤维化、肌细胞功能受损、心腔扩大及左心耳机械功能异常伴随存在。这些因素是否独立于心房颤动，与脑卒中相关？目前研究显示房性期前收缩、阵发性室上性心动过速、心电图所示左心房异常及左心房大小均与脑卒中独立相关。心房功能异常的标志物与隐源性或栓塞性脑卒中相关，而非与脑小血管病特异相关，提示了这些标志物标志着传统血管危险因素以外特异的心房血栓栓塞风险。研究显示，钠尿肽前体 A 基因的纯合子突变可导致心房扩张，进展性心房活动消失并最终导致心房静止、血栓栓塞也从侧面证实了心房异常可独立于心房颤动导致血栓栓塞。心房性心肌病在血栓形成中所起的作用类似于心肌梗死及心力衰竭所致的心室心肌病，尽管并无心律失常却导致了血栓形成。一旦发生心房颤动，心律失常会引起收缩功能异常及血液淤滞，增加血栓栓塞的风险。如果心房颤动及血栓栓塞各自作为心房性心肌病下游效应并行出现，则心房颤动能增加血栓栓塞风险但并非一定导致血栓栓塞的发生。因此，心律失常的时间及负荷并不一定与脑卒中发生的时间及负荷相匹配，这就解释了短阵的心房颤动可能与数月后发生的脑卒中相关或 1/3 的患者直至脑卒中发生才发现心房颤动的现象。心房基质模型或许能解释心房颤动与栓塞性脑卒中之间缺乏的特异性关联，心房颤动患者并未发生栓塞性脑卒中是由于心房颤动不过是作为上游系统性血管危险因素的标志物。同样这也解释了另一个令人困惑的问题——控制心脏节律的治疗并未能消除脑卒中风险，因为心房颤动作为异常心房基质产生的参与者，消除心律失常并不能够消除潜在的心房性心肌病所致的血栓栓塞潜质。另外，针对一些可疑心源性栓塞的隐源性脑卒中患者给予了连续的长程心电监测但并未发现心房颤动，可能也是由于我们把心房颤动作为了心房血栓栓塞的必要条件。因此，作为上游血管危险因素负荷的补充，评估异常心房基质标志物或许有助于更好地识别少部分孤立性心房颤动患者，并从无心房颤动人群中筛选出具有血栓栓塞风险者。血栓栓塞性脑卒中的模型可能如图 16 所示：该模型强调了除节律以外，系统性危险因素及心房基质异常在心房颤动与脑卒中发生过程中的重要性。高龄及系统性血管危险因素导致了心房基质异常或心房性心肌病，进一步导致了心房颤动及血栓栓塞事件。一旦发生了心房颤动，心律失常引起收缩功能异常及血液淤滞，进一步加剧了血栓栓塞的风险。此外，随着时间推移，节律失常导致心房结构重塑，使得心房性心肌病恶化并增加血栓栓塞风险。与之平行，系统性血管危险因素通过其他心房外机制增加脑卒中风险如大动脉粥样硬化、心室收缩功能异常、脑小血管闭塞等。一旦发生脑卒中，解剖结构改变及脑卒中后炎症反应可能一过性地增加了心房颤动风险。

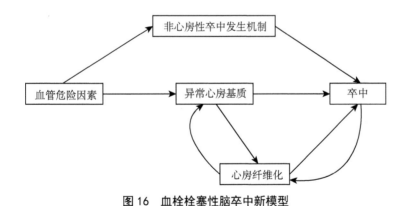

图 16　血栓栓塞性脑卒中新模型

43. 左心耳影像和左心耳封堵术

（1）左心耳形态及与脑卒中的相关性：左心耳是心脏血栓形成及系统性栓塞的一个常见来源，左心耳起源于胚胎时期的左心房残留，是一种伴有锯齿状物的长管钩状结构，有不同的大小和各种形态。左心耳有梳状肌构成的肌肉小梁，收缩性良好。左心耳的开口直径在 10～40mm，位于左上肺静脉及左房室瓣环之间，经食管超声心动图下观察左心耳长度在 16～51mm，70% 的情况下其轴心明显弯曲或者螺旋。一项纳入了 500 例正常左心耳的尸体解剖研究证明 80% 左心耳是多叶的，54% 是二分叶的。尽管左心耳解剖结构是具有多分叶的盲端，但通常情况下左心耳腔中强有力的血流会阻止血栓的形成，当左心耳收缩功能受损时将增加血栓形成的概率如左心耳末端/顶端狭长或梳状肌形成多发小管道。随着左心耳封堵术的广泛开展，左心耳形态受到了更多的关注，多模式的成像技术如多层螺旋 CT 及 MRI 已被用来探索得到高质量的左心耳形态图像。与此同时，不同类型的左心耳形态与脑卒中之间的相关性也得到了广泛的关注。一项研究纳入了 932 例药物治疗无效拟行导管消融术治疗的心房颤动患者，所有患者均完成了左心耳 CT 或 MRI 检查，该研究将患者左心耳形态分为四类：仙人掌形、鸡翅形、风袋形及菜花形（图 17～图 20）。932 例患者中 499 例完成了 CT 检查，433 例完成了 MRI 检查 [患者平均年龄（59±10）岁，79% 男性，14%CHADS$_2$ 评分≥ 2 分]，四种左心耳形态分布为：仙人掌形（30%）、鸡翅形（48%）、风袋形（19%）和菜花形（3%）。932 例患者中 78 例（8%）患者合并既往缺血性脑卒中或 TIA 病史，四种形态的左心耳既往缺血性脑卒中或 TIA 的发生率分别为仙人掌形（12%）、鸡翅形（4%）、风袋形（10%）和菜花形（18%）（$P=0.003$）。在多因素回归模型中校正了 CHADS$_2$ 评分、性别及心房颤动类型后，研究发现左心耳形态为鸡翅形的患者合并缺血性脑卒中及 TIA 病史的概率降低了 79%（OR=0.21，95%CI 0.05～0.91）。在单独的多因素回归模型中，以鸡翅形左心耳形态作为对照组，仙人掌形、风袋形和菜花形合并缺血性脑卒中或 TIA 的比例依次增加了 4.08倍（P=0.046）、4.5 倍（P=0.038）和 8 倍（P=0.056）。研究结果提示左心耳形态为非鸡翅形的心房颤动患者更易发生血栓栓塞事件。除去传统的危险因素，左心耳形态应作为心房颤动患者脑卒中风险的因素考虑在内，指导心房颤动患者的抗凝治疗，尤其针对 CHADS$_2$ 评分为 0～1 分的中低危脑卒中风险的患者。

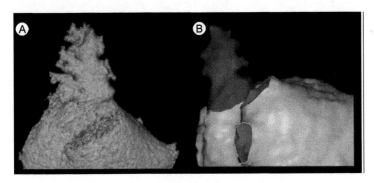

图 17　仙人掌形左心耳：表现为 1 个明显的中心主叶以及其向上和向下伸出的多个副叶；A（CT），B（MRI）（彩图见彩插 5）

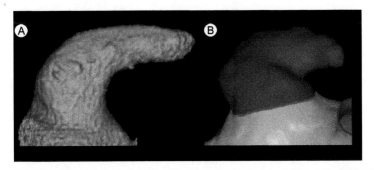

图 18　鸡翅形左心耳：表现为主叶的近端或中部明显弯曲，或是左心耳在距离出入口一定距离回折；A（CT），B（MRI）（彩图见彩插 6）

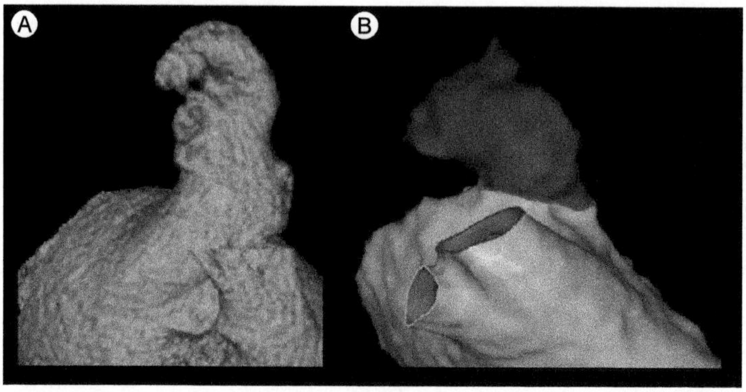

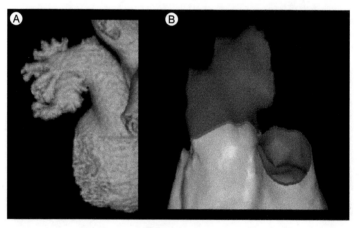

图19 风袋形左心耳：表现为主体结构较长的主叶，从主叶不同部位可分出不同数量的二级甚至三级副叶；A（CT），B（MRI）（彩图见彩插7）

图20 菜花形左心耳：表现为总体长度有限，内部特征更复杂，其出入口更不规则（卵圆形或圆形）；A（CT），B（MRI）（彩图见彩插8）

此外，Yamamoto 等对 564 例预计行射频消融术的心房颤动患者进行经食管超声心动图检查，发现较为复杂形态的左心耳（≥ 3 叶）与患者左心耳血栓形成相关，研究提示左心耳形态可能是心房颤动患者左心耳血栓形成的重要危险因素。Kimura 等研究纳入了 80 例行导管射频消融术的心房颤动患者，按对比增强 CT 将左心耳形态分为四型：仙人掌形、菜花形、鸡翅形及风袋形，多因素回归发现菜花形左心耳是脑卒中独立的预测因素。但 Khurram 等研究发现左心耳形态与脑卒中发生无关，而较小的左心耳开口直径及广泛的左心耳肌小梁与脑卒中相关。综上所述，左心耳形态与脑卒中的关系密切，观察左心耳形态对于心房颤动患者预测脑卒中的发生及指导抗凝治疗具有一定的意义。

（2）左心耳封堵术用于心房颤动患者的脑卒中预防：众所周知目前口服抗凝药物已被广泛推荐用于降低心房颤动患者的脑卒中风险，但口服抗凝药物仍存在出血风险，尤其是针对一些存在抗凝治疗相对或绝对禁忌证的患者。近些年左心耳封堵术逐渐被用于降低心房颤动患者的血栓栓塞风险，目前推出的设备包括 PLAATO（Percutaneous Left Atrial Appendage Transcatheter Occlusion）装置（Appriva Medical，Plymouth，MN），Amplatzer 心脏塞（AGA Medical Corporation/St. Jude Medical，Golden Valley，MN），Watchman 装置（Boston Scientific，Natick，MA）和 LARIAT 缝线传送装置（SentreHeart，Redwood City，CA）。对于左心耳封堵术与抗凝治疗的疗效对比研究一直在进行中，针对广泛使用的 Watchman 装置有两项随机对照试验。一项是心房颤动患者保护试验（protection in patients with atrial fibrillation，PROTECT-AF）。这是一项多中心随机对照非劣效试验，共纳入 707 例至少有脑卒中或 TIA 史、充血性心力衰竭、高血压或年龄 ≥ 75 岁其中 1 项的非瓣膜性心房颤动患者，随机按 2∶1 的比例随机分为 Watchman 封堵组（术后给予华法林治疗至少 45 天，从超声心动图证实左心耳封堵成功起联合应用阿司匹林＋氯吡格雷直至术后 6 个月，然后单独服用阿司匹林；n=463）和华法林治疗组（目标 INR 2 ~ 3，n=244）。主要联合疗效终点事件为脑卒中、心血管性死亡和全身性栓塞，主要安全终点为严重出血、心包积液和装置栓塞。随访显示，Watchman 封堵组和华法林治疗组的主要疗效终点事件发生率（每年每 100 例患者）分别为 3.0（95% CI 1.9 ~ 4.5）和 4.9（95% CI 2.8 ~ 7.1），非劣效性概率 >99.9%；主要安全事件发生率分别为 7.4（95% CI 5.5 ~ 9.7）和 4.4（95% CI 2.5 ~ 6.7），Watchman 封堵组主要安全事件风险显著更高（RR=1.69），其中封堵组需治疗的心包积液发生率为 4.8%。该研究确实证明了封堵器并不劣于华法林。然而，在围手术期安全问题（心包栓塞）及患者选择上，美国食品药品监督管理局（Food and Drug Administration，FDA）需要对 Watchman 封堵器进行更严格的调查。另一项是 Watchman 左心耳封堵器与长期华法林治疗前瞻性随机评价试验（prospective randomized evaluation of the Watchman LAA closure device in patients with atrial fibrillation $vs.$ long-term warfarin therapy，PREVAIL）。这是一项比较 Watchman 封堵术与长期华法林治疗预防心房颤动患者脑卒中安全性和有效性的随机对照试验。该试验纳入 CHADS$_2$ 评分 ≥ 2 分或 1 分但伴有任何 1 种高危因素（年龄 ≥ 75 岁的女性、基线射血分数 ≥ 30% 但 < 35%、年龄 65 ~ 74 岁但伴有糖尿病或冠状动脉疾病以及年龄 ≥ 65 岁伴有充血性心力衰竭）的非瓣膜性心房颤动（包括阵发性、持续性和永久性心房颤动）患者，按 2 : 1 比例随机分入 Watchman 封堵组（n=269）和长期华法

林治疗组 (*n*=138)。在 18 个月时,Watchman 封堵组和长期华法林治疗组主要复合疗效终点(脑卒中、全身性栓塞和心血管性/不明原因死亡)的发生率分别为 0.064 和 0.063 (*RR*=1.07,95% *CI* 0.57 ~ 1.89),并未达到预先设定的非劣效性标准;次要复合疗效终点(随机分组 7 天后脑卒中或全身性栓塞)的发生率分别为 0.0253 和 0.0200 (*RR*=0. 0053,95 % *CI* 0.0190 ~ 0.0273),达到非劣效性标准。Watchman 封堵组的早期安全性事件发生率为 2.2%,显著低于 PROTECT-AF 试验。目前一些重要指南对经皮左心耳封堵术做出了比较慎重的推荐:欧洲心脏病学学会(European Society of Cardiology,ESC)指南建议将经皮左心耳封堵术用于脑卒中风险高和存在长期口服抗凝剂(oral anticoagulants,OACs)治疗禁忌证的心房颤动患者(Ⅱb 级推荐;B 级证据)。2014 版 AHA/ASA 一级预防指南推荐:对于不适合抗凝治疗的心房颤动患者,如能耐受术后至少 45 天的抗凝治疗风险,可考虑在围手术期并发症发生率较低的医疗中心进行左心耳封堵术(Ⅱb 级推荐;B 级证据)。2014 版 AHA/ASA 二级预防指南推荐:对于伴有心房颤动的缺血性脑卒中或 TIA 患者,使用 Watchman 装置进行左心耳封堵术的效用尚不确定(Ⅱb 级推荐;B 级证据)。可见左心耳封堵在指南中推荐级别不高,临床对于左心耳封堵预防心房颤动栓塞的争议长期存在。2014 年 ACC/AHA/ 美国心律学会(Heart Rhythm Society,HRS)心房颤动指南和 2016 年加拿大 CCS 心房颤动指南并未对左心耳封堵治疗做出具体推荐;而 2016 年 ESC 心房颤动指南对于抗凝治疗存在禁忌的高危心房颤动脑卒中患者，虽然推荐行经皮左心耳封堵预防脑卒中，但推荐级别并未提高（Ⅱb级推荐；B级证据）。近期一项针对目前左心耳封堵术的 Meta 分析认为，目前仍没有充分的证据评估左心耳封堵术的获益。欧美指南对于左心耳封堵治疗的保守态度，与近年来 NOAC 和导管消融的治疗推荐不断提高，形成了鲜明的对比。近期在 2016 年美国经导管心血管治疗学术会议期间，美国医生 John Mandrola 在 Medscape 上发表文章指出，目前左心耳封堵用于心房颤动脑卒中预防的循证医学证据并不充分，并且存在数据选择性报道和发表的问题，文章认为左心耳封堵目前存在着非理性的过热现象，甚至直接指出"当下应该停止左心耳封堵术"。他认为对于心房颤动患者的脑卒中风险应考虑以下因素：血管危险因素、非心房性脑卒中机制、心房基质异常。无论是 PROTECT-AF 还是 PREVAIL 试验，封堵组较华法林组的出血性脑卒中发生率更低，这使得复合有效性终点倾向于有利于左心耳封堵治疗。随着 NOAC 的推广，左心耳封堵的综合效价与其相比的结果是决定左心耳封堵走向的重要依据。对于出血高危、口服抗凝药禁忌、脑卒中高危的心房颤动患者，左心耳封堵仍然有其应用价值。因此，临床工作中需要依据患者自身情况选择适宜的治疗策略，也期待未来新的临床试验为左心耳封堵术提供更多的证据。

44. 纤维心房性心肌病与脑卒中的相关性值得关注

（1）纤维心房性心肌病：心脏纤维化是心脏细胞外基质退化

及沉积不平衡的产物，代表了心肌细胞坏死或凋亡的非特异性反应。纤维心房性心肌病（fibrotic atrial cardiomyopathy，FACM）最早由 Kottkamp 等提出，用于描述一种特征性、双心房病理改变形式，它的特征是心房基质的广泛纤维化，导致了房性心律失常及血栓栓塞。根据导致心房病理学基质形成的病因进行分型：①继发性 FACM：由基础的器质性心脏病（如高血压性心脏病和肥厚型心肌病）导致心房基质重构（结构重构、电重构、神经重构以及收缩重构）；②特发性 FACM：患者无器质性心脏病但存在不同程度的心房基质病理学改变，且进行性发展，遗传基因是其主要病因，炎症可能亦起一定作用，具有家族聚集性；③混合性 FACM：由器质性心脏病和遗传基因共同导致。随着心房纤维化检测手段的发展，这一概念逐渐用于心房颤动和老龄化相关合并症患者的心房纤维化改变。随着非侵入性心脏成像方法的发展，心房纤维化的识别、定位、定量成为可能，同时使得心律失常的持续性、累积性负荷与相关的结局如脑卒中相关联。尽管尸体解剖、心脏电解剖结构网络、心脏 MRI 等研究证实持续性心房颤动患者较阵发性心房颤动患者纤维化程度更广泛，但研究发现应用射频消融技术成功消除心房颤动并没能阻止纤维化的进展，提示心房基质异常可能并非仅仅是心律失常的结果。在组织学水平，与心房颤动相关的心房性心肌病主要包括心肌细胞退行性变及细胞外基质的纤维化改变。心脏含量最丰富的纤维母细胞用于维持心肌细胞外的胶原基质，而纤维母细胞的增生、纤维化及心肌间质细胞外基质蛋白的沉积通过破坏电传导诱发心房颤动。反之，心脏损伤及电生理紊乱导致胶原反应性增生沉积形成恶性循环，心房肌细胞快速去极化及心房扩张导致细胞内钙离子的蓄积，触发相应的炎症反应进一步加剧了心肌细胞的凋亡，加速了纤维化的进程。心房肌的纤维化和坏死使心房肌收缩功能减弱及心内膜下胶原组织暴露，有发生血栓形成和栓塞的风险。综上所述，纤维心房性心肌病与心房颤动及血栓栓塞的相关性如图21所示。

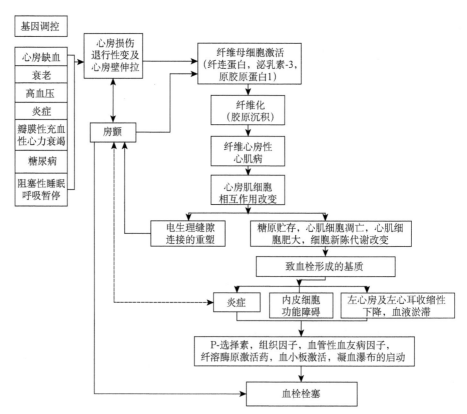

图21 纤维心房性心肌病与心房颤动及血栓栓塞的相关性

2018 年一项关于心房性心肌病与缺血性卒中风险的研究，纳入了 3723 例基线无卒中及房颤病史的患者，采集了其心房性心肌病的标志物包括心电图 V1 导联 P 波终末电势、超声心动图左房直径、N 末端 B 型钠尿肽原（N terminal pro B type natriuretic peptide，NT-proBNP）房颤。平均随访 12.9 年后其中 15.7% 患者发生了缺血性卒中，COX 回归模型显示心电图 V1 导联 P 波终末电势、对数转化的 NT-proBNP，及随后发生的房颤与缺血性卒中的发生显著相关。因此，研究认为除了明确的房颤以外，其他心房基质异常的证据也与随后缺血性卒中的发生有关。一些不同的心房疾病表现形式下也可发生来自左房的血栓栓塞事件。

心房颤动导致心房肌细胞凋亡及坏死的一个重要媒介是钙蛋白酶，它能够水解蛋白及降解 L 型钙离子通道。其他涉及结构重塑的调节因子包括血小板源性生长因子、心房钠尿肽及半乳糖凝集素 3。钙-钙调磷酸酶活化的 T 细胞核因子通路在细胞肥大及间质纤维化过程中均有累及。TGF-β_1 是纤维化的关键调节成分，它能够增加离体及活体的胶原合成，因此影响心脏结构重塑。TGF-β_1 水平增高与更广泛的左心房纤维化相关，钙调磷酸酶抑制剂如环孢霉素 A 及他克莫司能够下调 TGF-β_1 的表达并减少细胞外基质蛋白的蓄积，因此增强的 TGF-β_1 信号通路可能加重了心脏纤维化的程度。此外，微囊蛋白 -1（caveolin -1，Cav-1）作为一种调节信号通路的骨架蛋白，可能具有抗纤维化功能。Cav-1 是 TGF-β_1 的负性调节因子，Cav-1 水平下降使 TGF-β_1 信号通路活性增强，从而胶原生成增加。心房颤动患者 Cav-1 表达的下降使 TGF-β_1 促纤维化信号通路活性增强，促使了心房纤维化。实际上，心房颤动患者的 TGF-β_1 水平、胶原 I、胶原Ⅲ含量及心房纤维化均增加，而 Cav-1 表达下降。心房肌纤维化累及窦房结及其附近心房肌时可导致窦房结冲动形成异常和传导异常，导致窦性心动过缓和（或）窦房传导阻滞；累及房室结附近心房肌时可导致房室传导阻滞；累及普通心房肌使心房肌的传导速度、不应期发生改变，心房肌的病变可在局部形成局部电静止区（electrically silent area，ESA），局部 ESA 可形成电传导屏障和缓慢传导区，容易发生心房颤动、心房扑动和房性心动过速；心房肌病变累及房间束时也可导致心房内传导阻滞。心房纤维化在超声心动图上表现为心房的变形，3D 斑点追踪技术已经被用于预测导管射频消融术后心房颤动的复发，且标化的超声心动图整体散射的衰减已被证实与心房颤动的复发相关。这些方法均是心房纤维化半定量测定评估的手段，尚未被手术或尸体解剖所证实。同心房纤维性心肌病相关的亚临床功能及血流动力学异常与整体纵向应变的改变相关，这是超声心动图一个心肌纤维纵向收缩的检测指标。研究证实左心房容积、左心房射血分数、心房应变率均与脑卒中发生独立相关，进一步为左心房收缩性、传导性及存储功能受损与血液淤滞及血栓形成的相关提供了依据。心肌声学密度定量分析是一种以超声背向散射积分为基础，应用计算机自动分析处理系统，测定和观察心肌声学密度各参数与心肌纤维化关系的无创性诊断技术。心肌纤维化时，超声背向散射积分值较正常心肌显著升高，而心动周期中的变化幅度显著减低，可能是协助 FACM 诊断的一个有效途径。心电生理检查证实正常心肌与纤维化心肌间电压高低存在明显差别,后者较前者显著降低。三维立体标测系统可以轻易地获取心内电解剖图,以不同颜色表示电压高低,清晰地绘制出心肌内电压分布,反映心房肌纤维化,从而有助于 FACM 的诊断。但是电解剖标测是有创侵入性检查,不能进行有效的随访研究和诊断,并且至今尚无标准的低电压阈值来更好地反映心房纤维化水平。延迟增强磁共振显示的心房纤维化的组织学特征与手术活检组织学标本及尸检病理标本中的心房纤维化程度相关(图 22)。注射造影剂钆后健康组织迅速吸收再代谢至血液循环中,而存在细胞外纤维化的组织分解代谢速度相对缓慢,回顾性研究中显示钆对比增强所示的心房纤维化程度与脑卒中发生相关。

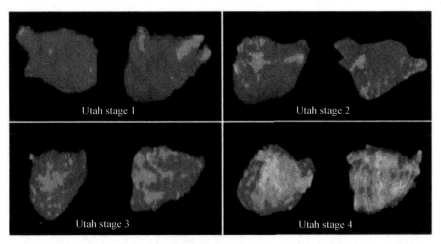

图 22 3D 心脏核磁成像所示左心房纤维化重建(右前斜位及后前位)(彩图见彩插 9)
注:绿色代表左心房纤维化,重建依据纤维化程度,采用 UTAH 分级系统。UTAH I:< 5% 纤维化;Ⅱ:5% ~ 19% 纤维化;Ⅲ:20% ~ 35% 纤维化;Ⅳ:> 35% 纤维化。

45. 不明原因栓塞性卒中

隐源性卒中中约80%患者既非腔隙性（由小动脉疾病所致）又与严重的动脉粥样硬化性狭窄无关，且无主要的心源性栓塞来源（如心房颤动），最近的监测及影像学研究显示在这群患者中大多数存在潜在的栓子来源，提示了过去很大一部分隐源性卒中依据特征可被描述为原因不明的栓塞性卒中（embolic stroke of undetermined source，ESUS）。ESUS患者为栓塞性卒中且通过足够的诊断性评估排除了主要的心源性栓塞风险，闭塞性动脉粥样硬化性卒中及腔隙性卒中。ESUS潜在的病因包括了低风险的潜在心源性栓塞（黏液瘤性瓣膜脱垂、二尖瓣钙化、主动脉瓣狭窄、钙化的主动脉瓣、心房停搏及病窦综合征、房性快节律、左心耳停滞伴血流速减低及自发性低回声、房间隔动脉瘤、Chiari网、左心室中度收缩或舒张功能异常（弥漫性/局灶性）、心室不收缩、心内膜心肌纤维化）、隐匿性阵发性房颤、动脉源性栓塞（主动脉弓动脉粥样硬化斑块；脑动脉非狭窄性溃疡斑）、反常栓塞（卵圆孔未闭合、房间隔缺损、肺动静脉瘘）、肿瘤相关及不明原因。ESUS诊断流程如图23所示。

ESUS这一概念提出后得到了广泛的关注，回顾性研究结果显示ESUS最常见潜在病因为阵发性房颤，提示了ESUS患者可能从抗凝治疗中获益，基于此国际上开展了数个针对ESUS患者二级预防的临床试验。目前已完成的利伐沙班对不明原因栓塞性卒中的二级预防研究（New Approach Rivaroxaban Inhibition

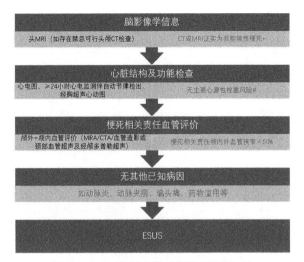

图 23　ESUS 诊断流程（彩图见彩插 10）

注：* 腔隙性梗死定义：皮层下梗死最大层面直径 ≤ 1.5cm（MRI 弥散成像 DWI ≤ 2.0cm），位于小的穿支动脉分布区。如采用 CT 判读，往往需要在发病 24 ~ 48 小时后延迟成像判读；# 主要心源性栓塞风险：持续性或阵发性房颤、持续性房扑、左室射血分数 < 30%、心脏附壁血栓、心房黏液瘤及其他肿瘤、二尖瓣狭窄、人工瓣膜、4 周内心肌梗死、瓣膜赘生物、人工瓣膜、感染性心内膜炎。

of Factor Xa in a Global Trial versus ASA to Prevent Embolism in Embolic Stroke of Undetermined Source，NAVIGATE ESUS）结果显示，在近期发生的隐源性卒中二级预防中利伐沙班并不比阿司匹林更为有效，两组人群卒中复发风险每年均为 5% 左右。而在安全性方面，利伐沙班引起的主要出血风险每年高达 1.8%，对照组仅为 0.7%（P < 0.001）。在致死性出血及症状性颅内出血方面，利伐沙班组均具有较高的发生风险。与阿司匹林相比，利伐沙班在隐源性卒中二级预防中并不能带来额外获益，安全性方面也更为堪忧。

但是，NAVIGATE ESUS 的失败并不能否认所有新型口服抗凝药对隐源性卒中二级预防的治疗效果，正在进行的达比加群酯与阿哌沙班用于不明原因栓塞性卒中二级预防的研究皆在评估其它两个新型口服抗凝药的安全性和有效性，研究结果值得期待。

46. 卵圆孔未闭封堵与隐源性卒中

卵圆孔未闭（Patent Foramen Ovale，PFO）在成人中的发生率为 15%～25%，已知原因的卒中 PFO 患病率 27%，隐源性卒中 PFO 患病率 54%。卵圆孔未闭可以成为右向左分流的渠道允许静脉来源栓子造成反常栓塞。隐源性中合并 PFO 的治疗方案包括抗血小板治疗、抗凝治疗、介入封堵和手术关闭。

目前对于合并 PFO 的隐源性卒中患者，介入封堵治疗与药物治疗的疗效仍存在很大争议。2012—2013 年间发表的 3 项关于 PFO 封堵治疗与药物治疗随机对照研究结果，CLOSURE I（Evaluation of the STARFlex Septal Closure System in Patients with a Stroke and/or Transient Ischemic Attack due to Presumed Paradoxical Embolism through a Patent Foramen Ovale）、PC 试验（The Clinical Trial Comparing Percutaneous Closure of Patent Foramen Ovale Using the Amplatzer PFO Occluder with Medical Treatment in Patients with Cryptogenic Embolism） 和 RESPECT 试验（The Randomized Evaluation of Recurrent Stroke Comparing PFO Closure to Established Current Standard of Care Treatment）。3 项研究的意向治疗组均未达到具有统计学意义的主要终点。

基于以上研究，2014 年 AHA 和 ASA 更新的指南建议：对于 PFO 和隐源性卒中或 TIA 的患者，在没有 DVT 证据的情况下，不建议行 PFO 封堵（推荐级别Ⅲ，证据级别 A）；对于 PFO 合并 DVT 的患者，可以考虑 PFO 封堵，但取决于 DVT 复发的风险（推荐级别Ⅱb，证据级别 C）。2016 年美国神经病学学会发布 HYPERLINK "http：//www.cmt.com.cn/Index/search?msg_key=PFO" PFO 患者卒中治疗的新指南，不推荐对伴有不明原因缺血性卒中的卵圆孔未闭患者常规进行经皮封堵。仅在极少数情况（如经最佳药物治疗后仍复发卒中）下，临床医生可考虑采用 Amplatzer PFO 封堵器治疗。

2017 年陆续发布了 3 项最新的研究：

（1）CLOSE（Patent Foramen Ovale Closure or Anticoagulants versus Antiplatelet Therapy to Prevent Stroke Recurrenc）试验纳入了 663 例入组前 6 个月内合并 PFO 伴有房间隔动脉瘤或大房间隔分流的隐源性卒中患者，按 1∶1∶1 随机分配接受任一治疗，即封堵器械（由介入心脏病学委员会（ICC）提供）治疗、抗血小板治疗或抗凝治疗，主要疗效终点是致死性或非致死性的卒中。研究发现对于 PFO 伴相关房间隔动脉瘤或大的房间隔分流，所致的隐源性卒中患者，接受 PFO 封堵术联合抗血小板治疗的患者卒中复发率低于仅接受抗血小板药物治疗的患者。PFO 封堵术增加了房颤风险。

（2）Gore REDUCE（Patent Foramen Ovale Closure or Antiplatelet Therapy for Cryptogenic Stroke）试验纳入了 664 例入

组前 180 天内发生过隐源卒中，且具有从右向左分流的 PFO 患者，按 2∶1 分配随机接受 Helex（HLX）或 Cardioform 封堵治疗联合抗血小板治疗或抗血小板治疗，终点是临床缺血性卒中复发及新发脑梗死发生率。研究发现对于既往隐源性卒中伴有 PFO 的患者，PFO 封堵联合抗血小板治疗相比单用抗血小板治疗，降低了其随后缺血性卒中发生率；但 PFO 封堵术增加了设备相关并发症及房颤发生率。

（3）RESPECT 试验长期随访结局：在 2013 年的研究基础上将随访时间延长至 5.9 年。通过长期随访显示，对于伴有隐源性卒中的成人，PFO 封堵治疗较单纯药物能降低缺血性卒中复发率。

尽管 2017 年发表的 3 项研究得到了阳性结果，目前的临床指南并未作出相应的修改，在 2018 年 AHA 及 ASA 急性缺血性卒中早期管理指南中，指出这 5 项随机对照试验均存在的潜在偏倚源自决定哪些事件应被作为盲法终点事件评估的研究者自身并未设盲。其中 3 项研究随访脱落的患者远多于发生卒中终点事件的患者，使得他们的研究可信度下降。另 2 项失访率为 1% 的试验，其中 1 项显示封堵手术与抗栓治疗相比并无优势（2 年随访卒中发生率 2.9% *vs.* 3.1%；$P=0.79$）。另一项研究显示封堵手术较抗栓治疗随访 5 年卒中发生率降低（0 *vs.* 5%，$P < 0.001$），但致残性卒中的发生并无改善（0 *vs.* 1，$P=0.63$）。且这两项研究的入排标准、抗栓策略、封堵设备也不尽相同。因此，对于合并 PFO 的隐源性卒中患者，手术治疗与抗栓治疗的博弈尚期待更多更完善的研究来解答。

参考文献

1. Al-Khatib SM, Thomas L, Wallentin L, et al. Outcomes of apixaban vs. warfarin by type and duration of atrial fibrillation: results from the ARISTOTLE trial. Eur Heart J, 2013, 34 (31): 2464-2471.

2. Vanassche T, Lauw MN, Eikelboom JW, et al. Risk of ischaemic stroke according to pattern of atrial fibrillation: analysis of 6563 aspirin-treated patients in ACTIVE-A and AVERROES. Eur Heart J, 2015, 36 (5): 281-287a.

3. Nuotio I, Hartikainen JE, Grönberg T, et al. Time to cardioversion for acute atrial fibrillation and thromboembolic complications. JAMA, 2014, 312 (6): 647-649.

4. Healey JS, Connolly SJ, Gold MR, et al. ASSERT Investigators. Subclinical atrial fibrillation and the risk of stroke. N Engl J Med, 2012, 366 (2): 120-129.

5. Chao TF, Liu CJ, Chen SJ, et al. Atrial fibrillation and the risk of ischemic stroke: does it still matter in patients with a CHA2DS2-VASc score of 0 or 1? Stroke, 2012, 43 (10): 2551-2555.

6. Turakhia MP, Ziegler PD, Schmitt SK, et al. Atrial fibrillation burden and short-term risk of stroke: case-crossover analysis of continuously recorded heart rhythm from cardiac electronic implanted devices. Circ Arrhythm Electrophysiol, 2015, 8 (5): 1040-1047.

7. Brambatti M, Connolly SJ, Gold MR, et al.ASSERT Investigators. Temporal relationship between subclinical atrial fibrillation and embolic events. Circulation, 2014, 129 (21): 2094-2099.

中国医学临床百家

8. Martin DT，Bersohn MM，Waldo AL，et al.IMPACT Investigators. Randomized trial of atrial arrhythmia monitoring to guide anticoagulation in patients with implanted defibrillator and cardiac resynchronization devices. Eur Heart J，2015，36（26）：1660-1668.

9. Al-Khatib SM，Allen LaPointe NM，Chatterjee R，et al. Rate- and rhythm-control therapies in patients with atrial fibrillation：a systematic review. Ann Intern Med，2014，160（11）：760-773.

10. De Jong AM，Maass AH，Oberdorf-Maass SU，et al. Mechanisms of atrial structural changes caused by stretch occurring before and during early atrial fibrillation. Cardiovasc Res，2011，89（4）：754-765.

11. Warraich HJ，Gandhavadi M，Manning WJ. Mechanical discordance of the left atrium and appendage：a novel mechanism of stroke in paroxysmal atrial fibrillation. Stroke，2014，45（5）：1481-1484.

12. Larsen BS，Kumarathurai P，Falkenberg J，et al.Excessive atrial ectopy and short atrial runs increase the risk of stroke beyond incident atrial fibrillation. J Am Coll Cardiol，2015，66（3）：232-241.

13. Kamel H，Elkind MS，Bhave PD，et al. Paroxysmal supraventricular tachycardia and the risk of ischemic stroke. Stroke，2013，44（6）：1550-1554.

14. Kamel H，O'Neal WT，Okin PM，et al.Electrocardiographic left atrial abnormality and stroke subtype in the atherosclerosis risk in communities study. Ann Neurol，2015，78（5）：670-678.

15. Kamel H，Soliman EZ，Heckbert SR，et al. P-wave morphology and the risk of incident ischemic stroke in the multi-ethnic study of atherosclerosis.Stroke，2014，45

（9）：2786-2788.

16. Kamel H，Hunter M，Moon YP，et al. Electrocardiographic left atrial abnormality and risk of stroke：Northern Manhattan Study. Stroke，2015，46（11）：3208-3212.

17. Yaghi S，Moon YP，Mora-McLaughlin C，et al. Left atrial enlargement and stroke recurrence：the Northern Manhattan Stroke Study. Stroke，2015，46（6）：1488-1493.

18. Disertori M，Quintarelli S，Grasso M，et al. Autosomal recessive atrial dilated cardiomyopathy with standstill evolution associated with mutation of Natriuretic Peptide Precursor A. Circ Cardiovasc Genet，2013，6（1）：27-36.

19. Sanna T，Diener HC，Passman RS，et al. CRYSTAL AF Investigators. Cryptogenic stroke and underlying atrial fibrillation. N Engl J Med，2014，370（26）：2478-2486.

20.Kamel H，Okin PM，Elkind MS，et al. Atrial fibrillation and mechanisms of stroke：time for a new model. Stroke，2016，47（3）：895-900.

21.Donal E，Yamada H，Leclercq C，et al. The left atrial appendage，a small，blind-ended structure：a review of its echocardiographic evaluation and its clinical role. Chest，2005，128（3）：1853-1862.

22.Syed TM，Halperin JL. Left atrial appendage closure for stroke prevention in atrial fibrillation: state of the art and current challenges. Nature Clinical Practice Cardiovascular Medicine，2007，4（8）：428-435.

23. Agmon Y，Khandheria BK，Gentile F，et al. Echocardiographic assessment of the left atrial appendage. J Am Coll Cardiol，1999，34（7）：1867-1877.

24. Ussia GP, Mule M, Cammalleri V, et al. Percutaneous closure of left atrial appendage to prevent embolic events in high-risk patients with chronic atrial fibrillation. Catheter Cardiovasc Interv, 2009, 74 (2): 217-222.

25.Di Biase L, Santangeli P, Anselmino M, et al. Does the left atrial appendage morphology correlate with the risk of stroke in patients with atrial fibrillation? Results from a multicenter study. J Am Coll Cardiol, 2012, 60 (6): 531-538.

26. Yamamoto M, Seo Y, Kawamatsu N, et al. Complex left atrial appendage morphology and left atrial appendage thrombus formation in patients with atrial fibrillation. Circ Cardiovasc Imaging, 2014, 7 (2): 337-343.

27. Kimura T, Takatsuki S, Inagawa K, et al. Anatomical characteristics of the left atrial appendage in cardiogenic stroke with low CHADS2 scores. Heart Rhythm, 2013, 10 (6): 921-925.

28. Khurram IM, Dewire J, Mager M, et al. Relationship between left atrial appendage morphology and stroke in patients with atrial fibrillation. Heart Rhythm, 2013, 10 (12): 1843-1849.

29. Holmes DR, Reddy VY, Turi ZG, et al. PROTECT AF Investigators. Percutaneous closure of the left atrial appendage versus warfarin therapy for prevention of stroke in patients with atrial fibrillation: a randomised non-inferiority trial. Lancet, 2009, 374 (9689): 534-542.

30. Holmes DR Jr, Kar S, Price MJ, et al.Prospective randomized evaluation of the Watchman Left Atrial Appendage Closure device in patients with atrial fibrillation versus long-term warfarin therapy: the PREVAIL trial. J Am Coll Cardiol, 2014, 64 (1): 1-12.

31.Meschia JF，Bushnell C，Boden-Albala B，et al. Guidelines for the primary prevention of stroke：a statement for healthcare professionals from the American Heart Association/American Stroke Association. Stroke，2014，45（12）：3754-3832.

32. Camm AJ，Lip GY，De Caterina R，et al. 2012 focused update of the ESC Guidelines for the management of atrial fibrillation：an update of the 2010 ESC Guidelines for the management of atrial fibrillation. Developed with the special contribution of the European Heart Rhythm Association. Eur Heart J，2012，33（21）：2719-2747.

33.Kernan WN，Ovbiagele B，Black HR，et al. Guidelines for the prevention of stroke in patients with stroke and transient ischemic attack: a guideline for healthcare professionals from the American Heart Association/American Stroke Association. Stroke，2014，45（7）：2160-2236.

34.Noelck N，Papak J，Freeman M，et al. Effectiveness of left atrial appendage exclusion procedures to reduce the risk of Stroke：a systematic review of the evidence. Circ Cardiovasc Qual Ooutcomes，2016，9（4）：395-405.

35. John Mandrola.Left atrial appendage closure should stop now.[2016-11-10].//http://search.medscape.com.

36. Kottkamp H. Fibrotic atrial cardiomyopathy：a specific disease/syndrome supplying substrates for atrial fibrillation，atrial tachycardia，sinus node disease，AV node disease，and thromboembolic complications. J Cardiovasc Electrophysiol，2012，23（7）：797-799.

37. Marrouche NF，Wilber D，Hindricks G，et al. Association of atrial tissue fibrosis identified by delayed enhancement MRI and atrial fibrillation catheter ablation：

the DECAAF study. JAMA, 2014, 311 (5)：498-506.

38. Boldt A, Wetzel U, Lauschke J, et al. Fibrosis in left atrial tissue of patients with atrial fibrillation with and without underlying mitral valve disease. Heart, 2004, 90 (4)：400-405.

39. Platonov PG, Mitrofanova LB, Orshanskaya V, et al. Structural abnormalities in atrial walls are associated with presence and persistency of atrial fibrillation but not with age. J Am Coll Cardiol, 2011, 58 (21)：2225-2232.

40. Teh AW, Kistler PM, Lee G, et al. Electroanatomic remodeling of the left atrium in paroxysmal and persistent atrial fibrillation patients without structural heart disease. J Cardiovasc Electrophysiol, 2012, 23 (3)：232-238.

41. Oakes RS, Badger TJ, Kholmovski EG, et al. Detection and quantification of left atrial structural remodeling with delayed-enhancement magnetic resonance imaging in patients with atrial fibrillation. Circulation, 2009, 119 (13)：1758-1767.

42. Kottkamp H. Human atrial fibrillation substrate：towards a specific fibrotic atrial cardiomyopathy. Eur Heart J, 2013, 34 (35)：2731-2738.

43. Teh AW, Kistler PM, Lee G, et al.Long-term effects of catheter ablation for lone atrial fibrillation：progressive atrial electroanatomic substrate remodeling despite successful ablation. Heart Rhythm, 2012, 9 (4)：473-480.

44. Corradi D. Atrial fibrillation from the pathologist's perspective. Cardiovasc Pathol, 2014, 23 (2)：71-84.

45. Schotten U, Neuberger HR, Allessie MA. The role of atrial dilatation in the domestication of atrial fibrillation. Prog Biophys Mol Biol, 2003, 82 (82)：151-162.

46. Bukowska A, Lendeckel U, Bode-Boger SM, et al. Physiologic and

中国医学临床百家

pathophysiologic role of calpain：implications for the occurrence of atrial fibrillation. Cardiovasc Ther，2012，30（3）：e115-e127.

47. Corradi D，Callegari S，Maestri R，et al. Structural remodeling in atrial fibrillation. Nat Clin Pract Cardiovasc Med，2008，5（12）：782-796.

48. Jalife J. Mechanisms of persistent atrial fibrillation. Curr Opin Cardiol，2014，29（1）：20-27.

49. Schoonderwoerd BA，Crijns HJ，van Veldhuisen DJ，et al. Atrial natriuretic peptides during experimental atrial tachycardia：role of developing tachycardiomyopathy. J Cardiovasc Electrophysiol，2004，15（8）：927-932.

50. Zhao F，Zhang S，Chen Y，et al. Increased expression of NF-AT3 and NF-AT4 in the atria correlates with procollagen I carboxyl terminal peptide and TGF-β_1 levels in serum of patients with atrial fibrillation. BMC Cardiovasc Disord，2014，14：167.

51. Xiao H，Lei H，Qin S，et al. TGF-β_1 expression and atrial myocardium fibrosis increase in atrial fibrillation secondary to rheumatic heart disease. Clin Cardiol，2010，33（3）：149-156.

52. Islam M，Burke JF Jr，McGowan TA，et al.Effect of anti-transforming growth factor-β antibodies in cyclosporine-induced renal dysfunction.Kidney Int，2001，59（2）：498-506.

53. Canpolat U，Oto A，Hazirolan T，et al.A prospective DE-MRI study evaluating the role of TGF-β_1 in left atrial fibrosis and implications for outcomes of cryoballoon-based catheter ablation：new insights into primary fibrotic atriocardiomyopathy. J Cardiovasc Electrophysiol，2015，26（3）：251-259.

54. Yi SL，Liu XJ，Zhong JQ，et al. Role of caveolin-1 in atrial fibrillation as an

anti-fibrotic signaling molecule in human atrial fibroblasts. PLoS One, 2014, 9 (1):
e85144.

55. Mochizuki A, Yuda S, Oi Y, et al. Assessment of left atrial deformation
and synchrony by three-dimensional speckle-tracking echocardiography: comparative
studies in healthy subjects and patients with atrial fibrillation. J Am Soc Echocardiogr,
2013, 26 (2): 165-174.

56. den Uijl DW, Delgado V, Bertini M, et al.Impact of left atrial fibrosis and left
atrial size on the outcome of catheter ablation for atrial fibrillation.Heart, 2011, 97 (22):
1847-1851.

57. Bax JJ, Marsan NA, Delgado V. Non-invasive imaging in atrial fibrillation:
focus on prognosis and catheter ablation. Heart, 2015, 101 (2): 94-100.

58. Hoit BD. Left atrial size and function: role in prognosis. J Am Coll Cardiol,
2014, 636 (6): 493-505.

59. McGann C, Akoum N, Patel A, et al. Atrial fibrillation ablation outcome is
predicted by left atrial remodeling on MRI. Circ Arrhythm Electrophysiol, 2014, 7 (1):
23-30.

60. Daccarett M, Badger TJ, Akoum N, et al. Association of left atrial fibrosis
detected by delayed-enhancement magnetic resonance imaging and the risk of stroke in
patients with atrial fibrillation. J Am Coll Cardiol, 2011, 57 (7): 831-838.

61. Daniels LB, Maisel AS. Natriuretic peptides.J Am Coll Cardiol, 2007, 50 (25):
2357-2368.

62.Kamel H, Bartz TM, Elkind MSV, et al.Atrial Cardiopathy and the Risk of
Ischemic Stroke in the CHS (Cardiovascular Health Study) .Stroke, 2018, 49 (4):

中国医学临床百家

980-986.

63.Hart RG，Diener HC，Coutts SB，et al.Embolic strokes of undetermined source: the case for a new clinical construct.Lancet Neurol，2014，13（4）：429-438.

64.Diener HC，Easton JD，Granger CB，et al.Design of Randomized, double-blind，Evaluation in secondary Stroke Prevention comparing the EfficaCy and safety of the oral Thrombin inhibitor dabigatran etexilate vs. acetylsalicylic acid in patients with Embolic Stroke of Undetermined Source（RE-SPECT ESUS）.Int J Stroke, 2015, 10（8）：1309-1312.

65.Geisler T，Poli S，Meisner C，et al.Apixaban for treatment of embolic stroke of undetermined source（ATTICUS randomized trial）：Rationale and study design.Int J Stroke，2017，12（9）：985-990.

66.Hart RG，Sharma M，Mundl H，et al.Rivaroxaban for Stroke Prevention after Embolic Stroke of Undetermined Source.N Engl J Med，2018，378（23）：2191-2201.

67.Furlan AJ，Reisman M，Massaro J，et al.Closure or medical therapy for cryptogenic stroke with patent foramen ovale.N Engl J Med，2012，366（11）：991-999.

68.Meier B，Kalesan B，Mattle HP，et al.Percutaneous closure of patent foramen ovale in cryptogenic embolism.N Engl J Med，2013，368（12）：1083-1091.

69.Carroll JD，Saver JL，Thaler DE，et al.Closure of patent foramen ovale versus medical therapy after cryptogenic stroke.N Engl J Med，2013，368（12）：1092-1100.

70.Messé SR，Gronseth G，Kent DM，et al.Practice advisory: Recurrent stroke with patent foramen ovale（update of practice parameter）：Report of the Guideline Development，Dissemination，and Implementation Subcommittee of the American

Academy of Neurology.Neurology，2016，87（8）：815-821.

71.Saver JL，Carroll JD，Thaler DE，et al.Long-Term Outcomes of Patent Foramen Ovale Closure or Medical Therapy after Stroke.N Engl J Med，2017，377（11）：1022-1032.

72.Mas JL，Derumeaux G，Guillon B，et al.Patent Foramen Ovale Closure or Anticoagulation vs. Antiplatelets after Stroke.N Engl J Med，2017，377（11）：1011-1021.

73.Søndergaard L，Kasner SE，Rhodes JF，et al.Patent Foramen Ovale Closure or Antiplatelet Therapy for Cryptogenic Stroke.N Engl J Med，2017，377（11）：1033-1042.

74.Powers WJ，Rabinstein AA，Ackerson T，et al.2018 Guidelines for the Early Management of Patients With Acute Ischemic Stroke: A Guideline for Healthcare Professionals From the American Heart Association/American Stroke Association. Stroke，2018，49（3）：e46-e110.

（杨晓萌　整理）

缺血性脑血管病复发风险预测
——危险因素还是影像标志

47. 建立缺血性脑血管病复发风险模型的意义

已经罹患脑血管病（特别是缺血性脑血管病）的患者，往往有很高的脑血管病复发风险，通过有效的风险评估，识别脑血管病复发的高危人群，并进行积极的内、外科治疗，不但能有效地减少复发风险而且能够避免不必要的医疗资源浪费。鉴于此，国际上建立了众多的缺血性脑血管病复发风险模型，早期的预测模型主要采用危险因素作为主要评价内容，能够对缺血性脑血管病进行有效的危险分层，但是其信度及效度有限。近年来，随着神经影像学的快速发展以及 MRI 和血管影像学检查的普及，越来越多的研究指出影像标志（梗死模式、大动脉狭窄）已经成为脑卒中复发的重要标志物。

48. TIA 和（或）轻型缺血性脑卒中的风险预测模型

TIA 脑卒中风险预测模型较多，如 SPI、ESRS、Hankey 风险评分、LiLAC 风险评分、California 风险评分以及 ABCD 评分系统等。其中以 ABCD2 评分为代表的 ABCD 评分系统应用最为广泛。ABCD2 评分能够很好地预测非致残性缺血性脑卒中的脑卒中发生风险，并在中国人群中得到验证。由于轻型缺血性脑卒中在发病机制及脑卒中复发风险上与 TIA 类似，因此部分模型将两者合并研究。

49. 非 ABCD 评分系统

除 ABCD 评分系统以外的 TIA 脑卒中风险评分（表 40）。

（1）SPI- I/II 风险评分：早在 1991 年，Kernan 等在 142 例 TIA 和轻型脑卒中患者中建立了 SPI- I(stroke prognosis instrument) 评分，预测发病后两年内的脑卒中和死亡风险，该评分最高 11 分。在产生模型队列和验证队列中低危组（0 ～ 2 分）、中危组（3 ～ 6 分）、高危组（7 ～ 11 分）结局事件的发生率分别为 3%、27%、48% 和 10%、21%、59%。2000 年，Kernan 等在 SPI- I评分的基础上，加入了既往脑卒中史和充血性心力衰竭两个变量，建立了 SPI-II 评分，使预测价值在原来的基础有了一定的提高，曲线下面积由 0.59 提高到了 0.63。

（2）ESRS：Essen 脑卒中风险评分量表（essen stroke risk

score，ESRS）根据 CAPRIE 试验数据库开发，是目前少数基于缺血性脑卒中人群判断脑卒中复发风险的预测工具之一，ESRS 评分最高 9 分。目前，该评分也应用于 TIA 和轻型脑卒中患者复发风险的预测。

（3）California 风险评分：2000 年，Johnston 等利用 180 例 TIA 患者资料，通过回归分析筛选独立危险因素，建立了 California 风险评分。该评分最高 5 分，用于预测 TIA 患者 90 天复发风险。

表 40　TIA 脑卒中风险评分（ABCD 评分系统以外）

评分系统	评分及危险分层	
SPI-Ⅰ	年龄＞ 65 岁	3 分
	糖尿病	3 分
	血压＞ 180/100mmHg	2 分
	冠心病	1 分
	首发事件为脑卒中或 TIA	2 分
	SPI-Ⅰ 评估 2 年脑卒中或死亡联合发生风险，该评分最高 11 分。 低危组：0 ～ 2 分；中危组：3 ～ 6 分；高危组：7 ～ 11 分	
SPI-Ⅱ	＞ 75 岁	2 分
	糖尿病	3 分
	血压＞ 180/100mmHg	1 分
	冠心病	1 分
	首发事件为脑卒中或 TIA	2 分
	充血性心力衰竭	3 分
	既往脑卒中史	3 分

续表

评分系统	评分及危险分层	
	SPI-Ⅱ 评估 2 年脑卒中或死亡联合事件发生率，该评分最高 15 分。低危组：0～3 分，中危组：4～7 分；高危组：8～15 分	
ESRS	65～75 岁	1 分
	＞ 75 岁	2 分
	高血压	1 分
	糖尿病	1 分
	既往心肌梗死	1 分
	其他心血管疾病	1 分
	周围动脉疾病	1 分
	吸烟	1 分
	既往 TIA 或缺血性脑卒中史	1 分
	ESRS 评分最高 9 分，分为低危组：0～2 分，高危组≥ 3 分	
California 风险评分	＞ 60 岁	1 分
	糖尿病	1 分
	单侧肢体无力	1 分
	说话障碍	1 分
	症状持续时间＞ 10 分钟	1 分
	California 风险评分最高 5 分	

50. ABCD 评分系统

ABCD 评分系统（表 41）包括 ABCD 风险评分、ABCD2 风险评分和 ABCD3 风险评分等。

（1）ABCD 风险评分：20 世纪 90 年代时已经出现了一些

TIA 的脑卒中发生预测评分，如 SPI-I、ESRS 等，但是这些评分均预测长期预后，而 TIA 脑卒中复发多发生于短期内，因此 Rothwell 等创建了预测 TIA 发生后 7 天内脑卒中发生风险的 ABCD 评分。ABCD 评分包括 A. 年龄（Age）、B. 血压（Blood pressure）、C. 临床特点（Clinical features）、D. 症状持续时间（Duration of symptoms in min）4 项。临床特点分为单侧力弱和言语障碍不伴力弱两类，症状持续时间分为 ≥ 60 分钟和 < 60 分钟。血压以 TIA 后首次获得的血压为准。如果患者过去 1 个月中有不止 1 次 TIA 发作，则症状持续时间以其中发作时间最长者计算。ABCD 评分来源于牛津郡社区脑卒中研究项目（Oxfordshire community stroke project，OCSP），该评分基于 OCSP 队列研究，并在相似的人群——牛津郡血管研究（Oxford vascular study，OX-VASC）中验证了其有效性。在 OX-VASC 队列中，ABCD < 5 分的 TIA 患者 7 天内脑卒中复发率为 0.4%，5 分者复发率为 12.1%，6 分者为 31.4%。ABCD 评分简单明了，不仅可用于对公众的健康教育，同时能够帮助一线临床医师（如急诊医师）快速筛检出脑卒中发生高危人群，从而进行针对性治疗。Rothwell 等建议，ABCD 评分 ≤ 4 分者一般不需要住院观察，而 6 分的患者处于疾病急性阶段，需要住院观察治疗。ABCD 评分是 ABCD 评分系统的基石，它的发表引起了脑血管病领域医师的强烈反响，以后出现的 ABCD 相关评分均基于 ABCD 评分系统进行改良。

（2）ABCD2 风险评分：2007 年，Johnston 等结合 California 评分和 ABCD 评分提出了 ABCD2 评分，用于预测 TIA 后 90 天

内脑卒中的发生风险。其评分内容与 ABCD 评分相比，增加了糖尿病这一危险因素。ABCD 评分来自于 4 组人群共计 2893 人的队列研究，结果显示高危组（6～7分）、中危组（4～5分）和低危组（0～3分）患者在 TIA 后 2 天内发生脑卒中的风险分别为 8.1%、4.1% 和 1.0%，有很高的脑卒中风险预测价值。目前，ABCD2 评分是 ABCD 评分系统中应用最广泛的评分，近期的系统评价分析也肯定了 ABCD2 的脑卒中预测价值。

（3）ABCD3 风险评分：2010 年，Merwick A 等对 ABCD2 评分进行修改后提出了 ABCD3 评分。ABCD3 评分在原有 ABCD2 评分基础上增加了"病前 7 天内对 TIA 进行过治疗和至少出现过 1 次 TIA"两个因素，总分 9 分。研究者发现 ABCD3 评分和 ABCD2 评分对于 TIA 发生后 7 天和 90 天脑卒中复发风险的预测价值相近，由于尚未进行效度检验，尚不能推广使用。

表 41　ABCD 评分系统

		ABCD	ABCD2	ABCD2-I	ABCD2-MRI	ABCD3	ABCD3-I	ABCDE+
年龄（A）	≥60 岁	1 分	1 分	1 分	1 分	1 分	1 分	1 分
血压（B）	≥140/90 mmHg	1 分	1 分	1 分	1 分	1 分	1 分	1 分
临床症状（C）	单侧力弱	2 分	2 分	2 分	2 分	2 分	2 分	2 分
	言语障碍不伴力弱	1 分	1 分	1 分	1 分	1 分	1 分	1 分
症状持续时间（D）	＞60 分钟	2 分	2 分	2 分	2 分	2 分	2 分	2 分

续表

		ABCD	ABCD2	ABCD2-I	ABCD2-MRI	ABCD3	ABCD3-I	ABCDE+
	10～59分钟	1分	1分	1分	1分	1分	1分	1分
糖尿病（D）	有	×	1分	1分	1分	1分	1分	1分
双重（7天内）TIA发作（D）	有	×	×	×	×	2分	2分	×
颈动脉狭窄≥50%	有	×	×	×	×	×	2分	×
颅内动脉狭窄	有	×	×	×	1分	×	×	×
DWI出现高信号	有	×	×	3分	1分	×	2分	3分
发病机制	大动脉粥样硬化性	×	×	×	×	×	×	3分
	心源性	×	×	×	×	×	×	1分
	病因不明	×	×	×	×	×	×	1分
	小血管病	×	×	×	×	×	×	0分
	其他	×	×	×	×	×	×	0分
总分		0～6分	0～7分	0～10分	0～9分	0～9分	0～13分	0～13分

51. 缺血性脑卒中预测模型——福冈脑卒中风险评分

2010年，Masahiro Kamouchi等依托福冈脑卒中登记研究建立了福冈脑卒中风险评分 (Fukuoka stroke risk score, FSRS)。该评分包括：年龄 (65 ～ 74 岁, 1 分; > 75 岁, 2 分)，高血压 (1分)，糖尿病 (1 分)，吸烟 (1 分)，心房颤动 (1 分)，心脏疾病 (1分)，慢性肾功能不全 (1 分)，非腔隙性梗死 (1 分)，既往缺血性脑卒中病史 (2 分)。该评分将 ≤ 3 分定义为低风险，4 ～ 5 分为中度风险，≥ 6 分为高风险。ROC 曲线下面积 AUC 值为 0.636。

52. 影像标志相关脑卒中风险模型——ABCD2-DWI 和 ABCD2-Ⅰ评分

随着影像学技术的发展，CT 及核磁共振技术已经广泛应用到对脑血管病临床预后的评估中，因此有学者开始将影像学指标与 ABCD 评分系统相结合，以提高 ABCD 评分系统的预测价值。2008 年，Coutts SB 等建立了 ABCD2-DWI 评分，该评分在ABCD2 评分的基础上加入了颅内动脉狭窄和 DWI 出现高信号两个危险因素，赋值各 1 分，可将模型中 ROC 曲线下面积 AUC 值从 0.78 提高到 0.88，大大提高了 ABCD2 评分的预测能力。2010年，Giles MF 等建立了 ABCD2-Ⅰ评分，该评分在 ABCD2 评分的基础上加入了 DWI 出现高信号，赋值 3 分。可将模型中 ROC曲线下面积 AUC 值从 0.66 提高到 0.78，提高了 TIA 发病后 7天和 90 天内脑卒中风险预测能力。总之，影像技术已经应用到TIA 脑卒中风险预测评分系统之中，且能极大地提高传统的单纯由危险因素及临床表现组成的评分系统预测的准确性。

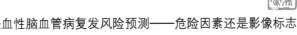

53. 影像标志相关脑卒中风险模型——ABCD3-I 评分

2010 年，Merwick A 等对 ABCD2 评分进行修改后提出了 ABCD3 评分和 ABCD3-I 评分。ABCD3-I 评分在原有 ABCD3 评分基础上增加了同侧颈动脉狭窄和 DWI 异常高信号两项指标，建立了 ABCD3-I 评分，较 ABCD2 评分也提高了预测准确性。

54. 影像标志相关脑卒中风险模型——ABCDE+ 评分

2012 年，Engelter ST 等在 ABCD2 评分的基础上加入了病因分型及影像学等两个因素，从而建立了 ABCDE+ 评分，这是首次在 ABCD 评分系统中加入了病因分型因素。在 248 例的 TIA 模型中，ABCDE+ 评分与 ABCD2 评分相比，AUC 值有所提高（$P=0.04$）。但此评分尚未被广泛接受。

55. 缺血性脑卒中预测模型——RRE90 风险模型

2010 年，Hakan Ay 等基于缺血性脑卒中人群建立了 90 天脑卒中复发风险模型，模型内容由影像及临床特征构成，包括不同时期的多发梗死灶、同一时期不同循环区梗死灶、多发急性梗死灶、独立皮质梗死、脑卒中起病前 1 个月内的脑卒中或 TIA 史和入院时脑卒中病因亚型。影像标志可将临床预测准确度显著提高，模型中 ROC 曲线下面积 AUC 值从 0.70 提高到 0.80。

56. 影像预测模型的验证——RRE90 风险预测模型验证

2016 年，一项多国发起的队列研究验证了 RRE90 有助于预测脑卒中复发的风险，研究结果发表于《JAMA neurology》杂志上。该研究在美国、巴西和韩国的 3 个教学医院中进行，共纳入 1468 例发病 72 小时内的缺血性脑卒中患者，患者平均年龄为 69 岁，女性占比 43.1%。主要终点事件为脑卒中复发。结果显示，该队列中 RRE90 判定的低风险患者占 39.8%（RRE 分值为 0）；中风险患者占 51.6%（RRE 分值为 1～2）；高风险患者占 11.6%（RRE 分值为 3～6）。累计 90 天的复发率为 4.2%。脑卒中复发和不复发患者的平均 RRE90 分值分别为 2.2 和 1.0。识别低风险和高风险组患者的敏感性和特异性分别为 38% 和 93%，41% 和 90%。模型中 ROC 曲线下面积 AUC 值为 0.76。研究结论指出，RRE90 能够有效识别缺血性脑卒中低风险和高风险复发人群。

虽然 RRE90 脑卒中风险模型展现出良好的预测能力，但是 AUC 下面积仍为 0.76，还需要进一步的研究来评估 RRE 的预测能力，以指导脑卒中评价和预防治疗以及提高稀少医疗资源的使用率。未来的预测工具将包括更多的特异性指标并提供更精准的风险预测。

57. 影像预测模型的验证——ABCD3-I 风险预测模型验证

2016 年，一项基于全球多个队列的 Meta 分析研究验证了 ABCD3-I 对 TIA 有很高的脑卒中复发预测效能，研究结果发表于 *Lancet neurology* 杂志上。该研究分析了从没有影像学参数的 ABCD2 到有影像学参数的 ABCD2-I，再到有 2 个影像学参数的 ABCD3-I 等评分，结果提示增加影像学参数对脑卒中复发的预测效度明显提高。在预测 2 天脑卒中复发效度上，没有影像的 ABCD2 评分 AUC 下面积是 0.64，增加 1 个影像参数提高到 0.74，增加 2 个影像参数能提高到 0.84。该研究指出，用 ABCD3-I 对 TIA 进行风险预测更准确。同样，一项发表于 *Neurology* 杂志的研究也证实了 ABCD3-I 对 TIA 与轻型脑卒中预测脑卒中复发的有效性。该大型的前瞻性队列为在奥地利脑卒中单元接受治疗的 TIA 和轻型脑卒中患者。研究显示，在多变量分析中，所有个体患者 ABCD3-I 评分组成只有临床症状（C）和结合影像参数（I，颈动脉狭窄和脑损伤）是脑卒中单元期间早期脑卒中和 3 个月缺血性脑卒中的预测因素，而症状持续时间（D）只与早期脑卒中相关。在 ROC 分析中，只考虑临床表现（C）、症状持续时间（D）和影像参数（I）3 个因素与全部 ABCD3-I 评分因素所得结果相似：预测早期脑卒中风险的 AUC 曲线下面积分别为 0.679 *vs.* 0.664，预测 3 个月脑卒中风险的曲线下面积分别为 0.667 *vs.* 0.646。评分增加只来源于 CDI 组成，早期脑卒中风险从 0 增加至 7.5%，3 个月脑卒中发生率从 0 增加至 18.5%。这提示影像标志是预测脑卒中复发的重要因素。

58. 影像标志的发现

TIA.org 研究是法国 Amarenco 教授牵头的基于全球人群的 TIA 和轻型脑卒中的前瞻性队列研究。全球纳入了 4789 例 TIA 和轻型脑卒中患者，随访 1 年发现预测复发的主要因素有 4 项指标，包括发病 24 小时内、ABCD2 评分 ≥ 6 分、脑影像多发梗死及急性脑卒中治疗低分子肝素试验（Trial of org 10172 in acute stroke treatment，TOAST）分型中的大动脉粥样硬化型。这 4 项指标中，影像学多发梗死和大动脉粥样硬化型的预测效度优于时间和危险评分，提示对于预测复发，影像比评分重要。第二项研究是分析了两个轻型脑卒中和 TIA 的回顾性队列，一个是哥伦比亚队列，一个是杜兰大学队列。结果发现哥伦比亚队列中大血管病变复发增加 6.69 倍，杜兰大学队列增加 8.13 倍。重要的是神经影像阳性和大血管病，把两者加在一起，同样的贡献会更大。文章发表的同一期，杂志给予专题评论，评论指出：对于轻型脑卒中患者，血管影像和神经影像参数与脑卒中复发事件相关，而不是临床评分。但是，这个重要的回顾性研究需要前瞻性队列验证，与法国的 TIA 登记一样，这项研究提示评分尽管对脑卒中复发的预测有一点作用，但是作用不如影像学大。在 CHANCE 研究影像亚组中，同样验证了梗死个数（多发性梗死和单发性梗死）是预测非心源性轻型缺血性卒中和 TIA 人群卒中复发风险的有效影像标志物，同时，多发性梗死联合颅内动脉狭窄（狭窄率＞50%）可以更有效的评估卒中复发风险。但是，CHANCE 研究影像亚组指出了使用梗死个数这一影像标志物的不足，如果将单发梗死人群分为腔隙性梗死（直径＜15mm）和非腔隙性梗死，那么非腔隙性单发梗死的卒中复发风险和多发性梗死的复发风险类似，远高于腔隙性的单发梗死。因此，在使用梗死个数的同时，也应考虑梗死的大小和部位。

总之，大量研究证实，基于临床危险因素的脑卒中复发预测系统虽然能够对脑卒中复发进行有效的预测，但预测的准确度存在瓶颈；而最新的研究已经证明，影像标志能够在危险因素的基础上极大地提高预测的准确性。笔者认为其原因在于决定脑卒中复发最为关键的因素是脑卒中的发病原因及发病机制，而传统危险因素只能间接反映缺血性脑血管病的病因及发病机制。而在影像指导下，能够明确地区别缺血性脑血管病的病因及发病机制。如血管影像学可明确颅内外大动脉狭窄病因，核磁共振 DWI 可以发现代表栓塞机制的多发性梗死等。但是，需要注意的是，不能因为影像的重要性而忽略传统危险因素在脑卒中复发预测中的价值。因此，基于危险因素、病因及影像学特征三者的联合评分系统的建立将是未来脑卒中预测模型建立的方向。

参考文献

1.The Dutch TIA Trial Study Group. Predictors of major vascular events in patients with a transient ischemic attack or nondisabling stroke. Stroke，1993，24（4）：527-

531.

2. Committee CS. A randomised, blinded, trial of clopidogrel versus aspirin in patients at risk of ischaemic events (CAPRIE). CAPRIE Steering Committee. Lancet, 1996, 348 (9038): 1329-1339.

3.Hankey GJ, Slattery JM, Warlow CP. Transient ischaemic attacks: which patients are at high (and low) risk of serious vascular events? J Neurol Neurosurg Psychiatry, 1992, 55 (8): 640-652.

4. van Wijk I, Kappelle LJ, van Gijn J, et al. Long-term survival and vascular event risk after transient ischaemic attack or minor ischaemic stroke: a cohort study. Lancet, 2005, 365 (9477): 2098-2104.

5. Ay H, Gungor L, Arsava EM, et al. A score to predict early risk of recurrence after ischemic stroke. Neurology, 2010, 74 (2): 128-135.

6.Kernan WN, Horwitz RI, Brass LM, et al. A prognostic system for transient ischemia or minor stroke. Ann Intern Med, 1991, 114 (7): 552-557.

7.Kernan WN, Viscoli CM, Brass LM, et al. The stroke prognosis instrument II (SPI-II): a clinical prediction instrument for patients with transient ischemia and nondisabling ischemic stroke. Stroke, 2000, 31 (2): 456-462.

8.Kamouchi M, Kumagai N, Okada Y, et al. Risk score for predicting recurrence in patients with ischemic stroke: the Fukuoka stroke risk score for Japanese. Cerebrovasc Dis, 2012, 34 (5-6): 351-357.

9. Johnston SC, Gress DR, Browner WS, et al. Short-term prognosis after emergency department diagnosis of TIA. JAMA, 2000, 284 (22): 2901-2906.

10. Johnston SC, Rothwell PM, Nguyen-Huynh MN, et al. Validation and

refinement of scores to predict very early stroke risk after transient ischaemic attack. Lancet, 2007, 369 (9558): 283-292.

11. Coutts SB, Eliasziw M, Hill MD, et al. An improved scoring system for identifying patients at high early risk of stroke and functional impairment after an acute transient ischemic attack or minor stroke. Int J Stroke, 2008, 3 (1): 3-10.

12. Giles MF, Albers GW, Amarenco P, et al. Addition of brain infarction to the ABCD2 Score (ABCD2-I): a collaborative analysis of unpublished data on 4574 patients. Stroke, 2010, 41 (9): 1907-1913.

13.Merwick A, Albers GW, Amarenco P, et al. Addition of brain and carotid imaging to the ABCD2 score to identify patients at early risk of stroke after transient ischaemic attack: a multicentre observational study. Lancet Neurol, 2010, 9 (11): 1060-1069.

14.Engelter ST, Amort M, Jax F, et al. Optimizing the risk estimation after a transient ischaemic attack - the ABCDE plus sign in circle score. Eur J Neurol, 2012, 19 (1): 55-61.

15.Rothwell PM, Giles MF, Flossmann E, et al. A simple score (ABCD) to identify individuals at high early risk of stroke after transient ischaemic attack. Lancet, 2005, 366 (9479): 29-36.

16.Arsava EM, Kim GM, Oliveira-Filho J, et al. Prediction of early recurrence after acute ischemic stroke. JAMA Neurol, 2016, 73 (4): 396-401.

17.Yaghi S, Rostanski SK, Boehme AK, et al. Imaging parameters and recurrent cerebrovascular events in patients with minor stroke or transient ischemic attack. JAMA Neurol, 2016, 73 (5): 572-578.

18.Knoflach M, Lang W, Seyfang L, et al. Predictive value of ABCD2 and

ABCD3-I scores in TIA and minor stroke in the stroke unit setting. Neurology，2016，87（9）：861-869.

19. Kelly PJ，Albers GW，Chatzikonstantinou A，et al. Validation and comparison of imaging-based scores for prediction of early stroke risk after transient ischaemic attack：a pooled analysis of individual-patient data from cohort studies. Lancet Neurol，2016，15（12）：1238-1247.

20.Amarenco P，Lavallee PC，Labreuche J，et al. One-year risk of stroke after transient ischemic attack or minor stroke. N Engl J Med，2016，374（16）：1533-1542.

21.Jing J，Meng X，Zhao X，et al.Dual Antiplatelet Therapy in Transient Ischemic Attack and Minor Stroke With Different Infarction Patterns：Subgroup Analysis of the CHANCE Randomized Clinical Trial.JAMA Neurol，2018，75（6）：711-719.

22.Pan Y，Meng X，Jing J，et al.Association of multiple infarctions and ICAS with outcomes of minor stroke and TIA.Neurology，2017，88（11）：1081-1088.

23.Wang G，Jing J，Pan Y，et al.Does all single infarction have lower risk of stroke recurrence than multiple infarctions in minor stroke?BMC Neurol，2019，19（1）：7.

（荆　京　整理）

中国医学临床百家

急性缺血性脑卒中静脉溶栓的剂量选择

59. 1992 年的 rt-PA 剂量探索性研究为 1995 年 NINDS 研究和标准剂量的选择奠定了基石，但进一步剂量比较的试验计划在美国未获得批准

NINDS 研究组（the National Institute of Neurological Disorders and Stroke rt-PA Stroke Study Group）选择 0.9mg/kg 剂量的依据，主要是两个前瞻性开放性剂量探索性研究（表 42）。在第一个研究中，对发病 90 分钟内的 AIS 患者静脉给予重组组织型纤溶酶原激活剂（recombinant human tissue-type plasiminogen，rt-PA）溶栓治疗，剂量分别为 0.35mg/kg(*n*=12)、0.60mg/kg(*n*=12)、0.85mg/kg（*n*=30）、0.95mg/kg（*n*=25）和 1.08mg/kg（*n*=1）。结果发现：24 小时神经功能结局改善的比例在 0.85mg/kg 组（55%）高于 0.60mg/kg 组（33%），在剂量低于 0.95mg/kg 时，没有 sICH 发生。在第二个研究中，对发病 90 ～ 180 分钟内的 AIS 患者给予静脉 rt-PA 溶栓治疗，剂量分别为 0.60mg/kg（*n*=8），0.85mg/kg

表 42 标准剂量 rt-PA 溶栓试验和观察性研究

年代	作者	主要意义	重点内容	有效性 治疗组／对照组	安全性 治疗组／对照组
1992	Thomas G.	剂量爬坡试验	发病＜90 分钟的 AIS 患者，rt-PA 剂量 0.35～1.08mg/kg，无空白对照组（n=74）	2 小时主要神经功能改善（major neurological improvement, MNI, 定义为较基线 NIHSS 减少≥ 4 分）和 rt-PA 无量效关系。在 0.35～0.85mg/kg 剂量组，24 小时 MNI 和 rt-PA 有量效关系趋势	出血和 rt-PA 剂量具有量效关系，＜0.95mg/kg 无颅内出血和其他出血并发症。3 例 0.95mg/kg 和仅有的 1 例 1.08mg/kg 因出血并发症而选择较低剂量
1992	E. Clarke Haley Jr		发病 90～180 分钟的 AIS 患者，rt-PA 剂量分为 3 组：0.6mg/kg、0.85mg/kg、0.95mg/kg，无空白对照组（n=20）	24 小时 MNI 为 15%	≥ 0.85mg/kg 组的致死性颅内出血为 17%（95%CI 3%～44%）
1995	NINDS Group	发病＜3 小时，给予 0.9mg/kg rt-PA 静脉溶栓治疗，有效和安全	NINDS/Part 1	47% vs. 27%（OR=2.3, 95%CI 1.3～4.6），P＜0.001	6%（8/144）vs. 0（0/147）
1995			NINDS/Part 2	39% vs.26%（OR=1.7, 95%CI 1.1～2.6），P=0.019	7%（12/168）vs. 1%（2/165）

续表

年代	作者	主要意义	重点内容	有效性		安全性	
				治疗组/对照组		治疗组/对照组	
1995	Werner Hacke	发病＜6小时，给予 rt-PA 溶栓治疗，采用 1.1mg/kg 剂量	ECASS	在某些亚组（中到重度神经功能缺损，同时基线 CT 未显示较大面积的低密度）获益		严重的脑实质出血比例增加	
1998	Werner Hacke	发病＜6小时，给予 rt-PA 溶栓治疗，采用 0.9mg/kg 剂量	ECASS II	mRS 0-1 40.3% *vs.*36.6%, *P*=0.277 mRS 0-2 54.3% *vs.*46.0%, *P*=0.024		脑实质出血：11.8% *vs.* 3.1%	
2008	Werner Hacke	发病 3～4.5 小时，给予 rt-PA 溶栓治疗，采用0.9mg/kg 剂量，溶栓有效和安全	ECASS III	mRS 0-1 52.4%（219/418）*vs.* 45.2%，*OR*=1.34（95%*CI* 1.02～1.76），*P*=0.04		sICH 2.4%（10/418）*vs.* 0.2%（1/403），*OR*=9.85（95%*CI* 1.26～77.32），*P*=0.008	

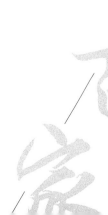

（*n*=6）和 0.95mg/kg（*n*=6）。结果发现：在剂量 0.85mg/kg 和 0.95mg/kg 组各有 1 例 sICH 发生，2 例患者结局为死亡。可以看出，上述的队列研究样本量很小（总例数仅为 100 例），因此不能得出可靠的最佳剂量的结论。1995 年发表的 ECASS I 试验增加了治疗组 rt-PA 剂量，在发病＜ 6 小时内给予 rt-PA 溶栓治疗，采用 1.1mg/kg 剂量，结果提示在某些亚组（中到重度神经功能缺损，同时基线 CT 未显示较大面积的低密度）获益，但严重的脑实质出血比例增加。美国曾计划过开展一个比较 0.6mg/kg 与 0.9mg/kg 剂量的随机对照研究，但未能获得 NINDS 批准。故对于 AIS 静脉溶栓的最佳 rt-PA 剂量一直存在争议。

60. 美国 1995 年 NINDS 研究和 2008 年 ECASS Ⅲ研究是欧美 rt-PA 静脉溶栓指南制定的依据

美国脑卒中指南推荐：发病＜ 4.5 小时内的 AIS 给予静脉 rt-PA 溶栓治疗，标准剂量均为 0.9mg/kg（最大剂量 90mg），这主要是基于 NINDS 和 ECAS Ⅲ研究的结果。1995 年在《NEJM》杂志发表的 NINDS 研究是里程碑式的研究，美国 FDA 据此批准了在发病＜ 3 小时内的 AIS 给予静脉 rt-PA 溶栓治疗，标准剂量均为 0.9mg/kg（最大剂量 90mg）。这项临床试验中 rt-PA 溶栓治疗优于安慰剂（*OR*=1.7，95%*CI* 1.2 ～ 2.6）；发病 36 小时内 sICH 比例溶栓治疗高于安慰剂（6.4% *vs.* 0.6%，*P* ＜ 0.001）。美国 FDA 于 1996 年批准了标准剂量 rt-PA 治疗发病 3 小时内的急性脑梗死。2008 年在《NEJM》杂志发表的 ECASS Ⅲ研究将 rt-PA 静脉溶栓治疗的时间窗扩展到 4.5 小时，治疗组较对照组有更好的临床结局（52.4% *vs.* 45.2%，*OR*=1.34，95%*CI* 1.02～1.76，*P*=0.04），sICH 在治疗组高于对照组（2.4% *vs.* 0.2%，*P*=0.008）。2014 年在《The Lancet》发表的 Meta 分析进一步证实了 rt-PA 静脉溶栓对于发病 4.5 小时内的 AIS 患者可带来显著获益。

61. 低剂量 rt-PA 静脉溶栓的早期证据来自日本的单臂或市场后监测研究，无同期对照，证据水平低

低剂量 rt-PA 静脉溶栓的临床试验证据最早来自日本的研究（表 43）。关于 Duteplase（度替普酶，和 rt-PA 相似）的 3 个小型随机对照试验研究发现，Duteplase 剂量 20MIU（相当于 0.6mg/kg 剂量的 rt-PA）和 30MIU（相当于 0.9mg/kg 剂量的 rt-PA）相比较，疗效（血管再通率和临床结局）相当，优于安慰剂。但是，30MIU 剂量组 Duteplase 应用后出现占位性血肿比例高，即安全性差。此后 2006 年在 *Stroke* 杂志发表的日本溶栓临床试验（Japan alteplase clinical trial，J-ACT）虽然是单臂研究，但采用了 NINDS 研究的治疗组和对照组作为外对照，结果显示低剂量（0.6mg/kg，日本人）和标准剂量（0.9mg/kg，美国人）疗效相当，发病 90 天时改良 Rankin 评分（modified Rankin Score，mRS）0-1 比例分别为 36.9% 和 39%，安全性相当；发病 36 小时 sICH 的发生率分别为 5.8% 和 6.4%。此后，日本批准了低剂量 rt-PA 治疗发病 3 小时内的急性脑梗死。2010 年在 *Stroke* 杂志发表的

日本溶栓市场后监测注册研究（Japan post-marketing alteplase registration study，J-MARS），该研究是Ⅳ期临床试验（在日本进行的市场后监测研究，rt-PA 剂量为 0.6mg/kg）。该研究数据与溶栓安全性监测研究（safe implementation of thrombolysis in stroke-monitoring study，SIS-MOST）数据进行对比，SIS-MOST 为欧洲进行的市场后监测研究，rt-PA 剂量为 0.9mg/kg。按照 NINDS 研究的入排标准进行亚组分析，发现有效性相当，发病 3 个月时 mRS 0-1 分比例在 J-MARS 研究和 SIS-MOST 研究分别为 39.0%（95%*CI* 37.4% ～ 40.6%）和 38.9%（95%*CI* 37.7% ～ 40.1%）；安全性相当，发病 3 个月内 sICH 分别为 4.4% 和 4.6%。在日本进行的其他观察性研究设计和结论与上述研究相似。

62. 其他亚洲国家或地区均为观察性研究，结论不同，Meta 分析显示标准剂量疗效优于低剂量，安全性相当

其他亚洲国家和地区，如中国、韩国、新加坡、越南和中国台湾相继发表了有关低剂量 rt-PA 静脉溶栓疗效和安全性的观察性研究，上述研究结论不一致（表 43）。按照研究结论分为三类。

表 43 低剂量 rt-PA 溶栓试验和观察性研究（部分研究）

年代	作者	研究名称/地区	研究设计	对照组来源	有效性			安全性		
					定义	低剂量	标准剂量	定义	低剂量	标准剂量
2006	Yamaguchi	J-ACT	单臂研究，前 NINDS 研究瞻性	前 NINDS 研究	mRS 0-1	38/103 (36.9%)	? (39.0%)	sICH/ECASS II	6/103 (5.8%)	20/312 (6.4%)
2010	Nakagawara	J-MARS	市场后监测	SIS-MOST 研究	mRS 0-1	1394/3576 (39.0%)	2393/6136 (39.0%)	sICH/ECASS II	4.4%	4.6%
2010	Chao	中国台湾 TTT-AIS	前瞻性观察性	同期内部对照	mRS 0-2	60/116 (58.8%)	57/125 (48.7%)	sICH/ECASS II	3/116 (2.6%)	10 (8.0%)
2010	Sharma	新加坡溶栓登记	单中心历史性队列	同期内部对照	mRS 0-1	17/48 (35.0%)	48/82 (59.0%)	sICH/ECASS II	7/48 (14.6%)	1/82 (1.2%)
2010	Nguyen	越南溶栓登记	前瞻性观察性	同期内部对照	mRS 0-1	27/48 (56.3%)	25/73 (34.2%)		1/48 (2.1%)	4/73 (5.5%)
2010	Zhou	中国上海	单中心回顾性观察性	同期内部对照	mRS 0-1	20/54 (38.0%)	26/51 (51.1%)	sICH/ECASS II	2/54 (3.7%)	2/51 (3.9%)
2012	CHEN	中国台湾	双中心回顾性研究	同期内部对照	mRS 0-1	39/95 (41.1%)	56/146 (38.4%)	sICH/ECASS II	11/105 (10.5%)	8/156 (5.1%)
2013	Pan	中国上海	单中心观察性	同期内部对照	mRS 0-1	51.5%	57.1%	sICH/NINDS	3/31 (9.7%)	2/19 (10.5%)

续表

年代	作者	研究名称/地区	研究设计	对照组来源	有效性 定义	有效性 低剂量	有效性 标准剂量	安全性 定义	安全性 低剂量	安全性 标准剂量
2014	Liao	中国溶栓登记	前瞻性观察性	同期内部对照	mRS 0-1	31/74 (41.89%)	358/665 (53.83%)	sICH/ECASS III	0/75 (0)	21/678 (3.10%)
2014	Chao	中国台湾 TTT-AIS-II	前瞻性观察性	同期内部对照	mRS 0-1	56/146 (38.4%)	124/367 (33.8%)	sICH/ECASS III	10/181 (5.52%)	21/422 (4.98%)
2015	Kim	韩国溶栓登记	前瞻性观察性	同期内部对照	mRS 0-1	146 (32.4%)	380 (35.3%)	sICH/NINDS	38 (8.4%)	69 (6.4%)
2016	C.S. Anderson	ENCHANTED	随机对照试验/非劣性	同期随机对照	mRS 2-6	855/1607 (53.2%)	817/1599 (51.1%)	sICH/SIS-MOST	17/1607 (1.0%)	35/1599 (2.1%)

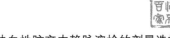

（1）标准剂量疗效优于低剂量：2010 年新加坡溶栓登记研究（Sharma）认为标准剂量疗效优于低剂量；2010 年中国上海第一人民医院回顾性研究（Zhou）认为标准剂量疗效有优于低剂量的趋势，sICH 比例无明显差异；2014 年中国溶栓登记研究（Liao）认为发病 90 天预后良好（mRS 0-1）的比例标准剂量组高于低剂量组，sICH 没有明显差别。

（2）标准剂量和低剂量疗效相当：2012 年中国台湾两家医院的回顾性分析（Chen）认为标准剂量和低剂量疗效相当；2013 年中国上海新华医院单中心研究（Pan）认为标准剂量和低剂量疗效相当，sICH 没有显著差异。2015 年韩国溶栓登记研究（Kim）认为良好神经结局和 sICH，低剂量和标准剂量两组比例相当。

（3）标准剂量疗效不及低剂量：2010 年中国台湾溶栓治疗急性脑梗死试验（Taiwan thrombolytic therapy for acute ischemic stroke，TTT-AIS）（Chao）认为标准剂量疗效不及低剂量，sICH 增加 1 倍。2014 年中国台湾 TTT-AIS-Ⅱ 研究（Chao）结论和 2010 年 TTT-AIS 研究结论相似，认为标准剂量疗效不及低剂量，在 70 岁以上人群，发病 36 小时 sICH 在标准剂量组比例增加，90 天良好预后（mRS 0-1）比例减少，发病 3 个月内死亡有增加的趋势。2010 年越南溶栓登记研究结论为标准剂量疗效不及低剂量，sICH 没有明显差异。传统的系统综述在溶栓药物 rt-PA 剂量选择上遇到了困难。而定量评价方法、Meta 分析能够从另外的角度提供一些证据。对 rt-PA 标准剂量和低剂量静脉溶栓疗效比较的真实世界研究 Meta 分析发现：对于东亚急性脑梗死患者，发病 3 小时内依据平扫 CT 选择 rt-PA 静脉溶栓治疗，标准剂量疗效优于低剂量，发病 90 天良好预后的 OR 为 0.85（95%CI 0.73～0.98），sICH 两组差别无统计学意义（OR=1.23，95%CI 0.92～1.65），死亡无统计学差别（OR=0.94，95%CI 0.76～1.18）。

63. 2016 年发表的 ENCHANTED 研究是第一个剂量比较的随机对照试验研究，由于不了解研究设计而被错误解读时常发生

2016 年在 *NEJM* 杂志发表的改进高血压管理和溶栓治疗研究（enhanced control of hypertension and thrombolysis stroke study，ENCHANTED）为静脉 rt-PA 溶栓治疗剂量选择提供了最新的级别最高的证据。ENCHANTED 研究采用多中心、前瞻性、随机、开放、评价者盲法设计（PROBE）。正确解读 ENCHANTED 研究的结果，首先需要读懂该研究的设计。如果不清楚 ENCHANTED 研究设计的特点，就不能充分理解该研究结果的实践指导意义，甚至得到和真实情况相反的结论，错误地指导临床实践。有鉴于此，在讨论 ENCHANTED 研究结果之前，重点阐述一下相关的试验设计。

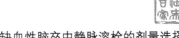

64. ENCHANTED 研究是 2×2 析因设计，在同一临床试验中验证两个科学假设，交互作用模型分为加法模型和乘法模型，统计模型的复杂增加了结果的不确定性

析因设计是一种多因素的交叉分组设计，也叫作全因子实验设计，就是实验中所涉及全部实验因素的各水平全面组合形成不同的实验条件，每个实验条件下进行两次或两次以上的独立重复实验。它不仅可检验每个因素各水平间的差异，而且可检验各因素间的交互作用。两个或多个因素如存在交互作用，表示各因素不是各自独立的，而是一个因素的水平有改变时，另一个或几个因素的效应也相应有所改变；反之，如不存在交互作用，表示各因素具有独立性，一个因素的水平有所改变时不影响其他因素的效应。析因设计的效应包括单独效应（simple effects）、主效应（main effects）和交互作用（interaction）。单独效应指其他因素水平固定时，同一因素不同水平间效应的差别。主效应指某一因素各水平单独效应的平均差别。若一个因素的单独效应随另一个因素水平的变化而变化，且变化的幅度超出随机波动的范围时，称该两因素间存在交互效应。

ENCHANTED 研究中采用了 2×2 析因设计，两因素（rt-PA 剂量和血压）、两水平包括：rt-PA 剂量分为低剂量 0.6mg/kg 和标准剂量 0.9mg/kg；对于收缩压 ≥ 150mmHg，无快速降至 130 ～ 140mmHg 适应证或禁忌证的患者分为标准降压

（< 180mmHg）和强化降压（< 140mmHg）（图 24）。2016 年在
NEJM 杂志发表的 ENCHANTED 研究比较了 rt-PA 标准剂量和低
剂量疗效的平均差别（血压没有固定在标准降压或强化降压的某
一固定水平，即没有包括血压的效应）。

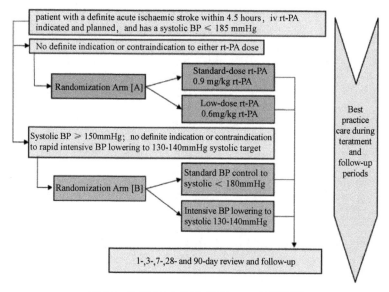

图 24　ENCHANTED 研究采用 2×2 析因设计

引自：Huang Y, Sharma VK, Robinson T, et al.Rationale, design, and progress of the enhanced control
of hypertension and thrombolysis stroke study（ENCHANTED）trial: an international multicenter 2 × 2
quasi-factorial randomized controlled trial of low- vs. standard-dose rt-PA and early intensive vs. guideline-
recommended blood pressure lowering in patients with acute ischaemic stroke eligible for thrombolysis
treatment. Int J Stroke, 2015, 10（5）: 778–788.

65. ENCHANTED 研究是非劣性检验，假设低剂量组较标准剂量组增加不良预后的比例，但不应超过 14%

新药临床试验的检验分别是优效性、等效性和非劣效性检验。

（1）优效性检验的研究目的：A 药的效果好于 B 药。研究假设：①无效假设：A–B ≤ δ；②备择假设：A–B > δ。优效性检验用来证实新药 A 的效果好于旧药 B，来判断新药 A 上市的情况。它是一个单侧的检验。

（2）等效性检验的研究目的：A 药的效果等于 B 药。研究假设：①无效假设：A–B ≤ –δ 或 A–B ≥ δ；②备择假设：–δ < A–B < δ。等效性检验常用于同一活性成分的药物之间的疗效比较，证实的是 A 药和 B 药的疗效相当。它可以是单侧也可以是双侧的检验。

（3）非劣效性检验的研究目的：A 药的效果不差于 B 药。研究假设：①无效假设：A–B ≤ –δ；②备择假设：A–B > –δ。如果 A 药因给药方便、耐受性好等原因，只要 A 药的疗效不差于 B 药即可。非劣效性检验的样本量估算与等效性检验基本一致，不同的是非劣效检验是单侧检验，而等效性检验单侧、双侧均可。

在优效、等效和非劣效检验中临界值 δ 应该由临床专家来确定，一般是从专业角度反复论证并结合。不同研究、不同科室的课题应该有自己的 δ，当 δ 难以确定时，可酌情取 1/5 ～ 1/2 个标准差或对照组均数的 1/10 ～ 1/5。应当指出，统计学非劣性检验的"不差于"意思是稍差，还可以接受（即首先承认存在不足，但差值<–δ）。而逻辑学中的"不差于"按照"非"逻辑的判断是"等于或好于"的意思。二者有着根本的意义区别。

ENCHANTED 研究中采用了非劣效性检验（图 25）。如果

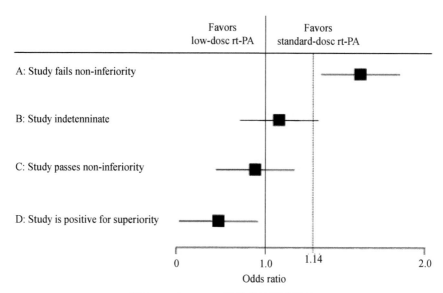

图 25　ENCHANTED 的非劣性研究设计

引自：Huang Y, Sharma VK, Robinson T, et al.Rationale, design, and progress of the enhanced control of hypertension and thrombolysis stroke study（ENCHANTED）trial: an international multicenter 2 × 2 quasi-factorial randomized controlled trial of low-vs. standard-dose rt-PA and early intensive vs. guideline-recommended blood pressure lowering in patients with acute ischaemic stroke eligible for thrombolysis treatment. Int J Stroke，2015，10（5）：778–788.

主要优效性结局（mRS 2-6）*OR* 的 95%*CI* 上限＜ 1.0，则表明低剂量 rt-PA 疗效较标准剂量 rt-PA 疗效好，即优效性检验具有统计学意义（D 线）；如果主要优效性结局（mRS 2-6）*OR* 的 95%*CI* 上限＜ 1.14 但是＞ 1.0，则表明低剂量 rt-PA 疗效不差于标准剂量 rt-PA，即非劣效性检验具有统计学意义（C 线）。此时由于 *OR* 值 95%*CI* 的宽度，*OR* 值通常在 1.0 左侧；如果主要优效性结局（mRS 2-6）*OR* 的 95%*CI* 上限＞ 1.14 并且 95%*CI* 下限＜ 1.14（即 *OR* 95%*CI* 跨过界值 1.14）则表明非劣性检验无统计学意义，疗效不能判断（B 线）；如果主要优效性结局（mRS

2-6）*OR* 的 95%*CI* 下限＞1.14，则表明低剂量 rt-PA 疗效较标准剂量 rt-PA 疗效差，具有统计学意义（A 线）；即优效性检验以 *OR*=1.0 为界值，*OR* 的 95%*CI* 在 1.0 左侧则证实优效性；非劣性检验以 *OR*=1.14 为界值，*OR* 的 95%*CI* 在 1.14 左侧同时跨过 1.0 则证实非劣性而没有达到优效性。而非劣性检验的界值 1.14 的确定，是依据推算而来：依据 Meta 分析的结论，安慰剂对标准剂量 rt-PA 的不良预后（mRS 2-6）*OR* 为 1.29（标准剂量 rt-PA 对安慰剂的不良预后 *OR*=0.76，95%*CI* 0.66～0.87），假设低剂量 rt-PA 对标准剂量 rt-PA 的不良预后 *OR* 为 1.14（安慰剂较标准剂量 rt-PA 增加 29% 不良预后，而低剂量较标准剂量 rt-PA 增加 14% 不良预后，不良预后的增加比例相对减少 50%）。按专业角度来讲，这个非劣性检验的标准已经比较宽松了。

66. ENCHANTED 研究的主要有效性终点是未能证实"低剂量疗效不差于标准剂量"

ENCHANTED 研究的主要有效性终点为发病 3 个月时不良神经功能预后（mRS 2-6）在低剂量组为 53.2%（855/1607），在标准剂量组为 51.1%（817/1599），*OR*=1.09（95%*CI* 0.95～1.25），*P*=0.51（表 44）。由于 *OR* 上限超过了预定的 1.14 界值，没有达到非劣性检验的标准，未能证实低剂量 rt-PA 疗效非劣于标准剂量 rt-PA（相当于落在图 24 中 B 线的位置，indeterminate）。对于本研究的常见错误理解有 3 种。第一种错误理解是如果不理解 ENCHANTED 研究设计，看到 P=0.51 会误解为不同 rt-PA 剂量组疗效没有差别，两组疗效相当。第二种错误理解是未能证实"不差于"就是"差于"，即 ENCHANTED 研究能够证实低剂量 rt-PA 疗效不如标准剂量 rt-PA。事实上不管界值取值 1.0 还是 1.14，本研究既定的首要有效性终点都没有证实低剂量疗效更差。第三种错误理解是因为误解"不差于"的非劣性检验统计学意义，按照"非"逻辑来理解，即没能证实"不差于"，就是没能证实"好于或等于"，也不能说低剂量组的疗效差。第三种理解的结论是正确的，但推理过程是错误的。因为"不差于"的界值在本研究是 OR=1.14，"等于"的界值应该是 OR=1.0，"好于"的界值是 OR=0.86（估算），所以"不差于"和"好于或等于"不是同一概念。

表 44 ENCHANTED 的主要研究终点

结局	低剂量 rt-PA (N=1654)	标准剂量 rt-PA (N=1643)	OR（95%CI）	P 值	P 值（非劣性）
主要结局：死亡或残疾（n/N，%）	855/1607 (53.2)	817/1599 (51.1)	1.09 (0.95～1.25)		0.51
次要结局					
症状性颅内出血					
SIS-MOST 标准 (n，%)	17 (1.0)	35 (2.1)	0.48 (0.27～0.86)	0.01	
NINDS 标准 (n，%)	98 (5.9)	131 (8.0)	0.73 (0.55～0.95)	0.02	
mRS 评分(n/N,%)			1.00 (0.89～1.13)		0.04
0 分：没有任何症状	403/1607 (25.1)	397/1599 (24.8)			

续表

结局	低剂量 rt-PA (*N*=1654)	标准剂量 rt-PA (*N*=1643)	OR (95%*CI*)	*P* 值	*P* 值 (非劣性)
1 分：有症状 无残疾	349/1607 (21.7)	385/1599 (24.1)			
2 分：轻度残疾	250/1607 (15.6)	225/1599 (14.1)			
3 分：中度残疾，需要一些帮助	211/1607 (13.1)	181/1599 (11.3)			
4 分：中到重度残疾，生活不能自理	165/1607 (10.3)	154/1599 (9.6)			
5 分：严重残疾、卧床和大小便失禁	89/1607 (5.5)	87/1599 (5.4)			
6 分：死亡	140/1607 (8.7)	170/1599 (10.6)			
死亡和主要残疾 (*n/N*, %)	605/1607 (37.6)	592/1599 (37.0)	1.03 (0.89 ~ 1.19)	0.73	
90 天内死亡 (*n*, %)	140 (8.5)	170 (10.3)	0.80 (0.63 ~ 1.01)	0.07	
EQ-5D ($\bar{x} \pm s$)	0.64±0.40	0.64±0.41	0.00 (−0.03 ~ 0.03)	0.86	
收入院 (*n/N*, %)	36/1513 (2.4)	43/1476 (2.9)	0.81 (0.52 ~ 1.27)	0.36	
住院时间 (中位数)	10 (5 ~ 17)	10 (5 ~ 18)	− 0.47 (−1.93 ~ 1.00)	0.53	
死亡或 72 小时内神经功能恶化 (*n*, %)	177 (10.7)	192 (11.7)	0.91 (0.73 ~ 1.12)	0.37	
严重不良事件 (*n*, %)	415 (25.1)	448 (27.3)	0.89 (0.76 ~ 1.04)	0.16	

67. ENCHANTED 研究的次要有效性终点能够证实"低剂量疗效不差于标准剂量"

ENCHANTED 研究的次要有效性终点：ENCHANTED 研究选择 mRS（0-6）分布作为次要有效性终点之一，采用了等级 Logistic 回归分析方法，$OR=1.00$（95%CI 0.89 ～ 1.13），在非劣性检验界值 1.14 的左侧，$P=0.04$，认为低剂量 rt-PA 疗效与标准剂量 rt-PA 相比较达到非劣性检验标准。虽然次要终点具有统计学差异，但仍然以首要有效性终点为准。次要有效终点的阳性，部分原因在于死亡（mRS=6），低剂量组有减少的趋势（8.5% *vs.* 10.3%，$OR=0.80$，95%CI 0.63 ～ 1.01，$P=0.07$）。

68. ENCHANTED 研究的安全性终点能够证实"低剂量疗效优于标准剂量"

ENCHANTED 研究的主要安全性终点：ENCHANTED 研究选择按照 SIS-MOST 和 NINDS 两种定义 sICH 作为首要安全性终点，均达到了优效性检验的标准，分别减少 52%（$OR=0.48$，95%CI 0.27 ～ 0.86，$P=0.01$）和 27%（$OR=0.73$，95%CI 0.55 ～ 0.95，$P=0.02$），即低剂量 rt-PA 安全性优于标准剂量 rt-PA。

69. ENCHANTED 研究的亚组分析未发现高血压和 rt-PA 之间存在交互作用

ENCHANTED 研究的亚组分析发现，抗血小板治疗可能存在交互作用，即溶栓前未应用抗血小板治疗的亚组，标准 rt-PA 治疗组可能更获益。高血压和溶栓治疗之间未发现交互作用（图 26）。

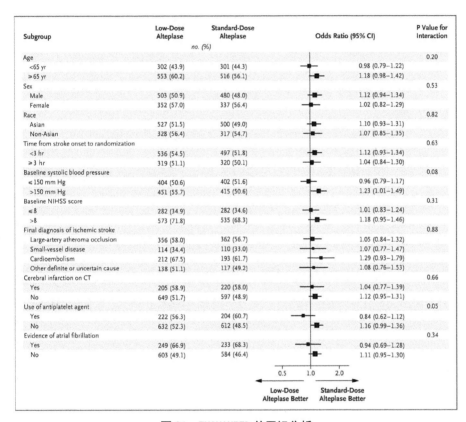

图 26　ENCHANTED 的亚组分析

引自：Anderson CS，Robinson T，Lindley RI，et al. Low-dose versus standard-dose intravenous alteplase in acute ischemic stroke. N Engl J Med，2016，374（24）：2313-2323.

70. ENCHANTED 研究结论：短期的药费节省将导致更多的中远期残疾和医疗花费

ENCHANTED 研究发现 rt-PA 低剂量组（0.6mg/kg）3 个月死亡或残疾与标准剂量组（0.9mg/kg）相比未达到非劣效性

检验标准，但次要结果中 sICH 和 7 天内致死性事件发生率低剂量组显著低于标准剂量组，两组 90 天死亡率无显著差异。ENCHANTED 研究提示标准剂量 rt-PA 仍然是 AIS 患者静脉溶栓首选剂量；而 NCHANTED 研究并没有提供强有力的证据支持在亚裔或其他族群，因为安全性原因或临床结局的考虑而应用低剂量 rt-PA。短期的药费节省将导致更多功能残疾和中远期更多的医疗花费。

71. ENCHANTED 研究是否存在大血管闭塞等关键信息

ENCHANTED 研究主要的局限性体现在研究中部分患者采用了严格的血压管理，这和以前的研究不同；研究中缺乏关于血管闭塞部位和再通的情况。仅有 15% 报道了近端大血管闭塞。其他局限性为电话随访 mRS，存在评定者之间的不一致性；亚裔患者比例高达 63.2%，存在选择偏移；基线美国国立卫生院神经功能缺损评分（National Institutes of Health Stroke Scale，NIHSS）偏重，从发病到 rt-PA 溶栓时间偏长等。

72. 静脉溶栓的模式已经发生根本转变，合并 LAO 的患者，低剂量 rt-PA 静脉溶栓血管开通率不足 10% 者，不但需要接受标准剂量 rt-PA 静脉溶栓，还需要桥接血管内治疗

大血管闭塞（large-artery occlusion，LAO）在 AIS 中比较常

见。在教学医院收治的 AIS，LAO 比例可以高达 46%。而简单的 NIHSS 评分对 LAO 有一定预测作用。在发病 3 小时的 AIS 患者中，NIHSS > 9 分预测 LAO 的阳性预测值为 86.4%；在发病 3 ～ 6 小时的 AIS 患者中，NIHSS > 7 分预测 LAO 的阳性预测值为 84.4%。对于 LAO 的 AIS 患者，采用保守而未得到溶栓治疗者，预后非常差。颈内动脉（internal carotid artery，ICA）末端 / 大脑中动脉（middle cerebral artery，MCA）M1/M2 闭塞的患者中，在发病 6 个月时，mRS 2-6 分比例分别为 38.5%、38.5% 和 54.2%，死亡率分别为 23.1%、23.1% 和 20.8%。对于 LAO 的 AIS 患者，应用低剂量 rt-PA 静脉溶栓的血管再通率低，而及时的血管再通和良好预后相关，因此预后非常差。在 IMS 研究中证实，近端 LAO 的患者，低剂量 rt-PA 静脉溶栓的血管再通率为 7.8%。ENCHANTED 研究不能回答 LAO 患者的溶栓剂量选择问题。对于 LAO 的 AIS 患者，观察性研究显示应用标准剂量 rt-PA 静脉溶栓的血管再通率也非常低，预后差。在观察研究中显示，标准剂量 rt-PA 静脉溶栓 2 小时后的血管再通率依据血管闭塞部位分别为：远端 MCA（44%）、近端 MCA（30%）、ICA 和 MCA 延续处（27%）、ICA 末端（6%）和基底动脉（33%）；发病 3 个月时良好预后（mRS 0-1）依据血管闭塞部位分别为：远端 MCA（52%）、近端 MCA（25%）、ICA 和 MCA 延续处（21%）、ICA 末端（18%）和基底动脉（25%）；发病 3 个月时死亡率依据血管闭塞部位分别为：远端 MCA（17%）、近端 MCA（24%）、ICA 和 MCA 延续处（14%）、ICA 末端（45%）和基底动脉（75%）；

基底动脉闭塞（basilar artery occlusion，BAO）患者，应用标准剂量 rt-PA 静脉溶栓的血管再通率与血栓长度相关（图 27）。对于 LAO 的 AIS 患者，桥接治疗随机对照试验研究的对照组数据显示应用标准剂量 rt-PA 静脉溶栓的血管再通率也非常低，预后差（3 个月 mRS 0-2 比例为 19.1% ～ 40.3%）。桥接治疗可提高血管再通率及良好预后的比例（表 45）。对于 AIS 合并 LAO 的患者，标准剂量 rt-PA 静脉溶栓血管再通率也非常低，难道应用低剂量 rt-PA 静脉溶栓可获得更好的血管再通率和疗效吗？溶栓模式的转变：对于 LAO 的 AIS 患者，由于标准剂量 rt-PA 静脉溶栓获得的血管再通率低，预后差，才有桥接治疗随机对照试验的设计和指南批准 LAO（ICA 末端、M1 和 M2）在标准静脉溶

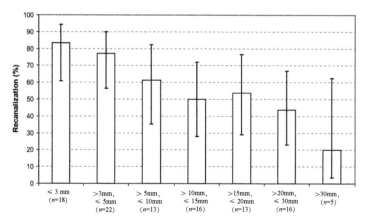

Observed recanalization rates and 95% confidence intervals for basilar artery thrombi of different lengths.

Daniel Strbian et al. Stroke. 2014;45:1733-1738

图 27　基底动脉血栓长度与标准剂量 rt-PA 静脉溶栓的血管再通率

表 45 前循环大血管闭塞 AIS 桥接治疗的 5 项国际临床试验

研究	入选条件	样本量	基线 NIHSS	ICA 或 M1 狭窄比例	ASPECTS 评分	tPA 比例	rt-PA 时间（分钟）	发病到穿刺时间（分钟）	介入组 24 小时血管再通率	90 天 mRS (0-2)	症状性颅内出血	死亡
MR CLEAN（荷兰，16 家中心）	CTA/MRA/DSA 提示 LAO	233 /267	17（14~21）/18（14~22）	91.8% /91.3%	9（7~10）/9（8~10）	87.1% /90.6%	85（67~110）/87（65~116）	260	58.7%	32.6%/19.1%（RR=2.16, 95%CI 1.39~3.38）	6.0% /5.9%	18.9% /18.4%
ESCAPE（加拿大、美国、韩国和爱尔兰，22 家中心）	小梗死，LAO，CTA 提示较好侧支循环	165/ 150	16（13~20）/17（12~20）	95.7% /98.9%	9（8~10）/9（8~10）	72.7% /78.7%	110（80~142）/125（89~183）	185	72.4%	53.0%/29.3%（RR=1.7, 95%CI 1.3~2.2）	3.6% /2.7%	10.4% /19.0%
EXTEND IA（澳大利亚/新西兰，10 家中心）	CTP 提示可挽救脑组织（RAPID 软件）	35/35	NA	88% /82%	NA	100%/ 100%	127（93~162）/145（105~180）	210（166~251）	86%	71.0%/40.3%（RR=3.8, 95%CI 1.4~10.0）	0/6%	9% /20%

续表

研究	入选条件	样本量	基线 NIHSS	ICA 或 M1 狭窄比例	ASPECTS 评分	tPA 比例	rt-PA 时间（分钟）	发病到穿刺时间（分钟）	介入组 24 小时血管再通率	90 天 mRS (0-2)	症状性颅内出血	死亡
SWIFT PRIME（美国/欧洲 39 家中心）	部分患者 CTP 选择再灌注缺血区	98/98	17 (13~20) /17 (13~19)	85% /93%	9 (7~10) /9 (8~10)	32% /37%	110.5 (85~156) /117 (80~155)	NA	88%	60%/35% (RR=1.7, 95%CI 1.23~2.33)	0/3%	9%/12% 0.74 (0.33~1.68)
REVASCAT（西班牙, 4 家中心）	CT 证实小的梗死核心和 CTA 证实 LAO	103 /103	17 (14~20) /17 (12~19)	T: 25.5% /26.7% M: 64.7% /64.4%	7 (6~9) /8 (6~9)	68.0% /77.7%	117.5 (90~150) /105 (86~137.5)	269 (201~340)	65.7%	43.7%/28.2% (RR=2.1, 95%CI 1.1~4.0)	1.9% /1.9%	18.4%/15.5% 1.2 (0.6~2.2)

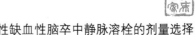

栓的基础上采用血管内治疗（主要是 soliter 取栓）的桥接治疗。因此，AIS 静脉溶栓的模式发生了根本的改变：曾经的溶栓之后 24 小时后复查头颅 CT 或 MRI 再给予抗血小板治疗（从溶栓后到发病 24 小时内，仅仅是支持治疗），改变为溶栓后即刻影像学判断是否存在责任大动脉闭塞，必要时采取桥接治疗或者转诊到具有此项技术的脑血管中心。可见目前的模式不是消极的等待，而是更积极的治疗。精准影像指导的血管再通治疗（综合治疗）是未来的方向，对于 LAO 所致的 AIS，在标准剂量 rt-PA 的基础上桥接血管内治疗是目前指南推荐的治疗模式。

低剂量 rtPA 具有较好的安全性，能够减少症状性颅内出血（Symptomatic intracerebral hemorrhage，sICH），按照 SIS-MOST 定义，（RR=0.48，95% CI 0.27 ~ 0.86，P=0.01），按照 NINDS 定义，（RR=0.73，95% CI 0.55 ~ 0.95，P=0.02）。然而在某些 sICH 高风险 AIS 患者，低剂量 rtPA 是否能够通过减少 sICH 而带来临床获益尚不明确。因此，在 ENCHANTED 研究的预设再分析（Secondary Analysis）中，评估了老年、亚裔和基线卒中严重程度高的这些 sICH 高风险患者，低剂量 rtPA 与标准 rtPA 静脉溶栓相比较是否更获益 2。研究提示在年龄、种族、卒中严重程度不同亚组，低剂量 rtPA 的治疗效应并不优于标准剂量组。以不良预后（死亡和严重残疾，mRS 5-6 分）为研究终点，rtPA 剂量与年龄、种族、卒中严重程度的交互作用无统计学意义（所有 P > 0.37）。以 mRS 等级分布为功能结局，亚裔（OR=1.05，95%CI 0.90 ~ 1.22）和非亚裔（OR=0.93，95% CI 0.76 ~ 1.14）

的结果是一致的（交互作用，*P*=0.32）。sICH 在低剂量 rtPA 组发生率低于标准 rtPA 静脉溶栓组，但在年龄、种族、卒中严重程度不同亚组无交互作用。该研究认为应该继续探索哪些患者从低剂量 rtPA 溶栓中获益。

在溶栓前给予抗血小板可能增加 sICH 风险，在 ENCHANTED 研究的预设亚组分析中，比较了溶栓前给予抗血小板治疗的研究亚组中，rtPA 低剂量组与标准剂量组的有效性和安全性 3。溶栓前是否给予抗血小板治疗，共有 22.9%（752/3285）的患者在溶栓前给予抗血小板治疗，其中低剂量 rtPA 组 407 例和标准剂量组 345 例。研究结果显示，溶栓前是否给予抗血小板治疗和预后不良的相关性，在校正基线后没有统计学差别。溶栓前给予抗血小板治疗，sICH 发生率有增加的趋势（*OR*=1.82，95% *CI* 1.00 ～ 3.30，*P*=0.051）。在溶栓前给予抗血小板治疗的患者中，低剂量 rtPA 组与标准剂量组相比较，不良神经功能预后（mRS 2-6）比例减少（*OR*=0.84，95% *CI* 0.62 ～ 1.12）；在溶栓前未给予抗血小板治疗的患者中，低剂量 rtPA 组与标准剂量组相比较，不良神经功能预后差别无统计学意义（*OR*=1.16，95% *CI* 0.99 ～ 1.36），交互作用 *P*=0.023。研究结论认为，在溶栓前已经给予抗血小板治疗的 AIS 患者中，低剂量 rtPA 可能获得更好的预后，但需要进一步研究去证实。

肾功能不全和卒中的不良预后相关。在 ENCHANTED 研究的事后分析中进一步评价肾功能不全对预后的影响作用，以及肾功能不全和 rtPA 剂量之间的交互作用。659/3220（19.8%）患者

在基线时有中 – 重度肾功不全（eGFR ＜ 60 ml/min /1.73 m2）。肾功不全增加死亡率（OR=2.07，95% CI 0.89 ～ 4.82，趋势检验 P=0.04）。对于神经功能预后（mRS 2-6 或 mRS 3-6）、脑出血或死亡率，低剂量 rtPA 与标准剂量的治疗效应在不同肾功能亚组的差别无统计学意义。该研究认为，在合并肾功不全的 AIS 患者，低剂量 rtPA 溶栓优于标准剂量的假设未得到证实。

参考文献

1. The National Institute of Neurological Disorders and Stroke rt-PA Stroke Study Group.Tissue plasminogen activator for acute ischemic stroke. N Engl J Med, 1995, 333（24）：1581-1587.

2. Brott TG, Haley EC Jr, Levy DE, et al. Urgent therapy for stroke. Part I. Pilot study of tissue plasminogen activator administered within 90 minutes. Stroke, 1992, 23（5）：632-640.

3. Haley EC Jr, Levy DE, Brott TG, et al.Urgent therapy for stroke. Part Ⅱ. Pilot study of tissue plasminogen activator administered 91 ～ 180 minutes from onset. Stroke, 1992, 23（5）：641-645.

4. Hacke W, Kaste M, Fieschi C, et al. Intravenous thrombolysis with recombinant tissue plasminogen activator for acute hemispheric stroke. The European Cooperative Acute Stroke Study（ECASS）.JAMA, 1995, 274（13）：1017-1025.

5. Hacke W, Kaste M, Fieschi C, et al.Randomised double-blind placebo-controlled trial of thrombolytic therapy with intravenous alteplase in acute ischaemic

stroke（ECASS Ⅱ）. Second European-Australasian Acute Stroke Study Investigators. Lancet, 1998, 352 (9136)：1245-1251.

6. Hacke W, Kaste M, Bluhmki E, et al. Thrombolysis with alteplase 3 to 4.5 hours after acute ischemic stroke. N Engl J Med, 2008, 359 (13)：1317-1329.

7. Emberson J, Lees KR, Lyden P, et al. Effect of treatment delay, age, and stroke severity on the effects of intravenous thrombolysis with alteplase for acute ischaemic stroke：a meta-analysis of individual patient data from randomised trials. Lancet, 2014, 384 (9958)：1929-1935.

8. Yamaguchi T, Mori E, Minematsu K, et al. Alteplase at 0.6 mg/kg for acute ischemic stroke within 3 hours of onset：Japan Alteplase Clinical Trial (J-ACT). Stroke, 2006, 37 (7)：1810-1815.

9. Nakagawara J, Minematsu K, Okada Y, et al. Thrombolysis with 0.6 mg/kg intravenous alteplase for acute ischemic stroke in routine clinical practice：the Japan post-Marketing Alteplase Registration Study (J-MARS). Stroke, 2010, 41 (9)：1984-1989.

10. Chao AC, Hsu HY, Chung CP, et al. Outcomes of thrombolytic therapy for acute ischemic stroke in Chinese patients：the Taiwan Thrombolytic Therapy for Acute Ischemic Stroke (TTT-AIS) study. Stroke, 2010, 41 (5)：885-890.

11. Zhou XY, Wang SS, Collins ML, et al. Efficacy and safety of different doses of intravenous tissue plasminogen activator in Chinese patients with ischemic stroke. J Clin Neurosci, 2010, 17 (8)：988-992.

12. Sharma VK, Tsivgoulis G, Tan JH, et al. Feasibility and safety of intravenous thrombolysis in multiethnic Asian stroke patients in Singapore. J Stroke Cerebrovasc

中国医学临床百家

Dis，2010，19（6）：424-430.

13. Nguyen TH，Truong AL，Ngo MB，et al. Patients with thrombolysed stroke in Vietnam have an excellent outcome：results from the Vietnam Thrombolysis Registry. Eur J Neurol，2010，17（9）：1188-1192.

14. Chen CH，Hsieh CY，Lai TB，et al. Optimal dose for stroke thrombolysis in Asians：low dose may have similar safety and efficacy as standard dose. J Thromb Haemost，2012，10（7）：1270-1275.

15. Pan SM，Liu JF，Liu M，et al. Efficacy and safety of a modified intravenous recombinant tissue plasminogen activator regimen in Chinese patients with acute ischemic stroke. J Stroke Cerebrovasc Dis，2013，22（5）：690-693.

16. Chao AC，Liu CK，Chen CH，et al. Different doses of recombinant tissue-type plasminogen activator for acute stroke in Chinese patients. Stroke，2014，45（8）：2359-2365.

17. Liao X，Wang Y，Pan Y，et al.Standard-dose intravenous tissue-type plasminogen activator for stroke is better than low doses. Stroke，2014，45（8）：2354-2358.

18. Kim BJ，Han MK，Park TH，et al. Low-versus standard-dose alteplase for ischemic strokes within 4.5 hours：acomparative effectiveness and safety study. Stroke，2015，46：2541-2548.

19. Anderson CS，Woodward M，Arima H，et al. Statistical analysis plan for evaluating low- vs. standard-dose alteplase in the enhanced control of hypertension and thrombolysis stroke study（ENCHANTED）. Int J Stroke，2015，10（8）：1313-1315.

20. Sila C. Finding the right t-PA dose for asians with acute ischemic stroke. N Engl J Med, 2016, 374 (24): 2389-2390.

21. Smith WS, Lev MH, English JD, et al. Significance of large vessel intracranial occlusion causing acute ischemic stroke and TIA. Stroke, 2009, 40 (12): 3834-3840.

22. Heldner MR, Zubler C, Mattle HP, et al. National institutes of health stroke scale score and vessel occlusion in 2152 patients with acute ischemic stroke. Stroke, 2013, 44 (4): 1153-1157.

23. Lima FO, Furie KL, Silva GS, et al. Prognosis of untreated strokes due to anterior circulation proximal intracranial arterial occlusions detected by use of computed tomography angiography. JAMA Neurol, 2014, 71 (2): 151-157.

24. Saqqur M, Uchino K, Demchuk AM, et al. Site of arterial occlusion identified by transcranial doppler predicts the response to intravenous thrombolysis for stroke. Stroke, 2007, 38 (3): 948-954.

25. Strbian D, Sairanen T, Silvennoinen H, et al. Intravenous thrombolysis of basilar artery occlusion: thrombus length versus recanalization success. Stroke, 2014, 45 (6): 1733-1738.

26. Demchuk AM, Burgin WS, Christou I, et al. Thrombolysis in brain ischemia (TIBI) transcranial doppler flow grades predict clinical severity, early recovery, and mortality in patients treated with intravenous tissue plasminogen activator. Stroke, 2001, 32 (1): 89-93.

27. Broderick JP, Palesch YY, Demchuk AM, et al. Endovascular therapy after intravenous t-PA versus t-PA alone for stroke. N Engl J Med, 2013, 368 (10): 893-903.

28. Berkhemer OA, Fransen PS, Beumer D, et al. A randomized trial of intraarterial treatment for acute ischemic stroke. N Engl J Med, 2015, 372 (1): 11-20.

29. Campbell BC, Mitchell PJ, Kleinig TJ, et al. Endovascular therapy for ischemic stroke with perfusion-imaging selection. N Engl J Med, 2015, 372 (11): 1009-1018.

30. Goyal M, Demchuk AM, Menon BK, et al. Randomized assessment of rapid endovascular treatment of ischemic stroke. N Engl J Med, 2015, 372 (11): 1019-1030.

31. Jovin TG, Chamorro A, Cobo E, et al. Thrombectomy within 8 hours after symptom onset in ischemic stroke. N Engl J Med, 2015, 372 (24): 2296-2306.

32. Saver JL, Goyal M, Bonafe A, et al. Stent-retriever thrombectomy after intravenous t-PA vs. t-PA alone in stroke. N Engl J Med, 2015, 372 (24): 2285-2295.

33. Badhiwala JH, Nassiri F, Alhazzani W, et al.Endovascular thrombectomy for acute ischemic stroke: a Meta-analysis.JAMA, 2015, 314 (17): 1832-1843.

34. Chen CJ, Ding D, Starke RM, et al. Endovascular vs medical management of acute ischemic stroke. Neurology, 2015, 85 (22): 1980-1990.

35. Sardar P, Chatterjee S, Giri J, et al. Endovascular therapy for acute ischaemic stroke: a systematic review and meta-analysis of randomized trials. European Heart Journal, 2015, 36 (35): 2373-2380.

36.Grotta JC, Hacke W.Stroke neurologist's perspective on the new endovascular trials. Stroke, 2015, 46 (6): 1447-1452.

37. Bracard S, Ducrocq X, Mas JL, et al.Mechanical thrombectomy after intravenous alteplase versus alteplase alone after stroke (THRACE): a randomised controlled trial. Lancet Neurol, 2016, 15 (11): 1138-1147.

中国医学临床百家

38. Goyal M, Menon BK, van Zwam WH, et al. Endovascular thrombectomy after large-vessel ischaemic stroke: a meta-analysis of individual patient data from five randomised trials. Lancet, 2016, 387 (10029): 1723-1731.

39.Anderson CS, Robinson T, Lindley RI, et al.Low-Dose versus Standard-Dose Intravenous Alteplase in Acute Ischemic Stroke.N Engl J Med, 2016, 374 (24): 2313-2323.

40.Wang X, Robinson TG, Lee TH, et al.Low-Dose vs Standard-Dose Alteplase for Patients With Acute Ischemic Stroke: Secondary Analysis of the ENCHANTED Randomized Clinical Trial.JAMA Neurol, 2017, 74 (11): 1328-1335.

41.Robinson TG, Wang X, Arima H, et al.Low- Versus Standard-Dose Alteplase in Patients on Prior Antiplatelet Therapy: The ENCHANTED Trial (Enhanced Control of Hypertension and Thrombolysis Stroke Study) .Stroke, 2017, 48 (7): 1877-1883.

42.Carr SJ, Wang X, Olavarria VV, et al.Influence of Renal Impairment on Outcome for Thrombolysis-Treated Acute Ischemic Stroke: ENCHANTED (Enhanced Control of Hypertension and Thrombolysis Stroke Study) Post Hoc Analysis.Stroke, 2017, 48 (9): 2605-2609.

（郑华光　佟　旭　整理）

醒后卒中静脉溶栓的新证据

醒后卒中（wake up stroke，WUS）或发病时间不明卒中（stroke with unclear onset of symptoms）占缺血性卒中 25% 左右。按照美国急性期指南 2018，当醒后卒中或发病时间不明卒中患者最后看起来正常的时间超过 4.5 小时，溶栓可能是有害的，不推荐静脉溶栓（*Class III*：*No Benefit*；*LOE B-NR*）。新近 Wake Up 研究结果在新英格兰医学期刊（The New England Journal of Medicine，NEJM）发表，通过影像学选择符合标准的醒后卒中或发病时间不明卒中给予静脉溶栓，可以获益。此外，2018 年发表的 DWAN 研究和 DEFFUSE 3 研究均提示应用影像学指导血管内取栓治疗，对于符合标准的患者在发病 6 ～ 24 小时或 6 ～ 16 小时内给予血管开通治疗仍然获益。因此，有学者进一步提出采用"组织窗"代替"时间窗"的理念。在本文中将对醒后卒中或发病时间不明卒中的特点和静脉溶栓新证据进一步讨论，以期在指南和最新循证医学证据之间架一座桥梁，帮助在醒后卒中静脉溶栓的临床实践中选择最佳获益人群，减少症状性颅内出血等风险。

73. 醒后卒中的发病诱因：脑血流的生理周期变化

研究表明，醒后卒中的主要发病诱因之一是脑血流（cerebral blood flow，CBF）的生理周期变化。由于大血管狭窄而导致的血流动力学变化是醒后卒中的重要发病诱因。Kim 等研究发现，睡眠中发病的卒中，大动脉狭窄的比例较高。几个生理学指标变化可能是 WUS 发病的诱因，包括睡眠中的血压、心率、交感神经兴奋性和代谢水平的下降。此外，各种睡眠障碍包括阻塞性睡眠呼吸暂停（obstructive sleep apnea，OSA）导致 WUS 发病风险增加。OSA 如果没有得到治疗缓解，导致低氧血症、同时心脏后负荷增加。进一步导致高血压、心律失常和心脏搏出量下降。此外，在 OSA 患者中，由于深呼吸（类似 valsava 动作）导致右房压力增加，若合并卵圆孔未闭（PFO），则发生矛盾性栓塞的风险增加。

74. 多模式影像学在醒后卒中的应用

（1）CT 灌注成像

普通 CT（noncontrast computed tomography，NCCT）不能用来确定卒中发病的时间，但是 ASPECTS（alberta Stroke Program early CT score）可以用来评价患者在基线时缺血的严重程度（分数越低，缺血的范围越广泛）和帮助判断预后。CT 灌注成像，包括 CBF，脑血容量（cerebral blood volume，CBV），平均通过时间（mean transit time，MTT）和峰值时间（time to peak，TTP）4 个常用参数，用于区分急性缺血和慢性缺血的分期，来鉴别梗死核心和临界低灌注区域。通常应用 MTT 延长或最大时间（time to maximum，Tmax）来定义半暗带，在 DEFUSE 和 EPITHET 研究中，Tmax > 6 秒，提示不可逆脑缺血。由于指南尚未推荐 CT 灌注成像指导静脉溶栓，因此静脉溶栓的超适应证用药增加。

（2）PWI/DWI 错配模型或 DWI/Flair 错配模型

有多种软件和模型（参数）来应用 PWI/DWI 评价区分梗死核心区域和半暗带。选择最佳模型和参数，却是很大挑战。较多研究提示 Tmax > 6 秒和 PWI/DWI > 1.2 预示将从再灌注治疗中获益；DWI > 70cc 提示梗死核心范围大，预后不良。PWI/DWI 仍然是区分梗死核心和缺血半暗带的首选影像学模式。而 DWI/Flair 错配模型区分脑组织的生存能力，提供了另外一种补充选择。DWI 代表了在缺血几分钟内出现的，由于细胞外水通透性限制而导致的细胞源性水肿；Flair 代表了随后几小时内出现的血管源性水肿。研究显示，DWI/Flair 错配模型能准确地却分发病时间窗 < 4.5 小时。

75. 醒后卒中的研究证据和新进展

（1）已有证据：RESTORE 研究

RESTORE 研究（REperfusion therapy in unclear-onset Stroke

Based on MRI Evaluation，RESTORE）是一项前瞻性、多中心、开放式研究。对于卒中发病时间不明的卒中，在发现卒中的 3 ～ 6 小时内，经过磁共振筛选（PWI/DWI ＞ 1.2 或 Flair 无高信号或稍高信号），如果无大血管闭塞则给予 0.9mg/kg 剂量 rtPA 静脉溶栓治疗，如果有大血管闭塞则给予 0.6mg/kg 剂量 rtPA 静脉溶栓治疗 + 血管内治疗，或直接血管内治疗。发病 3 月时 mRS 0-2 分比例为 44.6%，sICH 比例为 3.6%。提示对于发病时间不明的急性缺血性卒中患者，经 MRI 筛选给予静脉溶栓是安全和可行的。

（2）研究新进展

① MR-WITNESS 研究

MR-WITNESS 研究是一项多中心、开放性单臂研究。研究采用定量 DWI/Flair 错配模型（qDFM）选择发病时间不明的患者，随机给予 rtPA 静脉溶栓。qDFM 定义为在 DWI 弥散受限的区域，Flair 上没有高信号或稍高信号（即在感兴趣区域，Flair 高信号较对侧信号强度比值（Signal intensity ratio，SIR）＜ 1.15。入选标准为 18 ～ 85 岁急性缺血性卒中患者，最后看起来正常的时间为 4.5 ～ 24 小时，通过 qDFM 假定为发病时间＜ 4.5 小时，并能在 4.5 小时内给予 rtPA 静脉溶栓治疗。首要终点为症状性颅内出血（symptomatic intracranial hemorrhage，sICH）的比例，次要终点定义为症状性脑水肿和 90 天神经功能结局（mRS）（图 28）。在 2011 年 1 月 31 日至 2015 年 10 月 4 日，14 家共有 80 例患者入选，平均发病时间（最后看起来正常的时间）为 11.2 小时（95%

confidence interval，95% *CI* 9.5 ～ 13.3）。发生 1 例 sICH（1.3%）和 3 例脑水肿（3.8%）。39% 患者 90 天 mRS 0-1 分；在有血管影像数据且没有大血管狭窄的患者中，达到 90 天 mRS 0-1 分的比例为 48%。研究提示在发病时间不明的患者，虽然最后看起来正常的时间＞ 4.5 小时，如果通过 qDFM 选择合适的患者，给予给予 rtPA 静脉溶栓是安全的。

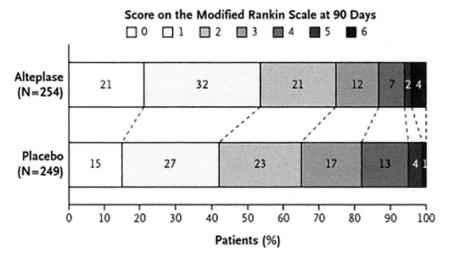

图 28　Fig2Wake Up 显示依据多模式影像指导对 WUS 患者给予 rtPA 静脉溶栓，发病 90
　　　天神经功能（mRS 分布）优于安慰剂组（彩图见彩插 11）

引自：Thomalla G，Simonsen CZ，Boutitie F，et al. MRI–Guided Thrombolysis for Stroke with Unknown Time of Onset.N Engl J Med，2018，379（7）：611–622.

② Wake Up 研究

Wake Up 研究（表 46）是一项前瞻性、多中心随机对照研究，纳入发病时间未明的患者，满足 DWI 上有脑实质的高信号而 Flair 上没有脑实质的高信号，提示发病时间可能在 4.5 小时内。随机给予 rtPA 静脉溶栓或安慰剂。计划取栓的患者被排

表 46　Wake Up 研究纳入和排除标准

纳入标准	
临床纳入标准	临床诊断急性缺血性卒中，发病时间不明确。（例如卒中是在睡醒后被发现的）
	最后看起来正常时间距治疗开始＞ 4.5 小时
	可测量的神经功能缺损（定义为一项或一项以上的功能受损，包括：语言、运动、认知、凝视、视野和忽视）
	年龄 18 ～ 80 岁
	治疗可以在症状出现 4.5 小时内开始（例如，醒后）
	患者或委托人签署知情同意书（依据伦理委员会的批准，遵循欧洲法律或当地法律）
影像纳入标准	在急性期完成 MRI（包括 DWI/Flair）；符合 DWI/Flair 错配模型（可见脑实质 DWI 高信号，但 DWI 不是非常明显的脑实质高信号；同时 Flair 未见非常明显的脑实质高信号）

除。首要终点为预后良好（定义为由改良 Rankin 评分评价的神经功能残疾 mRS 0-1 分）。次要终点定义为 rtPA 较安慰剂带来更低 mRS 的可能性（shift analysis）。自 2012 年 9 月 24 日至 2017 年 5 月 30 日，在 8 个欧洲国家共纳入 503 名醒后卒中患者。其中 254 名患者纳入 rtPA 静脉溶栓组，249 名患者纳入对照组。90 天预后良好的比例在 rtPA 静脉溶栓组和安慰剂组分别为 131/246（53.3%）和 102/244（41.8%），调整比值比（adjusted odds ratio，ORadj）为 1.61（95% CI 1.09 ～ 2.36，P=0.02）。rtPA 静脉溶栓组和安慰剂组 90 天 mRS 平均分别为 1 和 2，ORadj 为 1.62（95% CI 1.17 ～ 2.23，P=0.003）。rtPA 静脉溶栓组发生 10 例死亡 4.1% 和安慰剂组 3 例 1.2%（OR=3.38，95% CI 0.92 ～ 12.52，

P=0.07）。症状性颅内出血为 rtPA 静脉溶栓组 2.0%，安慰剂组 0.4%，（*OR*=4.95，95% *CI* 0.57～42.87，*P*=0.15）。研究结论认为，在发病时间不明的急性缺血性卒中，如果存在 DWI/Flair 错配，给予 rtPA 静脉溶栓能带来更好的发病 90 天时的神经功能结局，同时颅内出血在数值上增加。

（3）醒后卒中的真实世界研究 - 奥地利登记研究

奥地利卒中登记研究，是一项国家卒中登记研究，比较了醒后卒中溶栓和清醒状态时（Known of Onset，KOS）溶栓的有效性和安全性。主要分析 rtPA 静脉溶栓的比例，ΔNIHSS ≥ 4 分，sICH 和发病 90 天神经功能结局（mRS）。结果显示：904/12534（7.9%）WUS 和 16694/91899（18.2%）KOS 患者给予 rtPA 静脉溶栓。多数中心采用 DWI/Flair 错配模型给以 WUS 患者 rtPA 静脉溶栓。WUS 组和 KOS 组的基线 NIHSS 分别为 8（5～14）和 9（5～15）。ΔNIHSS ≥ 4 分的比例在两组分别为 38.7% 和 45.4%；sICH 分别为 4.1% 和 4.0%，发病 90 天良好神经功能结局（mRS 0-1）分别为 42.1% 和 41.8%。WUS 静脉 rtPA 溶栓真实世界数据提示，其有效性和安全性和 KOS 患者相当。

76. 目前正在进行的研究

（1）EXTEND 研究和 ECASS-4 研究

EXtending the time for Thrombolysis in Emergency Neurological Deficits（EXTEND）研究是一项随机、双盲、安慰剂对照研究。依据当地指南，对于发病 3/4.5～9 小时的急性缺

血性卒中患者或醒后卒中患者，给予 rtPA 静脉溶栓（剂量 0.9mg/kg 或 0.6mg/kg）或安慰剂。对于醒后卒中，需要选择睡眠时间的中点到醒后的时间 < 9 小时。用 PWI/DWI 错配模型（MRI）（图 29）或 CTP 模型评价半暗带，参数选择 Tmax > 6 秒，应用 DWI/CBF-CT 确定梗死核心。入组的影像学条件包括梗死核心 ≤ 70ml，错配 > 1.2，绝对半暗带体积 > 10 ml 等。ECASS-4 研究和 EXTEND 研究相近，区别在于仅用 PWI/DWI 错配模型（MRI），治疗组只选择 0.9mg/kg 剂量 rtPA 静脉溶栓。

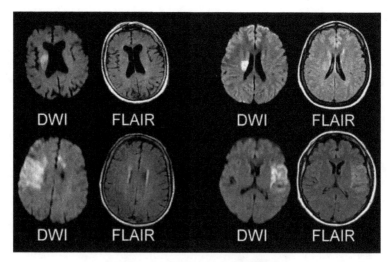

图 29　Fig1DWI/Flair 错配模型

注：左图，DWI 阳性 /Flair 阴性，即错配阳性；右图，DWI 阳性 /Flair 阳性，即错配阴性。

引　自：Thomalla G，Boutitie F，Fiebach JB，et al. Clinical characteristics of unknown symptom onset stroke patients with and without diffusion-weighted imaging and fluid-attenuated inversion recovery mismatch. Int J Stroke，2018，13（1）：66-73.

（2）THAWS 研究

THrombolysis for Acute Wake-up and unclear-onset Strokes

with Alteplase at 0.6 mg/kg Trial（THAWS）研究是在日本进行的一项随机、单盲、对照研究。这似乎是在亚洲人群进行 Wake UP 研究。入选标准包括：年龄＞ 20 岁，最后看起来正常的时间＞ 4.5 小时且距离随机时间＜ 12 小时，发现症状 4.5 小时内开始试验治疗，NIHSS ≥ 5 并且≤ 25 分，DWI-ASPECTS 评分＞ 5 分，无 Flair 高信号。

77. 影像学指导的血管内晚通治疗研究的醒后卒中亚组分析

（1）DAWN 研究

DWI or CTP Assessment with Clinical Mismatch in the Triage of Wake-Up and Late Presenting Strokes Undergoing Neurointervention with Trevo）是一项前瞻性、多中心、适应性随机、开放和盲法终点评价研究。纳入标准包括：年龄≥ 18 岁；最后看起来正常到随机的时间在 6 ～ 24 小时；影像学提示颈内动脉或大脑中动脉 M1 段闭塞；临床和梗死体积错配（A 组定义为：年龄≥ 80 岁，NIHSS ≥ 10 分，梗死体积＜ 21ml；B 组定义为：年龄＜ 80 岁，NIHSS ≥ 10 分，梗死体积＜ 31ml；C 组定义：为年龄＜ 80 岁，NIHSS ≥ 20 分，梗死体积≥ 31ml 并且＜ 51 ml；）。主要研究终点是效用调整的神经功能平均分（utility-weighted modified Rankin scale）和神经功能独立（mRS 0-2）。治疗组和对照组的最后看起来正常到随机的时间平均为 12.2 小时和 13.3 小时。基线 NIHSS 分别为 17（13 ～ 21）分和 17（14 ～ 21）分，其中醒后卒中或发病时间不明的卒中在治疗组占 37%，在对照组占 52%。在预设亚组分析中，影像学指导的醒后卒中或发病时间不明卒中和清醒状态发病卒中的晚通治疗，均能获益。

（2）DEFUSSE 3 研究

缺血性卒中影像学评价后的血管内治疗（the endovascular therapy following imaging evaluation for ischemic Stroke）是一项多中心、开放和盲法终点评价研究（PROBE 设计）。纳入标准包括：年龄 18 ～ 90 岁；最后看起来正常到股动脉穿刺时间在 6 ～ 16 小时；影像学提示颈内动脉或大脑中动脉 M1 段闭塞；NIHSS ≥ 6 分（开始治疗前仍然 ≥ 6 分）；梗死核心体积＜ 70ml，PWI/DWI ≥ 1.8（错配绝对体积 ≥ 15ml）等。首要有效性终点为发病 90 天 mRS 等级分布，次要有效性终点为神经功能良好（定义为发病 90 天 mRS 0 ～ 2 分比例）。治疗组和对照组的最后看起来正常到随机的时间平均约为 11 小时。基线 NIHSS 分别为 16（10 ～ 20）分和 16（12 ～ 21）分，其中醒后卒中或发病时间不明的卒中在治疗组占 66%，在对照组占 61%。在包括清醒状态发病晚通治疗的全部入组人群中，治疗组与对照组的预后良好比例为 2.77（1.63 ～ 4.70），在预设亚组分析中，影像学指导的醒后卒中或发病时间不明卒中患者，治疗组与对照组的预后良好比例为 2.96（1.38 ～ 6.36）。

小结

尽管 WUS 占 AIS 的比例约为 25%，但按照目前指南不能给予 WUS 静脉溶栓。多个观察性研究已经提供足够的证据来依据新的影像学模式区分梗死核心和半暗带。多模式影像学在识别哪些 WUS 患者能够从静脉溶栓中获益，即依据组织学而不是时间静脉溶栓中发挥了关键的作用。Wake Up 研究通过 DWI/Flair 错配模型为 WUS 这组被忽略的人群的静脉溶栓治疗提供了高级别循证医学证据和最佳治疗策略。DAWN 研究和 DEFUSE3 研究亚组分析进一步支持采用组织窗代替时间窗的理念指导血管内治疗WUS。依据多模式影像学指导静脉溶栓或血管内治疗，将在不久的未来成为标准化的临床实践。

参考文献

1. Silva GS，Lima FO，Camargo EC，et al.Wake-up stroke: clinical and neuroimaging characteristics.Cerebrovasc Dis，2010，29（4）：336-342.

2. Mackey J，Kleindorfer D，Sucharew H，et al.Population-based study of wake-up strokes.Neurology，2011，76（19）：1662-1667.

3. Ma H，Parsons MW，Christensen S，et al.A multicentre，randomized，double-blinded，placebo-controlled Phase III study to investigate EXtending the time for Thrombolysis in Emergency Neurological Deficits（EXTEND）.Int J Stroke，2012，7（1）：74-80.

4. Kim YJ，Kim BJ，Kwon SU，et al.Unclear-onset stroke: Daytime-unwitnessed stroke vs. wake-up stroke.Int J Stroke，2016，11（2）：212-220.

5. Thomalla G，Fiebach JB，Østergaard L，et al.A multicenter，randomized，double-blind，placebo-controlled trial to test efficacy and safety of magnetic resonance imaging-based thrombolysis in wake-up stroke（WAKE-UP）.Int J Stroke，2014，9（6）：

829-836.

6. Koga M, Toyoda K, Kimura K, et al.THrombolysis for Acute Wake-up and unclear-onset Strokes with alteplase at 0·6mg/kg（THAWS）Trial.Int J Stroke, 2014, 9（8）：1117-1124.

7. Davis S, Donnan GA.Time is Penumbra: imaging, selection and outcome. The Johann jacob wepfer award 2014.Cerebrovasc Dis, 2014, 38（1）：59-72.

8. Thomalla G, Gerloff C.Treatment Concepts for Wake-Up Stroke and Stroke With Unknown Time of Symptom Onset.Stroke, 2015, 46（9）：2707-2713.

9. Stern GM, Van Hise N, Urben LM, et al.Thrombolytic Therapy in Wake-Up Stroke Patients.Clin Neuropharmacol, 2017, 40（3）：140-146.

10. Thomalla G, Boutitie F, Fiebach JB, et al.Stroke With Unknown Time of Symptom Onset: Baseline Clinical and Magnetic Resonance Imaging Data of the First Thousand Patients in WAKE-UP（Efficacy and Safety of MRI-Based Thrombolysis in Wake-Up Stroke: A Randomized, Doubleblind, Placebo-Controlled Trial）.Stroke, 2017, 48（3）：770-773.

11. Thomalla G, Boutitie F, Fiebach JB, et al.Clinical characteristics of unknown symptom onset stroke patients with and without diffusion-weighted imaging and fluid-attenuated inversion recovery mismatch.Int J Stroke, 2018, 13（1）：66-73.

12. Thomalla G, Simonsen CZ, Boutitie F, et al.MRI-Guided Thrombolysis for Stroke with Unknown Time of Onset.N Engl J Med, 2018, 379（7）：611-622.

13. Krebs S, Posekany A, Ferrari J, et al.Intravenous thrombolysis in wake-up stroke：real-world data from the Austrian Stroke Unit Registry.Eur J Neurol, 2018.

（郑华光　王伊龙　整理）

中国医学临床百家

急性缺血性脑血管病动脉取栓治疗新观点

78. 里程碑式五大介入研究直接获取的经验

（1）快速血管成像是识别适宜患者的关键：五大临床研究之所以有阳性的结论，根本在于采用影像学手段帮助筛选入组患者。这些影像模式包括 CT 或 MRI，运用诸如阿尔伯塔脑卒中计划早期 CT 评分（Alberta Stroke Program Early CT score，ASPECTS）识别梗死大小，或者头颈部 CT 血管成像帮助判读有无 LAO。此外，血管成像也有助于血管内介入治疗医师拟定治疗方案。

（2）取栓支架安全有效：五大临床研究血管内治疗组绝大部分病例都采用了取栓支架。采用取栓支架每治疗 7 例患者，可以减少 2.5 例患者在 90 天后出现不良结局。而且总体操作相关并发症发生率并没有增高。

（3）时间就是大脑：与静脉溶栓类似，对于机械取栓，症状发作到血管内治疗开始时间对于良好结局至关重要。既往血管内介入治疗研究很少涉及工作流程。良好结局与再灌注时间的缩短相关。近期五大研究显示，尽管入组标准较为宽广，但是脑卒中发作到动脉穿刺的平均时间 < 4.5 小时，脑卒中到血管再通时间 < 6 小时。

（4）静脉 rt-PA 仍是标准治疗：五大研究中接受静脉 rt-PA 的人群比例为 73% ～ 100%。静脉溶栓基础上的取栓治疗并不增加治疗风险。尽管静脉 rt-PA 对 LAO 的早期再通贡献有限（ESCAPE 研究中静脉溶栓后 2 ～ 8 小时的 CTA 显示 31% 的患者有血管再通；在血管内介入治疗组，动脉造影显示血管再通比例仅为 8%），采用静脉溶栓对获取早期血管再通依然重要，但同时避免血管内介入治疗的延误亦是关键。影像检查到血管再通是这个过程中重要的时间标尺。

79. 临床证据边缘及某些特殊患者的血管内治疗

与其他医学领域相似，缺血性脑卒中血管内介入治疗的随机对照研究同样需要合理地应用于每例患者。临床上有些病例是否干预可从研究证据自然外推获取，但是也有缺乏相应临床证据的情况（表 47）。

表 47　机械取栓缺乏相应证据的情况

年龄过大或过小（儿童或年龄过大）
轻型脑卒中
迟发性脑卒中或未知发病时间的脑卒中

续表

缺血性脑卒中合并远端血管闭塞

后循环缺血性脑卒中

清醒镇静 *vs.* 全身麻醉

颅内动脉和颅外动脉串联闭塞的最佳处理方式

围手术期血压管理和抗血小板药物使用

80. 年龄过大患者或儿童脑卒中的血管内介入治疗

年龄过大或过小患者行血管内介入治疗极富挑战。最近的研究对年龄 ≥ 80 岁患者的亚组分析结果并没有悖于总的研究结论。有一项研究显示，该亚组的死亡率显著下降（ESCAPE 研究 90 天的死亡率减少了 24%）。尽管亚组分析有其固有局限性，但高龄不应成为血管内介入治疗的排除标准，而对患者病后状态的总体评价和起病前状况的详细了解则更为重要。另一方面，目前几乎没有证据表明对年龄过小患者行血管内介入治疗是否有效。脑卒中是儿童因急性神经功能缺损而致残的一项重要原因。近期一篇关注脑卒中后长期致残性的论文认为，既往关于儿童脑卒中因脑的可塑性强而恢复程度会更好的观念似乎缺乏证据支持，至少与年轻的成年人相比是如此。

一些小样本的研究数据表明血管内介入治疗可能是某些经严格筛选儿童脑卒中患者的有效干预方法。与成人脑卒中不同，儿童脑卒中患者要更多考虑病因学方面的因素，包括遗传性易栓症、代谢性疾病、血管炎、先天性心脏病以及其他获得性疾病（恶性肿瘤相关高凝状态或动脉夹层）。此外，由于体型差异，在介入操作技巧层面，1 岁患儿会迥异于 15 岁青少年脑卒中患者。

81. 血管内介入治疗依照时间窗还是影像窗

发病时间≤ 6 小时已是机械取栓的适应证。如果面临一个发病时间超过 10 小时的患者，影像学和临床评估又符合条件，是否可以对其行血管内介入治疗？此时由发病时间还是影像学检查来确定患者能否行血管内介入治疗呢？在临床实践中，最好还是将两者结合起来帮助抉择。时间延长必会导致梗死核心增大。基于以上考虑，五大临床研究都拓宽了入组标准，不再死守静脉溶栓的 4.5 小时时间窗。ESCAPE 研究更是入组了 49 例发病时间在 6 ～ 12 小时的患者，CT 提示梗死为小到中等大小的病灶（ASPECTS ＞ 5），且多模 CT 血管成像显示侧支代偿良好。其研究结果表明，发病时间 6 ～ 12 小时的患者同样能够从血管内介入治疗中获益 [总比值比（*cOR*）=2.3，95%*CI* 0.8 ～ 6.8]，且未增加不良事件的发生率。但该研究由于效能不足不能进行统计学分析。由于排除了侧支代偿差和大的梗死核心的患者，也很难分析影像学检查结果与治疗效果之间的交互关系。DAWN 试验是一项多中心、前瞻性、随机化、开放标签研究，其终点使用盲法评估。该研究在美国、加拿大、欧洲、澳大利亚的 26 家中心开展，由于在进行预设的中期分析时，取栓组较对照组显示出显著优势而提前终止，共有 206 例患者入组。该研究较既往几大 RCT 的区别，除使用 Trevo 而非 Solitaire 外，入组标准有两大不同：①患者从最后看起来正常至随机化时间为 6 ～ 24 小时；②筛选方案为临床神经功能缺损症状严重程度与梗死面积不匹配——"临床 - 影像不匹配"（NIHSS 评分和 MRI-DWI/ CTP-rCBF 的梗死体积不匹配），定义为 A 组：≥ 80 岁，NIHSS ≥ 10 分，梗死体积＜ 21 ml；B 组：＜ 80 岁，NIHSS ≥ 10 分，梗死体积＜ 31 ml；C 组：＜ 80 岁，NIHSS ≥ 20 分，梗死体积＜ 51ml。最终试验结果显示：有效性结局 [90 天效用加权 mRS 和神经功能独立(mRS ≤ 2 分)概率] 取栓组都显著优于对照组；安全性结局(24 小时的 sICH 和 90 天任何原因所致的死亡)在两组间没有显著差异。

DEFUSE3 研究是 DEFUSE 系列研究中关于血管内治疗的试验，为一项多中心、随机、开放标签、盲法评价结局的临床研究，旨在明确距最后正常时间 6 ～ 16 小时的大血管（颈动脉 / 大 脑中动脉 M1）闭塞患者是否可以从取栓治疗中获益。患者选择术前 mRS ≤ 2 分，年龄 18 ～ 90 岁，脑梗死核心体积扩展至 70 ml。发病到开始血管内治疗时间为 6 ～ 16 小时，要求缺血区 / 梗死区体积比≥ 1.8，缺血区与梗死区体积错配面积＞ 15 ml。治疗方面可以应用 FDA 批准的任何取栓装置。结果显示：90 天 mRS 分值的中位数，机械取栓联合药物治疗组显著优于单纯药物治疗组；90 天良好预后（mRS 0-2）的患者比例，取栓组显著优于药物组；90 天死亡率，取栓组和药物组无统计学差异；24 小时 90% 以上再灌注比例，取栓组显著优于药物组；24 小时血管完全开通率，取栓组显著优于药物组；两组 sICH 差异无统计学意义，总体死亡率取栓组稍低。DEFUSE 3 的结果表明对于发病 6 ～ 16 小时、半暗带阳性的患者，联合取栓相比单纯药物治疗有更好的 90 天神经功能预后和更好的血管再通率，但 24 小时梗死体积无显著差异。

82. 颅内外血管串联病变的血管内介入治疗

颈动脉合并颅内动脉闭塞患者的治疗效果令人满意。ESCAPE 研究及 REVASCAT 研究的 *cOR* 分别为 9.6 和 4.3，95%*CI* 分别为 2.6～35.5 和 1.5～12.5。尽管这部分亚组患者能从机械取栓中显著获益，但对于颈动脉闭塞的最佳处理流程尚不明确。一般来说，颈动脉闭塞有 3 种不同的治疗方式：①越过颈部病变，择期再行颈动脉内膜剥脱术或颈动脉支架置入术；②颅内血管闭塞之前行血管成形术和支架置入术；③颅内动脉再通后，行颈动脉血管成形术和支架置入术。另外，颈动脉支架置入术围手术期的抗血小板治疗方案也不明确。五大临床研究的 Meta 分析有可能解决这个问题，同时，需要设计涵盖上述几种治疗方式的随机对照研究来确定针对这个亚组的最佳处理方式。

83. 轻型脑卒中患者的血管内介入治疗

五大临床研究未能确切解答近端血管闭塞但 NIHSS 评分却很低的缺血性脑卒中患者是否可从血管内介入治疗中获益，这种情况在急性脑卒中治疗领域极富挑战性。虽然 MR CLEAN 研究入组了 NIHSS 评分 ≥ 2 分的患者，但这些研究绝大多数入组的患者均为中重度脑卒中（NIHSS 评分 > 5 分）。更为棘手的是，

NIHSS 评分并不能全面评估有意义的神经功能缺损。比如对于左右半球脑卒中来说，NIHSS 评分会存在偏差。左大脑半球梗死患者的 NIHSS 评分较右大脑半球的评分更高，但是左大脑半球梗死患者 90 天时的神经功能恢复却相对较好。目前已经发现轻型脑卒中可以致残（大约 1/4 患者无法自行返家，1/10 患者需要入住疗养院）。从病理生理学角度讲，部分近端血管闭塞脑卒中的患者临床症状却很轻微，这种"mismatch"可能与侧支循环的代偿或者仍有前向血流通过血栓有关。这类患者约有 ≤ 20% 会脑卒中复发或者症状进展，原因可能是血栓脱落、不完全的侧支循环代偿或者血流动力学不稳定。在临床实践中，LAO 的患者如大脑中动脉近端闭塞，症状轻微者并不常见。至少目前来说，对这部分人群的干预策略证据并不充分，应该摒弃机械刻板地依赖 NIHSS 评分，而应根据患者年龄、影像学特征、脑组织功能、路径的难易、介入医师的技能等综合因素进行个性化临床评估。EXTEND IA 研究及 SWIFT PRIME 研究均用 CT 灌注成像确定小的梗死核心。症状轻微的患者借助 CT 灌注成像能够进一步了解有无灌注的不匹配，从而指导治疗。

84. 远端血管闭塞导致的缺血性脑卒中的血管内介入治疗

大脑中动脉 M1 段远端血管闭塞没有充分的血管内介入治疗证据。由于远端血管解剖结构的复杂多变和受累脑组织及神经功能缺损症状的差异，这部分亚组患者存在相当的异质性。而且，远端血管闭塞通常与微小血栓相关，且 rt-PA 的效果很好。部分 M2 段闭塞脑卒中患者症状重，NIHSS 评分高，比症状轻微者似乎更适合血管内介入治疗。目前的血管内介入治疗器械适于对 M1 段近端闭塞进行取栓和抽吸，如用于远端血管闭塞，其安全性和有效性可能会存在差异。目前五大临床研究也纳入了相当数量的 M2 段闭塞患者，综合分析可能更倾向于机械取栓有效的结论。介入器械的改善有助于提高远端血管闭塞机械取栓的安全性。

85. 后循环缺血性脑卒中的血管内介入治疗

后循环血管闭塞的介入治疗同样缺乏确切证据。急性基底动脉闭塞血管内介入治疗对操作的要求更为精细，因其供应中枢神经系统极为重要的一部分——脑干，通常小面积的脑干梗死即可产生严重的临床后果。而由于侧支血流的缘故，溶栓剂能够作用于基底动脉血栓的两端，因此基底动脉血栓对于 rt-PA 的治疗效果可能会更好。ENDOSTROKE 研究纳入 148 例患者，提示使用取栓支架与良好的临床预后有关。目前该研究的Ⅲ期随机对照试验正在进行中，其结论有助于澄清本议题。

86. 血管再通/灌注再通的效果评估

在目前的临床试验中，灌注再通分为 mTICI 2B（modified treatment in cerebral infarction）（血流灌注 ≥ 50% 远端缺血区）和 mTICI 3（远端缺血区血流完全恢复灌注）。从技术上来讲，应有更广泛的血管再通定义。也有主张将 mTICI 2C（除了少许远端皮层动脉慢血流或者可见小的皮层动脉栓塞，远端缺血区几乎完全恢复灌注）纳入灌注再通范畴。有文章显示与 mTICI 2B 患者相比，mTICI 2C 患者的预后更好。实现血管再通依然存在着一些问题，介入医师应该在什么时候结束手术？在紧张的急诊手术期间，不可过分追求完美。过分追求完美灌注可能会增加手术的并发症。良好的灌注可能与多种因素相关，虽然闭塞血管的机械再通能够进一步改善灌注，但是再灌注还有其他方面的相关因素，如闭塞血管供血区可挽救脑组织缺失，无论血管再通与否，结局都是灌注不良。

87. 临床试验证据应用的挑战

实施已知的临床试验证据仍面临诸多挑战：①高效救治系统对于符合条件的脑卒中患者实施及时治疗至关重要。②未来的技术创新会影响脑卒中救治的发展。③与其他医学领域相似，血管内介入治疗的指征存在超越目前介入治疗适应证的趋势（如 A2 段、M2 段闭塞，发病时间超过 6 小时等）。对于这些情况，尚不确定是设计随机对照试验还是实施注册研究来获取证据。④必须提高治疗的普及率及降低治疗经济费用，这对发展中国家十分关键。国内及国际治疗指南理应以循证医学为指导同时应与目前临床研究的最新进展相同步。迅速更新的中国、美国、加拿大的指南就是最好的例证。鼓励进行注册研究来考察真实世界中血管内治疗的应用情况。通过分析注册研究中接受介入治疗患者的结局和并发症情况，判断临床实践是否像临床试验那样安全有效。注册研究可以在一个国家或者多个国家实施，但应避免器械厂商的参与。目前，荷兰和欧洲正在进行一些注册研究。应鼓励新的介入治疗方法及适应指征。以循证医学为基础的指南不仅指出证据边界，还有助于确定新临床试验的研究方向。

88. 如何创建合理有效的救治系统

（1）脑卒中血管内介入治疗的开展必须依靠团队协作：团队包括以下 4 个领域的专业人员：①内科团队，包括急诊或者脑卒中团队医师、麻醉医师；②临床脑卒中及神经重症医师；③影像医师；④介入医师。同步的工作流程，团队协作及相互信任有助于缩短急诊到灌注再通时间间隔。与其他医疗领域相似，脑卒中的血管内介入治疗同样存在流量-预后关系。需要确定平均每个中心取得预后良好且达到标准并发症率最少患者的治疗数。配备随时待命（24 小时 ×7 天）训练有素的血管内治疗团队是最佳救治的保障。

（2）建立集中的血管内介入治疗中心所面临的另一项挑战是患者的院前识别：目前已经有几种识别脑卒中及其严重性的评分系统，这些评分系统应该尽快应用于临床实践。因此，对相关医务人员的培训是非常重要的，以便院前医务人员也能迅速而准确地判断颅内大动脉闭塞。"脑卒中救护车"可以配备移动脑血管成像技术，在充分保护患者隐私的情况下推荐通过视频远程指导现场救治。考虑到急性脑卒中患者临床表现的多样性，有时呈现非脑卒中临床表现，制定高敏感度与特异度的院前脑卒中识别方法也至关重要。

（3）地理环境，人口差异及密度也会影响血管内介入治疗的实施。有证据表明：与未进行脑血管影像学检查直接转送至血管内介入治疗中心的直达模式（mothership）相比，在初级医院诊断大血管近端闭塞后给予静脉溶栓然后再转运至血管内介入治疗中心的转运模式（drip and ship）会造成再通延误。但是，如果转运至血管内介入治疗中心的时间过长，患者可以在初级医院进行血管影像学检查后，尽早进行静脉溶栓及判断是否需要介入治疗，患者也许也能从中获益。直接转运至介入治疗中心还是初级医院取决于颅内动脉闭塞的可能性、初级医院到介入中心的距离、时间-治疗效果的关系等。明确脑卒中治疗中的时间尺度，如入院至动脉穿刺时间，可以帮助决策患者就诊模式。比如患者距离介入治疗中心比初级脑卒中心远 30 分钟，但是介入治疗中心的入院至动脉穿刺的时间中位数小于 30 分钟，那么应在不延误静脉溶栓的情况下将患者直接送往介入治疗中心。时间尺度也应纳入初级脑卒中心的监管。对于初级中心，心血管专业应用"入院-出院时间"这一时间尺度来提高工作流程。如果初级中心的入院-出院时间≤ 30 分钟也许将使得治疗-转运模式更有效。总体而言，需要进一步评估治疗时间和临床预后的关系，并在未来注册研究或者新器械研究中引入这些概念。此外，电子化可视设备将有助于提高入院到静脉注射以及影像学检查到动脉穿刺的时间。

（4）优先转运模式会导致一些经济问题，这些问题异常复杂，同时需要用政治手段干预。当患者直接转运至第三级诊疗中心时，初级脑卒中中心便会失去救治患者的机会，从而产生经济和工作量的问题，影响脑卒中救治数量及技能，同样也会影响该脑卒中中心吸引合格员工的能力。初级脑卒中中心可能会开展血管内介入治疗工作来进行自我升级，但会产生更多缺乏经验的低流量中心，在重复上述试验结果时丧失有效性。解决这一问题的办法是建立区域性的合作网络，即共同分配模型，通过确立转运–回航模式（drip and ship and ship back），AIS 救治能够在第三级诊疗中心建立制定遣返的制度。这种模式能够在血管内介入治疗中心和初级中心共同分配医疗资源，即避免大中心繁重的脑卒中救治，也能使该地区的脑卒中病床利用更为优化。

89. 五大临床研究汇总病例 Meta 分析的目的

五大临床研究显示对于 LAO 急性缺血性脑卒中使用二代血管内再通治疗（主要是取栓支架）的疗效强于内科治疗。但从上述研究还不能完全阐释一些不惑，如对于症状发作时间超过 6 小时者血管内介入治疗的获益与风险如何，症状发作时间 6 小时以内者随着时间延长的获益程度如何变化。考虑到当前指南及共识推荐在症状发作 6 小时内可使用取栓支架，美国 FDA 批准取栓支架可以在症状发作 8 小时以内使用，加拿大指南指出可以选择性对症状发作 12 小时内的患者使用取栓支架。进一步了解这些临床研究所揭示的工作流程中的时间间隔指标有助于对真实世界中的临床实践进行质量改进。为此，五大临床研究的研究者同意汇总病例进行 Meta 分析（time to treatment with endovascular thrombectomy and outcomes from ischemic stroke：a Meta-analysis），期望用更大的统计学效能阐明血管内介入治疗相关的时间间隔（指标）与获益的关系和不同程度的延误与功能性结局、死亡率及症状性颅内出血的关系。

90. 五大临床研究汇总病例 Meta 分析的研究方法

采用混合法有序或二分类逻辑回归分析了时间对每个有序或二分类结局概率的影响，并且认为各个试验之间以及试验与治疗之间的交互作用为随机效应变量。在主要分析中，建立时间间隔（连续性变量）与某一特定结局（是指 90 天 mRS 评分，有序等级变量）呈线性相关模型，从而计算出血管内治疗与药物治疗的优势概率。由于模型包括两个随机治疗组，因而时间和治疗方式的交互作用也要计算出来。除了这些线性模型，还利用非线性模型来探索再灌注时间与结局（90 天 mRS 评分：6 分法）的关系，并且应用混合法二分类逻辑回归模型计算优势概率，最后采用加权散点平滑回归技术进行绘图。反映 mRS 评分残障分布的有序位移的 *cOR* 被视为这些模型的主要效应指标。通过使用算法联合结果表和排列测试方法得到的平均值来计算患者 mRS 良好预后比例的绝对风险差异（absolute risk difference，*ARD*）。对于二分类结局，使用 Logistic 回归模型得到预测比例的差异来计算 *ARD*。校正分析的变量包括：年龄（连续型变量）、性别（二分类变量）、NIHSS 评分、闭塞部位（三分类变量）、ASPECTS（连续型变量）、是否使用 rt-PA（二分类变量）。种族没有纳入校正分析是因为某些试验所在国家种族信息的采集是法律禁止的，而且种族／民族不是已知的大血管缺血性脑卒中预后的主要独立决定因素。比较的时间间隔包括：①症状发作到随机化时间间隔；②症状发作到预期动脉穿刺时间间隔；③急诊至随机化时间间隔；④急诊到预期动脉穿刺时间间隔。症状发作时间是患者已知最后正常的时间。症状发作到预期动脉穿刺的时间是症状发作到随机化的时间间隔和所在研究的随机化到动脉穿刺时间间隔之和。

91. 五大临床研究汇总病例 Meta 分析的研究结果

（1）研究共纳入 1287 例患者，其中血管内治疗组 634 例，药物治疗组 653 例。两组患者及不同时间间隔分组的基线资料见表 46。除了血管内治疗组静脉溶栓比例比药物治疗组稍低以外（83% *vs.*87%，*P*=0.04），其他的基线资料基本匹配。症状发作到随机化的时间是 196 分钟 [四分位间距（interquartile range，*IQR*）142 ～ 167 分钟，全距（range，*R*）37 ～ 713 分钟]。

（2）3 个月 mRS 在血管内治疗组为 2.9（95%*CI* 2.7 ～ 3.1），而药物治疗组为 3.6（95%*CI* 3.5 ～ 3.8）。在血管内介入治疗组，残障程度较轻的总 *OR* 是药物治疗组 2.49（95%*CI* 1.76 ～ 3.53），*ARD* 38.1%（*P* < 0.01）。随着时间延长，血管内治疗组残障比例更高，而在药物治疗组则无这样的趋势（表 48）。如症状发作到预期穿刺的时间为 3 小时，总 *OR* 是药物治疗组 2.79（95%*CI* 1.96 ～ 3.98），*ARD* 39.2%。如症状发作到预期穿刺的时间为

表 48　基于不同时间窗和治疗方式进行分组的患者基线资料汇总

项目	症状发生至随机分组时间间隔				治疗组	
	30 ～ 120 分钟	121 ～ 240 分钟	241 ～ 360 分钟	> 360 分钟	血管内介入	药物治疗
患者例数 *	194	657	352	79	634	653
年龄 M（SD）	68.7 (11.8)	66.5 (12.9)	65.8 (13.5)	64.5 (14.7)	66.3 (13.2)	66.7 (12.9)
18 ～ 79 岁 （%）	159 (82)	548 (83.4)	307 (87.7)	68 (86.1)	527 (83.1)	558 (85.8)
≥ 80 （%）	35 (18)	109 (16.6)	43 (12.3)	11 (13.9)	107 (16.9)	92 (14.2)
女性比例 （%）	103 (53.1)	302 (46)	157 (44.7)	42 (53.2%)	304 (47.9)	301 (46.2)
既往史（%）						
心房颤动	74 (38.1)	198 (30.1)	125 (35.6)	27 (34.2)	209 (33)	215 (33)
高血压	124 (63.9)	373 (56.8)	197 (56.1)	46 (58.2)	352 (55.5)	388 (59.5)
高脂血症	64 (33)	228 (34.7)	120 (34.2)	31 (39.2)	207 (32.6)	236 (36.2)
糖尿病	43 (22.2)	114 (17.4)	50 (14.2)	11 (13.9)	103 (16.2)	115 (17.6)
脑卒中/TIA	27 (13.9)	78 (11.9)	42 （12）	7 (8.9)	79 (12.5)	76 (11.7)
吸烟史	49 (30.4)	221 (35.4)	116 (34.4)	17 (26.2)	194 (33.2)	210 (34.7)
基础血糖 (mg/dl)	135.9 (90.4)	134.2 (83.5)	131.6 (43.5)	124.2 (31.3)	134.4 (83.6)	131.9 (62.1)
脑卒中前 mRS 评分 （%） [#]						
0	154 (79.4)	532 (81)	297 (84.4)	72 (91.1)	524 (82.6)	533 (81.6)
1	30 (15.5)	92 (14)	36 (10.2)	4 (5.1)	78 (12.3)	84 (12.9)
2	6 (3.1)	19 (2.9)	10 (2.8)	2 (2.5)	20 (3.2)	17 (2.6)
3 ～ 5	4 (2.1)	14 (2.1)	9 (2.6)	1 (1.3)	12 (1.9)	19 (2.9)
NIHSS, M (SD) [&]	17.2 (5.6)	17 (5.3)	16.5 (5.1)	16.1 (5.5)	16.8 (5.1)	16.8 (5.5)

续表

项目	症状发生至随机分组时间间隔				治疗组	
	30～120分钟	121～240分钟	241～360分钟	＞360分钟	血管内介入	药物治疗
1～10	25 (13)	87 (13.3)	48 (13.7)	12 (15.4)	74 (11.7)	98 (15.1)
11～15	45 (23.3)	145 (22.1)	86 (24.5)	32 (41)	168 (26.6)	142 (21.9)
16～20	69 (35.8)	253 (38.6)	136 (38.7)	17 (21.8)	237 (37.6)	238 (36.7)
≥ 21	54 (28)	170 (26)	81 (23.1)	17 (21.8)	152 (24.1)	170 (26.2)
来院方式（%）						
直接就诊	187 (97.9)	496 (75.5)	133 (37.8)	52 (66.7)	441 (69.8)	428 (66)
转院	4 (2.1)	161 (24.5)	219 (62.2)	26 (33.3)	191 (30.2)	220 (34)
取栓前行 rt-PA 治疗	166 (85.6)	585 (89.0)	306 (86.9)	36 (45.6)	526 (83.0)	569 (87.1)
闭塞血管						
ICA	62 (32.1)	141 (21.8)	55 (16.2)	17 (21.8)	133 (21.3)	144 (22.5)
M1 MCA	120 (62.2)	455 (70.2)	259 (76.2)	56 (71.8)	439 (70.5)	452 (70.6)
M2 MCA	11 (5.7)	52 (8)	26 (7.6)	5 (6.4)	51 (8.2)	44 (6.9)
ASPECTS，M (SD) ☆	9 (1.4)	8.4 (1.7)	7.8 (2)	8.0 (1.6)	8.3 (1.7)	8.3 (1.8)
9～10	143 (75.3)	367 (56.2)	142 (41.2)	33 (45.8)	325 (52.4)	361 (56.1)
7～8	38 (20)	195 (29.9)	133 (38.6)	31 (43.1)	212 (34.2)	188 (29.2)
5～6	5 (2.6)	64 (9.8)	45 (13)	6 (8.3)	58 (9.4)	62 (9.6)
0～4	4 (2.1)	27 (4.1)	25 (7.2)	2 (2.8)	25 (4)	33 (5.1)
出现症状到随机分组时间（中位数）	101 (86～112)	176 (148～207)	284 (262～314)	410 (383～525)	196 (142～260)	196 (142～270)

注：*：按时间间隔进行分组的患者比按治疗方式进行分组的患者少 5 例，因为这 5 例患者没有记录随机化时间；#：mRS 评分 0～6 分，评分越高，代表残疾的可能性越大；&：NIHSS 评分总分 42 分，评分越高，代表神经功能缺损越重；☆：ASPECTS 评分总分 10 分，评分越高，代表梗死核心越小。

6 小时，总 *OR* 是药物治疗组 1.98（95%*CI* 1.30 ～ 3.00），*ARD* 30.2%。如症状发作到预期穿刺的时间为 8 小时，总 *OR* 是药物治疗组 1.57（95%*CI* 1.96 ～ 3.98），*ARD* 15.7%。功能独立的比值（mRS 0-2）也有类似的下降，在 3 小时，*OR* 为 2.83（95%*CI* 2.07 ～ 3.86），*ARD* 23.9%（95%*CI* 12.5% ～ 35.2%）；在 6 小时，*OR* 为 2.32（95%*CI* 1.56 ～ 3.44），*ARD* 18.1%（95%*CI* 5.7% ～ 30.5%）；在 8 小时，*OR* 为 2.03（95%*CI* 1.03 ～ 3.99），*ARD* 14.3%（95%*CI* 0.1% ～ 28.5%）。预期症状发作到预期动脉穿刺在 7 小时 18 分以后，血管内治疗组与药物治疗组相比无统计学差异（图 30）。

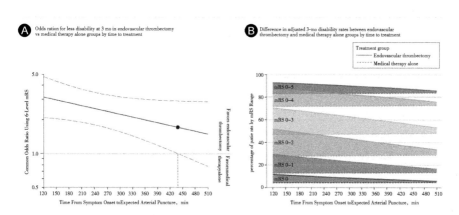

图 30　两组患者症状出现时间至预期动脉穿刺时间与 3 个月内残疾程度的关系
（彩图见彩插 12）

（3）治疗效应未受症状发作到急诊时间的影响，而是与急诊以后的时间间隔相关（表 49）。较佳的临床结局（mRS0-1）和症状性出血及大的血肿在各个时间间隔分组中没有明显的交互

表49 血管内机械取栓组和药物治疗组患者每延迟1小时与残疾水平、功能独立、3个月死亡率的关系

| | 血管内介入组 | | 药物治疗组 | | P值 |
	OR (95%CI) 每延迟1小时	*ARD, % (95%CI) 每延迟1小时	OR (95%CI) 每延迟1小时	*ARD, % (95%CI) 每延迟1小时	治疗组
发病至随机分组时间间隔					
mRS转换#	0.88 (0.81~0.96)	-4.7	0.98 (0.89~1.07)	-0.5	0.1
mRS0-2	0.87 (0.79~0.97)	-3.4 (-5.8~-0.8)	0.92 (0.81~1.05)	-1.6 (-3.9~1.0)	0.49
死亡率	1.11 (0.96~1.27)	1.4 (-0.5~3.4)	0.88 (0.76~1.03)	-1.9 (-3.9~0.5)	0.03
发病至动脉穿刺的时间间隔&					
mRS转换#	0.88 (0.80~0.96)	-5.3	0.98 (0.89~1.08)	-0.5	0.07
mRS0-2	0.87 (0.78~0.96)	-3.4 (-6.1~-1.0)	0.93 (0.82~1.06)	-1.4 (-3.7~1.2)	0.37
死亡率	1.12 (0.97~1.30)	1.5 (-0.4~3.7)	0.88 (0.76~1.02)	-1.9 (-3.9~0.5)	0.02
发病至再灌注的时间间隔					
mRS转换#	0.87 (0.79~0.95)	-6.1	0.99 (0.90~1.09)	-0.4	0.046
mRS0-2	0.85 (0.77~0.95)	-4.0 (-6.4~-1.3)	0.94 (0.83~1.06)	-1.2 (-3.5~1.2)	0.25
死亡率	1.16 (1.01~1.32)	2.0 (0.1~4.0)	0.88 (0.76~1.02)	-1.9 (-3.9~0.5)	0.048
发病至急诊的时间间隔					
mRS转换#	1.01 (0.93~1.09)	0	0.99 (0.91~1.08)	0	0.79
mRS0-2	1.00 (0.93~1.08)	0.0 (-1.8~1.9)	0.95 (0.81~1.10)	-1.0 (-3.9~1.9)	0.52
死亡率	1.01 (0.88~1.16)	0.1 (-1.6~2.0)	0.90 (0.78~1.03)	-1.6 (-3.5~0.4)	0.21

续表

	血管内介入组		药物治疗组		P 值
	OR (95%CI) 每延迟 1 小时	*ARD, % (95%CI) 每延迟 1 小时	OR (95%CI) 每延迟 1 小时	*ARD, % (95%CI) 每延迟 1 小时	治疗组
急诊至随机分组的时间间隔★					
mRS 转换 #	0.56 (0.46~0.68)	-16.2	0.97 (0.81~1.16)	-1.2	< 0.001
mRS0-2	0.55 (0.43~0.71)	-14.1 (-19.2~-8.3)	0.96 (0.75~1.24)	-0.8 (-5.2~4.4)	0.002
死亡率	1.42 (1.08~1.88)	5.1 (1.0~10.1)	0.95 (0.72~1.26)	-0.8 (-4.5~3.8)	0.049
急诊至动脉穿刺的时间间隔▲					
mRS 转换 #	0.56 (0.47~0.67)	-16.8	0.98 (0.82~1.16)	-1.2	< 0.001
mRS0-2	0.55 (0.43~0.71)	-14.1 (-19.2~-8.3)	0.94 (0.74~1.19)	-1.2 (-5.4~3.5)	0.001
死亡率	1.44 (1.11~1.87)	5.4 (1.4~10.0)	0.98 (0.75~1.27)	-0.3 (-4.0~3.8)	0.03
急诊至再灌注的时间间隔▼					
mRS 转换 #	0.57 (0.48~0.67)	-16.7	0.95 (0.80~1.12)	-2.2	< 0.001
mRS0-2	0.56 (0.45~0.70)	-13.7 (-18.2~-8.6)	0.91 (0.73~1.13)	-1.8 (-5.7~2.4)	0.001
死亡率	0.91 (0.88~0.93)	-1.2 (-1.6~-0.9)	1.06 (0.84~1.33)	0.9 (-2.5~4.8)	0.02

注：*：绝对风险差异：负值表示在后期治疗时较低的风险差异，正值表示后期治疗时较高的风险差异；#：mRS 转换．把 7 个等级的 mRS 评分转换为 6 个等级（5 分或 6 分认为是较差的预后后予以合并）；&：症状开始到随机化时间间隔加上所在研究随机化至动脉穿刺的时间间隔。动脉穿刺表示治疗的开始；★：症状开始到随机化时间间隔加上所在研究随机化至动脉再通的时间间隔。动脉再通定义为 mTICI2B 或 3 分；▲：急诊到随机化时间间隔加上所在研究随机化至动脉再通的时间间隔；▼：急诊到随机化时间间隔加上所在研究随机化至动脉再通的时间间隔。

作用。

（4）634 例血管内治疗组，607 例进行了动脉穿刺（95.7%），563 例进行了机械取栓（88.8%）。未行介入治疗最主要的原因是闭塞血管出现再通。549 例机械取栓的患者有 mTICI 的记录，390 例基本上获得再通（71.0%）。607 例进行了动脉穿刺的患者，症状发作到动脉穿刺的中位时间是 238 分钟（*IQR* 180 ～ 302 分钟），症状发作到再灌注是 301 分钟（*IQR* 226 ～ 384 分钟）。

（5）在血管内治疗组中获取灌注再通的人群，症状发作到灌注再通时间的延误与 3 个月后更高的残障水平有关。症状发作到灌注再通时间每延迟 9 分钟，每 100 例患者就会增加 1 例残障水平恶化（mRS 增加 1 分或更多）。症状发作到灌注再通时间为 180 分钟时，3 个月功能独立患者（mRS0-2）的比例为 64.1%，当时间为 480 分钟时，这一比例则为 46.1%。急诊到灌注再通的时间每延迟 4 分钟，每 100 例患者就会增加 1 例残障水平恶化（mRS 增加 1 分或更多）。直接到院的患者（非转运患者），3 个月功能独立患者（mRS 0-2）的比例与急诊到灌注再通时间和影像成像到灌注再通时间有关，而病死率、症状性颅内出血和大的血肿与到灌注再通时间的延误无关（图 31、图 32）。

（6）以年龄、脑卒中基线评分、血栓部位、ASPECTS 评分、直接到院抑或转院、静脉 rt-PA 开始时间进行亚组分析，均可见到随着症状发作到再灌注时间的延误，3 个月功能独立患者（mRS0-2）的比例亦有下降。这一下降的趋势在静脉 rt-PA 使用者和 rt-PA 使用禁忌者更为明显，症状发作到再灌注时间每延误

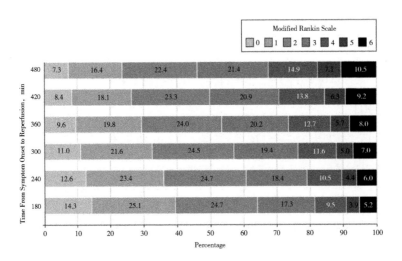

图 31　使用校正后的有序逻辑回归模型分析血管内介入组患者的不同症状出现至完全再灌注时间间隔与 90 天残障结局的关系（彩图见彩插 13）

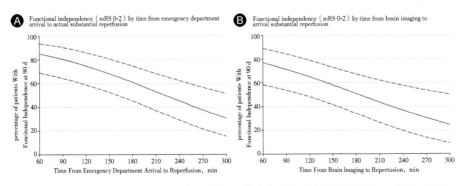

图 32　直接来院的血管内介入组达到完全再灌注患者的院内治疗速度与 3 个月功能独立结局（mRS 0-2）间的关系

1 小时，前者残障独立患者比例下降 7.4%（95%CI 3.8% ～ 7.9%），后者下降 3.4%（95%CI 0.5% ～ 7.3%），P=0.04。

（7）转院患者较直接入院患者的急诊到动脉穿刺时间更短，前者 81 分钟（IQR 58 ～ 105 分钟），后者 116 分钟（IQR 83 ～ 160 分钟），P ＜ 0.001。但症状发作到急诊时间前者（207 分钟，

IQR 160 ～ 256 分钟）长于后者（65 分钟，*IQR* 44 ～ 116 分钟），*P* < 0.001，这也导致症状发作到随机化时间前者（260 分钟，*IQR* 215 ～ 310 分钟）长于后者（165 分钟，*IQR* 125 ～ 226 分钟），*P* < 0.001。

时间被认为是一个连续变量。校正数据包括年龄、性别、基线 NIHSS 评分、闭塞部位、行静脉 rt-PA 治疗等。

图 30A：6 级 mRS（将 mRS 5-6 分视为最差结局）。实性曲线显示的是采用 6 级 mRS 评分的血管内介入组与药物组间总 *OR* 值的最佳线性关系。虚性曲线表示 95%*CI*。相互作用的 *P* 值为 0.07。95%*CI* 的下界在 438 分钟时越过总 *OR*=1（垂直蓝色虚线）。采用 7 级 mRS 评分（即认为 5 分是比 6 分更好的预后），95%*CI* 下界在 418 分钟越过总 *OR*=1。

图 30B：每个色带上界实线显示的是血管内介入组残障结局比例；下界虚线显示的是药物治疗组的残障结局比例。色带的宽度表明在每个时间点血管内介入组和药物治疗组之间不同残障结局比例的绝对差异。分类变量是累积性的，即 mRS 0-3 囊括了所有 mRS 0-3 的患者。在症状发作到预期动脉穿刺时间为 300 分钟，竖轴上截距表示相应评分组患者人群的比例（mRS 0：血管内治疗组 8.3%，药物治疗组 4.3%；mRS 0-1：血管内治疗组 22.9% 对应药物治疗组 12.9%；mRS 0-2：血管内治疗组 43.1% 对应药物治疗组 28.2%；mRS 0-3：血管内治疗组 62.7% 对应药物治疗组 47.3%；mRS 0-4：血管内治疗组 82.4% 对应药物治疗组 72.0%；mRS 0-5：血管内治疗组 90.0% 对应药物治疗组

83.3%）。

数据源自血管内治疗后达到完全再灌注（mTICI 2B 或 3 级）的 390 例患者。治疗时间为连续变量，每一行在横轴截距代表不同评分所占的比例。校正变量包括年龄、性别、脑卒中严重程度（基线 NIHSS 评分）、闭塞病变部位、静脉 rt-PA。

数据源于直接来院的血管内介入组中达到灌注再通（mTICI 评分 2B 或 3）的 390 例患者。采用 Logistic 回归，以时间为连续变量（图 32A：急诊到灌注再通时间，图 32B：脑成像到灌注再通事件），校正变量包括年龄、性别、脑卒中严重程度（基线 NIHSS 评分）、闭塞病变部位、静脉 rt-PA。实线代表点估计。虚线表示 95%*CI*。

92. 五大临床研究汇总病例 Meta 分析揭示的内容

（1）症状发作时间到动脉穿刺的时间低于 7.3 小时，且血管影像学检查符合入组标准的患者，行血管内介入治疗较内科治疗会有更好的临床结局。症状发作到再灌注时间越短，功能性结局越好，即缩短症状发作到治疗的时间，可以改善患者术后意识状况，减少住院期间和出院后护理及照顾强度。

（2）了解症状发作到治疗时间与结局变化的维度有重要临床意义。基于当前的研究，有助于将结论应用于 LAO 的急性患者，如果每 1000 例患者接受血管内介入治疗，入院到血管再通时间每缩短 15 分钟，估计会有 39 例患者免于术后 3 个月严重残障，包括 25 例患者获得功能独立（mRS0-2）。此外，更快的脑成像到血管再通时间也和 3 个月后更好的功能结局相关。

（3）使用脑影像学检查排除大的梗死患者，会削弱症状发作到随机分组时间、症状发作到灌注再通时间与结局的关联。五大研究中有四个研究使用脑影像学除外具有大梗死的患者，另一项研究要求研究者和治疗医师对不能获益的患者入组要持有审慎态度（亦会除外大梗死的患者入组）。在 Meta 分析中，中等程度梗死患者（ASPECTS 评分 7 ～ 8 分）与小梗死患者（ASPECTS 评分 9 ～ 10 分）随着症状发作到再通时间的延长仅有轻度减低的趋势。这种除外大梗死患者的入组选择有可能减弱了症状发作到再通时间与良好结局比例之间的关联。但如入组过多的大梗死患者，症状发作到再通时间会与死亡率增加有更大的关联。

（4）急诊到随机化的时间较症状发作到急诊时间与良好结局有更强的关联。解释的原因如下：①入院后临床判断症状轻微的患者与临床和影像学评估症状重或者病变广泛的患者不考虑入组。这样的入排标准剔除了症状发作到急诊这一阶段的症状进展过快或过慢患者。②脑卒中发作与抵达急诊记录时间的可信度差异。抵达急诊室的时间一般记录比较准确。而症状发作时间（已知最后正常的时间）的记录则不是那么准确。其中一些患者的脑卒中发作在睡眠阶段，其确切的发作时间是不清楚的。还有一些患者，由于神经功能缺损的症状使得患者也不能准确提供发病的具体时间。③与缺血性脑卒中的病理机制有关。缺血性脑卒中的病程进展有可能在早期较为平缓，其后呈现指数或 S 样轨迹形进展。现有脑成像的序列研究显示梗死增长并非 S 形改变，但存在

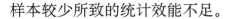

样本较少所致的统计效能不足。

（5）症状发作到再灌注时间与结局的关联性与患者的不同基线资料有关。①年龄＜ 80 岁患者和＞ 80 岁患者相比，随着症状发作到再灌注时间延长，3 个月功能结局独立的比例均有同步下降的趋势，但在相同时间段，前者绝对风险明显低于后者。②在中度（NIHSS 10 ～ 19 分）和重度（NIHSS ＞ 20 分）神经功能缺损患者间也存在类似的关联。③对于大脑中动脉 M1 段闭塞患者，症状发作到再灌注时间越长，具备功能独立结局患者的比例越少，而类似的关联没有在颈动脉闭塞患者中观察到。在各个症状发作到再灌注时间间隔，颈内动脉闭塞都有中等程度的功能结局独立的比例。颈动脉闭塞更容易出现快速的梗死进展，但由于入组患者要求仅有小或者中等程度的梗死，这部分人群未被纳入研究。④接受静脉 rt-PA 患者较未接受者，功能结局独立的比例随着症状发作到再灌注时间的延长而有陡峭下降。这反映了在未使用 rt-PA 的人群，即便获取早期再通，因存在过高比例使用禁忌的合并症而限制了有更高功能结局独立比例的可能。

（6）Meta 分析的结论支持近期指南的推荐。即症状发作到穿刺成功时间＜ 6 小时可临床获益，还进一步提供了症状发作到开始治疗时间在 6 ～ 7.3 小时患者也会获益的证据。尽管延长到 8 小时，患者也有获益的趋势，但样本库里符合此标准的人群过少，还不足以支持进行分析。这彰显了在未来的研究需要纳入有影像评估指导的超时间窗患者，以期评估血管内介入治疗对这部分人群的疗效。

（7）结论支持指南对开展血管内介入治疗需要提升院内流程速度的要求。不管现存多个指南的相关推荐严格与否，都要求缩短院内流程时间的间隔。这些院内时间间隔指标的设定有助于促进开展血管内介入治疗的中心提高医疗质量，也使得时间窗内的患者不必再签署研究知情同意书。这些院内时间窗的标准源自汇总病例中近 25% 良好结局患者的相关指标，包括脑成像到动脉穿刺 50 分钟、急诊到动脉穿刺 75 分钟、急诊到灌注再通 110 分钟。

（8）Meta 分析显示，LAO 的急性脑卒中患者采用血管内取栓结合内科治疗 3 个月后功能结局不佳的比例更低。症状发作到动脉穿刺时间在 2 小时以内的患者临床获益最大，如超过 7.3 小时则患者基本不获益。

93. 五大临床研究汇总病例 Meta 分析的局限性

（1）每个研究入排标准和患者基线的差异均有可能导致潜在的偏移，研究中使用了随机化模型减少潜在混杂。

（2）评价治疗延迟及不同治疗组间交互关系时，与血管内取栓的几个时间指标都有意义，包括症状发作到随机分组时间间隔、症状发作到预期治疗开始时间间隔、症状发作到预期血管再通时间间隔。首要分析的是症状发作到预期治疗开始时间间隔，这主要是与指南推荐的时间指标相对应，但其他的时间指标也进行了统计分析

（3）评估结局的时间选取的是干预后 3 个月。一些患者的恢复可能需要更长的时间，特别是对于评分更重的脑卒中患者。也

有研究显示，干预后 3 个月结局与干预后 1 年的结局密切相关。

（4）不同研究间有关症状性出血的定义有细微差别。为减少偏移，影像可见的脑实质出血也被列为变量进行分析。

（5）本研究的结论并不广泛适用于不符合五大临床研究入组标准的人群。然而这五大研究入组的人群来自四大洲的多个国家，表明了其研究结论还是有广泛的适用性。

94. THRACE 研究（静脉溶栓结合动脉机械取栓的桥接治疗）的研究背景和目的

（1）桥接治疗的优点：4.5 小时静脉 rt-PA 治疗急性脑卒中患者能显著改善预后，越早溶栓，获益越高。但对于合并 LAO 的患者，溶栓治疗获益有限。血管内介入治疗能迅速开通血管。因此，静脉溶栓结合血管内介入治疗在理论上结合两者的优点：快速注射溶栓药物和迅速血管再通。

（2）既往联合治疗的研究未能显示：桥接治疗的优越性：①与未引入影像学检查明确闭塞部位和整体较低的再通率有关；②早期的研究也未使用诸如 Solitaire 和 Trevo 等新型取栓支架，而新型取栓支架的使用已经被证实能极大地提高开通的速度和效率。

（3）后续的随机对照研究显示在使用静脉溶栓的基础上行血管内机械取栓能显著提高再通率以及 3 个月的功能独立的比例，且并没有增加死亡率。其中部分研究使用 ASPECTS 评分或者脑灌注成像鉴别脑梗死和缺血半暗带来筛选患者。这种筛选方式能增加获益的权重但也筛掉了部分能从血管内治疗获益的患者。

（4）设计于 2009 年的 THRACE（Thrombectomie des Artères CErebrales）研究在 IMS Ⅲ结果公布前即开始入组，其流程也与 IMS Ⅲ类似。其研究主要目的是比较症状发作 4 小时以内的大血管闭塞性中到重度脑卒中患者单独采用静脉溶栓治疗和采用静脉溶栓＋新型取栓支架治疗后反应疗效的 3 个月功能独立比例。

95. THRACE 研究的研究方法

THRACE 研究是法国 26 家中心共同实施的随机对照研究。

（1）患者入组标准：年龄 18 ～ 80 岁；NIHSS 评分 10 ～ 25 分；CTA 或 MRA 证实颈内动脉颅内段、大脑中动脉 M1 段或者基底动脉上 1/3 段闭塞；发病 4 小时内开始静脉溶栓；发病 5 小时内开始机械取栓。2011 年 5 月 14 日之前入组的 80 例患者在发病 3 小时内给予静脉溶栓。虽然在此之后研究指导委员会决定将静脉溶栓时间窗延长至 4 小时，但并未更改机械取栓时间窗。研究排除了颈内动脉颈段闭塞或次全闭塞的患者。

（2）随机化分组：开始静脉溶栓后，按照 1∶1 比例尽快将患者随机分到静脉溶栓联合机械取栓组（IVTMT 组）或者单独静脉溶栓组（IVT 组）。随机分组主要由电脑分析员在调控中心完成，确保对研究中心和患者双盲，通过电脑随机生成序列后再由中心随机分层，用顺序最小化方法避免不同治疗组间的不平衡。患者入组后，再根据获取的随机数字来对患者随机分组。但是由于介入治疗的特性，研究者与患者的双盲并未实现。

（3）治疗方案：所有患者均接受标准剂量的静脉溶栓，即

0.9mg/kg 的 rt-PA（最大剂量 90mg），将总剂量的 10% 静脉注射后剩余剂量 60 分钟内完成静脉滴注。最初，IVTMT 组患者是在静脉溶栓完成后血管造影之前完成临床评估。2012 年 10 月 12 日起，为了缩短再灌注时间，研究指导委员会建议在静脉溶栓完成之前完成临床评估。如果 IVTMT 组患者临床表现明显好转（NIHSS 评分至少减少 4 分），就不必再行血管造影和机械取栓，因为此时再行血管内介入治疗不符合伦理学要求。另外，如果 mTICI 分级 < 2 分，则在血管造影后行机械取栓，mTICI 分级可分为 0 级（无灌注）至 3 级（前向血流完全灌注缺血区）。取栓后如果远端血管持续闭塞，可使用最大剂量为 0.3mg/kg 的 rt-PA 进行动脉溶栓。另外，由神经介入医师决定采用局部麻醉或全身麻醉。

（4）资料的收集和评估：基线资料包括 ASPECTS 评分，CT 或者 MRA 所示的动脉闭塞部位。4 个经验丰富的神经放射医师根据患者的 CT 或者 MRI 资料评估第 1 天、出院日（7 天之内）或第 7 天的 ASPECTS 评分，出血性转化以及颅内出血等情况。评估过程采用盲法，放射医师不了解患者分组及临床状况。3 个独立的、经验丰富的神经介入医师共同评阅支架取栓前后的血管造影，并对评估结果达成一致。评估过程也采用盲法，介入医师不了解患者的临床状况和其他影像学资料。脑灌注用 mTICI 分级进行评估。临床评估由血管神经病学医师完成，对其管理的患者不采用盲法屏蔽。分别在 24 小时、出院日或 7 天、3 个月时进行 mRS 评分和 NIHSS 评分。3 个月时完善 Barthel 生活指数评分。

（5）终点事件：主要的终点事件是 3 个月时的 mRS 评分 0-2

分（表明功能独立）。次要终点事件包括 24 小时、出院日或 7 天、3 个月的 NIHSS 评分，通过 Barthel 生活指数评分评定患者 3 个月时的日常生活能力，通过 EQ-5D 问卷表评估 3 个月时的生活质量。由独立的数据及安全委员会监督试验的实施，主要安全终点事件是 3 个月时死亡及 24 小时内症状性颅内出血。症状性颅内出血是指 CT 或 MRI 存在可见的颅内出血，同时 NIHSS 评分增加至少 4 分。次要安全终点事件是 24 小时内 CT 或 MRI 发现有无症状性脑出血、IVTMT 组脑外出血的发生率及严重性、股动脉穿刺点的并发症以及与治疗相关的潜在的生物学指标改变——血红蛋白浓度或血细胞压积改变，或者发生肾衰竭。

（6）样本量的估算：干预术后 3 个月，如果 IVTMT 组 mRS0-2 的比例较 IVT 组高 15%（如，40%*vs*.25%），在把握度 90%、Ⅰ 类错误发生概率 5% 的情况下，每组需要入组 220 例患者。假定失访率 10%，则每组入组 240 例患者。在入组 220 例患者计划进行一次中间分析。在 MR CLEAN 结果发布后，又进行了一次计划外的中间分析。

（7）统计方法：采用校正的 Logistic 回归模型比较两组的差异。首要终点事件即 mRS 评分，因是一个 7 级变量，采用有序 Logistic 回归模型进行分析。*OR* 从回归模型中获取，相对危险度采用 Poisson 模型进行估算（采用强化标准误的方法，避免事件发生率低时危险度被过分夸大）。安全性的终点事件采用 χ^2 检验（计数资料）和 *t* 检验（计量资料）进行统计分析。在 post-hoc 分析中，首要终点事件的预测指标包括：年龄、血糖、NIHSS 评分、

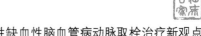

ASPECTS 评分、闭塞部位、脑白质疏松评分（fazekas score）等基线资料用于多因素 Logistic 回归分析。根据性别、年龄、糖尿病、高血压病、高胆固醇血症、随机化时间、闭塞部位和 NIHSS 评分进行了评价支架取栓疗效的亚组分析。各亚组及 ASPECTS 评分亚组的 OR 值及相关的 P 值从各自的 Logistic 回归模型中获取。首要终点事件的研究采用改良意向性分析的原则（除外失访和数据不全的患者）和符合方案集人群的原则（没有进入随机化的人群不纳入研究）进行分析。

96. THRACE 研究的研究结果

（1）2010 年 6 月 1 日至 2015 年 2 月 22 日，研究评估了 425 例患者，其中 414 例患者符合入组标准并随机分组（图 33）。2015 年 3 月 3 日研究指导委员会决定提前终止研究，因为中期分析表明静脉溶栓联合机械取栓较单纯静脉溶栓治疗效果更好。随机分组后又有 2 例患者不同意加入研究，剩余的 412 例患者中 208 例纳入 IVT 组，204 例患者纳入 IVTMT 组。IVT 组中 8 例患者（4%）后来进行了机械取栓，IVTMT 组 59 例（29%）未行机械取栓，原因：①临床症状明显好转 35 例；②血管部分或完全再通 18 例；③违背入选条件 6 例（外科手术路径困难或存在颈内动脉颅外段闭塞）。失访 4 例（每组 2 例），丢失数据 6 例（其中 IVT 组 4 例，IVTMT 组 2 例），最后分析有效性时，未纳入这 10 例患者。这 10 例患者与本研究纳入的 402 例患者的基线数据和影像资料没有明显差异。虽然 IVT 组糖尿病、高血压及高

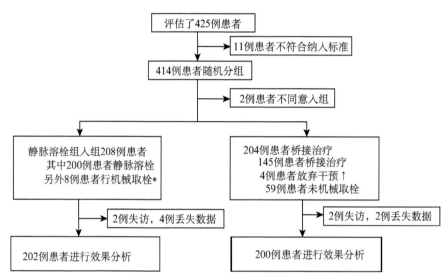

图 33　研究流程图

注：试验流程 * 由于临床情况恶化，静脉溶栓组 8 例患者行机械取栓剂；↑出于导管相关问题，静脉溶栓 + 机械取栓组 4 例患者放弃干预。

胆固醇血症的患者比例更高（表 50），但是 IVT 组和 IVTMT 组患者的基线数据资料并没有明显差异。IVT 组及 IVTMT 组分别有 153 例（74%）和 148 例（73%）用 MRI 进行影像学评估。患者自发病至影像学检查（CT 或者 MRI）的中位数时间基本相同，其中行 CT 检查的中位数时间为 109 分钟，*IQR* 为 86 ～ 136 分钟；MRI 检查中位数时间为 111 分钟，*IQR* 为 88 ～ 138 分钟。两组患者从症状发作至开始静脉溶栓的时间、rt-PA 的静推剂量、静脉滴注剂量与时间没有明显差异（表 50）。从开始静脉溶栓到随机分组的中位数时间是 18 分钟（*IQR* 6 ～ 32 分钟），接受头颅 CT 检查患者的发病到静脉溶栓的中位数时间为 153 分钟（*IQR* 123 ～ 180 分钟），接受头颅 MRI 检查患者的发病到静脉溶栓的中位数时间为 150 分钟（*IQR* 122 ～ 180 分钟），IVTMT 组

表 50 基线资料

项目	静脉溶栓组 (n=208)	静脉溶栓联合机械取栓 (n=204)
年龄		
中位数 (年龄差)	68 (54～75)	66 (54～74)
≤ 70 岁	121 (58%)	122 (60%)
> 70 岁	87 (42%)	82 (40%)
性别		
男性	104 (50%)	116 (57%)
女性	104 (50%)	88 (43%)
危险因素及合并其他疾病		
高血压	118/208 (57%)	96/200 (47%)
2 型糖尿病	35/208 (17%)	17/204 (8%)
脑卒中病史	14/208 (7%)	14/204 (7%)
高脂血症	109/189 (58%)	80/179 (45%)
吸烟史	79/187 (42%)	85/179 (47%)
冠心病	30/198 (15%)	32/195 (16%)
临床检查结果		
收缩压 (mmHg)	142 (129～160)	140 (127～157)
血糖 (g/L)	1.2 (1.0～1.4)	1.2 (1.0～1.4)
NIHSS 评分	17 (13～20)	18 (15～21)
梗死部位 *		
左侧大脑半球	96/204 (47%)	101/198 (51%)
右侧大脑半球	108/204 (53%)	95/198 (48%)
闭塞血管		
颈内动脉颅内段	39 (19%)	24 (12%)
大脑中动脉 M1 段	164 (79%)	176 (86%)

续表

项目	静脉溶栓组（$n=208$）	静脉溶栓联合机械取栓（$n=204$）
基底动脉上 1/3 段	2（1%）	2（1%）
大脑中动脉 M2 段 [†]	2（1%）	0
ASPECTS 评分 [‡]		
0～4	35（17%）	22（11%）
5～7	52（26%）	80（41%）
8～10	115（57%）	94（48%）
机械取栓流程 / 分钟		
发病至影像学检查	111（88～145）	112（86～136）
发病至静脉溶栓	153（124～180）	150（120～178）
发病至随机分组	170（138～199）	168（143～195）
发病至机械取栓	NA	250（210～290）§
发病至取栓结束	NA	303（261～345）

注：* 代表患者数据缺失（或者未知的其他合并疾病）；[†]M1～M2 连接处闭塞分至 M2 亚组；[‡] 代表分别由 4 名评估者进行 ASPECTS 评分，并且排除了影像图片质量差及影像学检查不完全的患者，202 例患者入组 IVT 组，196 例患者入组 IVTMT 组；§ 本项研究中，机械取栓均应在 300 分钟内进行，但是 20 例患者超过时间窗仍纳入分析。

的 204 例患者中 141 例（69%）患者接受桥接治疗（其中 4 例患者由于导引导管问题最终未行机械取栓），141 例患者中 116 例患者（83%）使用支架取栓系统，23 例（16%）患者使用导管抽吸系统，另有 2 例患者未记录。19 例（13%）患者使用支架取栓和抽吸两种技术。141 例患者中有 15 例（11%）患者在机械取栓最后进行了动脉溶栓，rt-PA 的平均剂量为 8.8mg（标准差为 6.4mg），但是这并未影响主要的终点事件。机械取栓时，69 例

（49%）患者采用的是全身麻醉插管，74 例（52%）患者采用局部麻醉或清醒镇静，两例患者麻醉信息缺失（原因未知）。全身麻醉患者症状发作到开始机械取栓的时间间隔的中位数为 243 分钟，IQR205 ～ 284 分钟；局部麻醉患者的时间间隔中位数为 252 分钟，IQR217 ～ 292 分钟。两者之间没有显著差异（P = 0.192）。机械取栓患者的治疗时间间隔中位数在全身麻醉组为 45 分钟，IQR 28 ～ 70 分钟；较局部麻醉或清醒镇静组（56 分钟，IQR 24 ～ 86 分钟）略有缩短（P= 0.547）。IVTMT 组从症状发作到机械取栓的时间间隔中位数为 250 分钟（IQR 210 ～ 290 分钟）。22 例（16%）患者在静脉溶栓结束之前开始机械取栓，81 例（57%）患者在静脉溶栓后 1 小时内开始机械取栓，38 例（27%）患者静脉溶栓 1 小时后开始机械取栓。

（2）研究评估了 402 例患者的主要终点事件。3 个月时，IVTMT 组（200 例）和 IVT 组（202 例）分别有 106 例患者（53%）和 85 例患者（42%）获得功能独立（即 mRS 评分 0-2，OR=1.55，95%CI 1.05 ～ 2.30；P= 0.028；表 51），每 9 例患者采用静脉溶栓联合机械取栓可减少 1 例功能缺失或死亡。由于 3 个月的 mRS 评分在回归分析模型时是一个有序分级变量，研究并未发现 IVTMT 组和 IVT 组存在任何差异（OR=1.39，95%CI 0.99 ～ 1.97；P= 0.05；图 34）。IVTMT 组出院日或第 7 天的 NIHSS 评分中位数比 IVT 组低 4 分（表 51）。与 IVT 组比较，IVTMT 组在 Barthel 指数的均值更高，IVTMT 组有更高比例的患者在 3 个月时 Barthel 评分为 95 ～ 100 分（表 51）。相比之下，

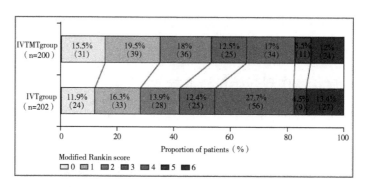

图 34　3 个月功能恢复情况（根据 mRS 评分）（彩图见彩插 14）

两组患者之间 3 个月 EQ-5D 问卷并未发现显著差异（表 51）。对 IVTMT 组进行计划外的分析中，138 例患者中 95 例（69%）再灌注良好（mTICI 2B 级或 3 级）。IVT 组和 IVTMT 组之间 3 个月时的死亡率无显著差异（表 51）。同样，24 小时内症状性和非症状性出血亦无显著差异（表 51、表 52）。9 例患者（6%）发生机械取栓相关并发症，6 例患者目标动脉受累和 3 例患者穿刺部位受累。机械取栓后行血管造影，IVTMT 组 141 例患者中有 9 例（6%）出现其他部位的栓塞（表 52）。但是 3 个月时，两组患者之间不良事件没有显著差异：IVT 组（65/208，31%）对应 IVTMT 组（55/204，27%），$P = 0.33$。急性脑卒中的预测因素（NIHSS 评分、年龄、闭塞部位、ASPECTS 评分、血糖和 Fazekas 评分）对临床预后有较高的预测价值。但未发现合并症如糖尿病、高血压或高胆固醇血症在 IVT 组的比例更高。

（3）亚组分析。亚组分析并未发现 NIHSS 评分、性别、年龄、闭塞部位、ASPECTS 评分、糖尿病、高血压、高胆固醇血症和症状发作至随机分组时间对机械取栓存在影响（图 35）。57 例患者的基线 ASPECTS 评分为 0 ～ 4 分，其中 56 例

表 51 治疗效果分析

项目	静脉溶栓组	静脉溶栓联合机械取栓	OR (95%CI)	P 值
3 个月后 mRS 评分 0-2 分 *	85/202 (42%)	106/200 (53%)	1.55 (1.05～2.30)	0.028
24 小时 NIHSS 评分 [†]				
n	192	187	—	—
M (IQR)	12 (6～19)	9 (4～18)	—	0.04
出院或 7 天后 NIHSS 评分 [†]				
n	172	168	—	—
M (IQR)	8 (2～16)	4 (1～14)	—	0.001
3 个月后 NIHSS 评分 [†]				
n	167	158	—	—
M (IQR)	4 (0～10)	2 (0～8)	—	0.01
3 个月后巴氏量表 [†]	161	152		
n	73.0 (32.2)	80.4 (30.5)	—	—
均数 (标准差)	79 (49%)	92 (61%)	—	—
3 个月 EQ-5D [†]				
n	130	130	—	—
均数 (标准差)	0.515 (0.39)	0.533 (0.40)	—	—
M (IQR)	0.616 (0.3～0.8)	0.642 (0.3～0.8)	—	0.38
3 个月死亡率 [‡]	27/206 (13%)	24/202 (12%)	0.81 (0.53～1.24)	0.70
24 小时 脑出血	3/192 (2%)	4/185 (2%)	1.39 (0.31～6.31)	0.71

注：* 代表初期结果；[†] 代表缺失数据患者，失访患者或者不能完成 EQ-5B 患者未纳入分析；[‡] 代表每组中有 2 例失访患者。

表 52　安全性及不良事件

项目	静脉溶栓组（n=208）	静脉溶栓联合机械取栓组（n=204）	P 值
24 小时内颅内出血 *			
出血性梗死 / 脑实质出血（血肿）			0.53
1 型出血性梗死	24/201（12%）	21/195（10%）	—
2 型出血性梗死	23/201（11%）	27/195（13%）	—
1 型脑实质出血	11/201（5%）	13/195（6%）	—
2 型脑实质出血	8/201（4%）	14/195（7%）	—
其他部位出血			0.16
蛛网膜下腔出血	2/201（1%）	8/195（4%）	—
心室内出血	5/201（2%）	8/195（4%）	—
远隔器官出血	6/201（3%）	3/195（2%）	—
新发部位栓塞	NA	9（6%）	NA
动脉穿孔	NA	1（1%）	NA
手术相关并发症 [†]			
动脉夹层	NA	5（3%）	NA
血管痉挛（任何部位）	NA	33（23%）	NA
穿刺点血肿	NA	3（2%）	NA
生理参数			
血红蛋白 g/100ml			<0.0001
均数（标准差）	13.5（1.7）	12.8（1.6）	—
IQR	13.5（12.5 ～ 14.6）	12.8（11.9 ～ 13.9）	—
肾衰竭	13（6%）	21（10%）	0.12

注：* 缺失数据患者未纳入分析；[†] IVTMT 组仅有 145 例患者行机械取栓。

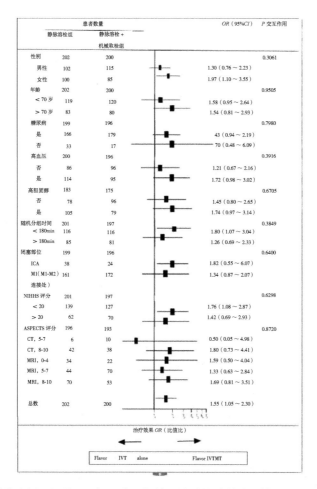

图 35　基线资料不同的亚组间 3 个月机械取栓的治疗效果比较（根据 mRS 评分）

注：由于丢失了一些数据，所以不同亚组的患者数量不同。

系 MRI 弥散相评估，1 例系 CT 评估。3 个月时，17 例（30%）患者 [35 例 IVT 组中的 9 例（26%）和 22 例 IVTMT 组中的 8 例（36%）]mRS 评分在 0-2。去除缺失数据的患者，67 例全身麻醉组患者中 51 例（76%）和 69 例局部麻醉或清醒镇静组中 42 例（62%）机械取栓后实现血运重建（$P = 0.059$）。两组患者 3 个月时改良 mRS 评分为 0-2 的患者比例没有显著差异（35/74，

52%*vs.*36/74，49%；*P*=0.670）。

（4）符合方案集分析中包含 336 例患者（IVT 组 195 例，IVTMT 组 141 例）。3 个月时 IVT 组 83 例（43%），IVTMT 组 70 例（50%）的 mRS 评分为 0-2（*OR*=1.33，95%*CI* 0.86 ～ 2.06；*P*=0.198）。3 个月时两组死亡率没有显著差异（26/195，13%*vs.*15/141，11%；*P*=0.46）。IVTMT 组未行机械取栓的 59 例患者中有 35 例（59%）患者 mRS 评分 0-2，其中血管造影前症状明显改善而未进行机械取栓的 35 例患者中有 28 例（80%）患者 3 个月时 mRS 评分 0-2。这 35 例患者中血管造影前的 NIHSS 评分改善的中位数为 8 分（*IQR* 6 ～ 12）。

97. THRACE 研究的揭示

（1）机械取栓能够改善急性近端颅内动脉闭塞脑卒中患者的功能预后。这也进一步论证了近期发表的其他研究结果。但本研究在患者的入组标准和随机化方式两个方面与这些研究存在较为明显的差异。THRACE 研究的设计方案与 IMS Ⅲ 研究最为接近，两项研究均为比较桥接治疗与单纯静脉溶栓的治疗效果，而且两项研究均给予标准静脉溶栓和快速随机分组。但是，两项研究也存在某些方面的差异，最为突出的是，THRACE 研究的所有患者均经 CT 或者 MRA 确定动脉闭塞的具体部位，而且所有血管内介入治疗操作中均使用最新的支架取栓装置或导管抽吸装置，这些差异可能是造成这两项研究结局差别的原因。虽然所有患者入组前均经过大脑及血管的影像学检查，但是并未根据这些影像检查（ASPECTS 评分或者脑灌注等）来筛选患者。在本项研究中，57 例患者中有 17 例（30%）ASPECTS 评分（0～4 分）的患者3 个月时预后良好。虽然这一比例低于 ASPECTS ≥ 5 分亚组，但在未来研究中还是应该仔细斟酌是否纳入这部分患者。由于从静脉溶栓到随机分组的时间间隔中位数＜ 20 分钟，因此，患者的静脉溶栓效应还未显现就进行了入组。在其他研究中，从静脉溶栓到随机分组时间为 47～120 分钟，使得静脉溶栓起效迅速的患者未能纳入研究。随机分组时间短及溶栓共同造就了 IVT 组3 个月时功能恢复高达 42%，这一比例与 IMS Ⅲ研究的对照组相似，IMS Ⅲ研究中静脉溶栓至随机分组的间隔＜ 40 分钟，较其他随机对照研究中的时间间隔缩短。

（2）更短的静脉溶栓到随机分组的时间间隔也造成了IVTMT 组 29% 的患者（59/204）未行机械取栓治疗。这一比例也明显高于 MR CLEAN 研究的 7%（17/233），其静脉溶栓至随机分组的时间间隔超过 100 分钟。本研究方案能够更好地反映临床治疗的连续性，建议不要延长适合桥接治疗患者从静脉溶栓至机械取栓的时间间隔。在 IVTMT 组，53% 患者 3 个月时的临床预后良好，这一比例也在其他随机对照研究所报道的范围之内，同时也接近集中分析的研究结果。另外，两个亚组的并发症及不良事件的发生率十分接近，无症状性脑出血及症状性脑出血的发生率很低，并且接近集中分析的发生率。研究显示两组患者 3 个月时功能独立性的绝对差异（11%）低于其他研究。患者从随机分组至腹股沟穿刺时间（82 分钟）远远高于其他试验。这段时长过长会导致 IVTMT 组的不良效应，可能部分解释两组患者功能独立性差异较小的原因。手术结束时 mTICI 2B ～ 3 级再灌注比例为 69%，在最近的其他随机研究（58%～ 88%）之内。在长达 4 年的研究中，应用新器械且改进取栓技术，从而增加了有效性。这种变化可能解释为什么本研究再通率低于最近的研究或注册研究报告。

98. THRACE 研究的局限性

（1）mRS 评分由血管神经病学医师对其管理患者进行评估，这一过程未实现盲法。

（2）试验期间更改了治疗流程，例如，最初开始静脉溶栓窗 ＜ 3 小时，但在入组 80 例患者后，将时间窗延长至 4 小时，而开始机械取栓的时间窗仍为 5 小时。2012 年 10 月 12 日之前，患者在接受静脉溶栓后血管造影前进行评估，后为更早行介入治疗也进行了调整。

（3）试验最初想纳入基底动脉上 1/3 段闭塞的患者，因该部位血管闭塞通常行血管内介入治疗，因此整个研究只纳入了 2 例患者。因此，本研究结果仅适用于前循环脑卒中。

99. THRACE 研究的结论：前循环大动脉闭塞性脑卒中的患者可考虑行桥接治疗

THRACE 试验的结果表明，前循环大动脉闭塞导致的中至重度脑卒中，且未经影像标准筛选的患者，3个月后机械取栓联合标准静脉溶栓组有更高比例的患者获得功能独立，没有证据表明桥接治疗会增加死亡率。不论年龄、性别、临床严重程度或血管闭塞部位，桥接治疗似乎是有益的。因此，前循环大动脉闭塞性脑卒中的患者可考虑行桥接治疗。

100. 血管内介入治疗中直接抽吸技术的探索和应用

（1）直接抽吸技术（direct aspiration first pass technique，ADAPT）是指通过导管外接负压抽吸装置直接抽吸血栓，达到血管再通的目的。该理念提出虽然比较早，但受制于器械的限制，一直未在临床广泛应用。近期涌现的多种抽吸导管，具备外径小、内腔大、系统柔顺性等优势，充分克服颅内动脉走行迂曲的困难，最大限度接近颅内动脉闭塞部位，在结合具备血流阻断球囊的导引导管支持下，外接负压抽吸装置后迅速抽吸血栓，使得血管再通。

（2）使用5MAX ACE抽吸导管完成ADAPT技术。一项来自欧洲单中心的研究显示：在2013年11月到2014年6月，54例患者接受了5MAX ACE（Penumbra 5MAX ACE）抽吸导管机械取栓，平均年龄69岁（39～94岁，男性占54%），基线NIHSS 15分（2～27分），81%的患者接受静脉溶栓治疗。91%的血管闭塞位置位于前循环，9%位于后循环。93%的患者血管成功再通（mTICI > 2B）。56%的患者通过采用直接抽吸技术实现血管再通。股动脉穿刺至成功血管再通的中位时间为30分钟（9～113分钟），症状性颅内出血患者发生率为4%（2/54），其他部位栓塞发生率为6%（3/54），出院时NIHSS评分中位数6分（0～24分），46%的患者在出院时具备功能独立。该研究表明直接血栓抽吸技术安全和有效，此技术可以使超过50%的患者迅速获得血管再通。

（3）使用SOFIA抽吸导管完成ADAPT技术。一研究报道了3个中心使用5 FSOFIA抽吸导管（soft torqueable catheter optimized for intracranial access；MicroVention，Tustin，California，USA）行血管内治疗AIS患者的数据。115例急诊取栓使用了SOFIA抽吸导管，110例导管可以达到闭塞位置。机械取栓后成功的血运重建率（mTICI ＞ 2B）为86.9%，没有与导管放置有关的并发症。该研究初步表明SOFIA抽吸导管临床使用的安全性。

（4）使用Seperater 3D（支架样可回收的血栓分离器）结合抽吸技术。2个中心的129例NIHSS评分＞5分的AIS患者在发病8小时内接受了Seperater 3D结合血栓抽吸技术治疗。129例患者中，闭塞的部位分别位于大脑中动脉（48%）、颈内动脉（33%）、颈内动脉和大脑中动脉交界区（3%）、椎动脉（16%）。78%的患者接受了rt-PA静脉溶栓。基线NIHSS评分中位数为15分。74%（96/129）的责任动脉再通达mTICI 2B或者3级，51%达到mTICI 3级。90天症状性颅内出血率是4%，所有原因导致的死亡率是32%，功能独立（mRS评分＜2分）比例43%。该研究显示急性血管闭塞的介入治疗使用Seperater 3D结合血栓抽吸技术安全有效，患者90天的预后可以得到改善。

（5）不同品牌抽吸导管抽吸能力的体外比较。一项研究将几种型号的抽吸导管浸入量筒，对不同导管吸水的速率及导管头端的吸力进行了比较（表53）。流体力学表明5MAX ACE是用于直接抽吸血栓的最佳导管（表54）。

表53　导管头端压力分析

导管	远端直径（英寸）	远端面积（平方英寸）	导管尖端压强（Hg）	导管尖端压力（g）
ACE	0.060	0.0028	−29.03	18.25
5MAX	0.054	0.0023	−29.01	14.77
Navien 058	0.058	0.0026	−28.99	17.03
DAC 057	0.057	0.0026	−29.04	16.48

表54　流速分析

导管	远端直径（英寸）	近端直径（英寸）	有效血流管径直径（英寸）	流速（ml/min）
ACE	0.060	0.068	0.066	245*
5MAX	0.054	0.064	0.062	212*
Navien 058	0.058	0.058	0.058	198
DAC 057	0.057	0.057	0.057	197

注：*ACE、5MAX、Navien 058、DAC 057之间差异用Tukey检验（F=18.79，df=11，$P < 0.001$）。

101. 单纯抽吸技术和抽吸技术结合支架取栓疗效比较

一项研究比较了使用Solumbra技术（抽吸技术结合支架取栓）和ADAPT技术处理急性前循环大血管闭塞的颅内出血率

和 90 天的预后。共纳入 100 例患者，55 例 Solumbra 组、45 例 ADAPT 组。ADAPT 组患者 NIHSS 评分高于 Solumbra 组患者（19.2 *vs.*16.8，*P*=0.02），且 ADAPT 组患者颈内动脉末端血栓比例高于 Solumbra 组患者（42.2% *vs.* 20%，*P*=0.03）。结果：ADAPT 组患者的颅内出血率低于 Solumbra 组（2.2% *vs.*12.7%，*P*= 0.07），90 天良好结局患者的比例 ADAPT 组显著高于 Solumbra 组（55.6% *vs.*30.9%，*P*= 0.015）。使用 ADAPT 技术（*OR*=6，95% *CI* 1.0 ～ 31.2，*P* = 0.049）是 ADAPT 组患者 90 天时良好临床结局的独立预测因子。该研究表明，对于前循环急性血管闭塞使用机械取栓，ADAPT 技术与 90 天良好预后明显相关。

102. 血管内治疗领域的创新和未来

（1）更好的成像设备：未来会有成像速度更快、成像质量更高的 CT 及 CTA，结合半自动的计算机软件帮助诊断梗死核心大小或者血管闭塞部位。同样，更优化的仿真技术有助于培训介入医师应对复杂的血管解剖变化。

（2）术中镇静技术的改进：镇静技术有助于没有选择全身麻醉的情况下减轻患者术中不适。不管血管再通延迟和血压波动与否，全身麻醉都与临床预后相关。正在进行的随机对照研究（如 SIESTA 研究）有望解决 AIS 血管内介入治疗的相关镇静问题。

（3）血管内介入治疗的技术创新带来了新的挑战：如何有效地用新技术取代老技术？如果 FDA 批准某种介入治疗的新设备

可以应用于临床实践，那么这种新设备是否真的会被普遍认可？如何区分小的技术改进（一般称为 1.1 代）和真正的新器械（一般称为 2.0 代）？有关新器械、新技术的探索性研究显示，随着血管内介入治疗器械和操作技术的改进，有助于进一步提高急性大血管闭塞所致的缺血性脑卒中的闭塞血管开通效率。但这些研究由于方法学和设计层面的原因，其研究结论还需更大样本量的登记研究或者随机对照研究予以验证。

（4）血管内介入治疗已成为大动脉闭塞性急性缺血性脑卒中的标准治疗，但仍需解决以下挑战：①有效地将研究结果推广到大规模的人群进行临床应用；②鼓励、支持和引导能够改善患者预后的新治疗方法；③构建将研究结果外推至证据不足的亚组人群的流程体系；④希望发展中国家能根据国情提高血管内介入治疗的疗效；⑤呼吁主动且创新地设计新的登记研究，加强创新转化，根据研究结果，对现有研究的指标进行反馈，这将有助于未来治疗指南的修改和相关政策的调整。

参考文献

1.Kowoll A，Weber A，Mpotsaris A，et al. Direct aspiration first pass technique for the treatment of acute ischemic stroke：initial experience ata European Stroke center. J Neurointerv Surg，2016，8（3）：230-234.

2. Behme D， Kowoll A， Mpotsaris A， et al. Multicenter clinical experience in over 125 patientswith the Penumbra Separator 3D for mechanical thrombectomy in acute

中国医学临床百家

ischemic stroke.J Neurointerv Surg, 2014, 8 (1) : 8-12.

3. Hu YC, Stiefel MF. Force and aspiration analysis of the ADAPT technique in acute ischemic stroke treatment. J Neurointerv Surg, 2016, 8 (3) : 244-246.

4. Stampfl S, Kabbasch C, Müller M, et al. Initial experience with a new distal intermediateand aspiration catheter in the treatment of acute ischemic stroke: clinical safety and efficacy.J Neurointerv Surg, 2015, 8 (7) : 714-718.

5. Delgado Almandoz JE, Kayan Y, Young ML, et al. Comparison of clinical outcomes in patients withacute ischemic strokes treated with mechanical thrombectomy using either Solumbra or ADAPT techniques.J Neurointerv Surg, 2015, 8 (11) : 1123-1128.

6. Goyal M, Yu AY, Menon BK, et al.Endovascular therapy in acute ischemic stroke challenges and transition from trials to bedside .Stroke, 2016, 47 (2) : 548-553.

7. Berkhemer OA, Fransen PS, Beumer D, et al.MR CLEAN Investigators. A randomized trial of intraarterial treatment for acute ischemic stroke. N Engl J Med, 2015, 372 (1) : 11-20.

8. Goyal M, Demchuk AM, Menon BK, et al.ESCAPE Trial Investigators. Randomized assessment of rapid endovascular treatment of ischemic stroke. N Engl J Med, 2015, 372 (11) : 1019-1030.

9. Saver JL, Goyal M, Bonafe A, et al.SWIFT PRIME Investigators. Stent-retriever thrombectomy after intravenous t-PA vs. t-PA alone in stroke. N Engl J Med, 2015, 372 (24) : 2285-2295.

10. Campbell BC, Mitchell PJ, Kleinig TJ, et al.EXTEND-IA Investigators. Endovascular therapy for ischemic stroke with perfusion-imaging selection. N Engl J

Med, 2015, 372 (11): 1009-1018.

11. Jovin TG, Chamorro A, Cobo E, et al.REVASCAT Trial Investigators. Thrombectomy within 8 hours after symptom onset in ischemic stroke. N Engl J Med, 2015, 372 (24): 2296-2306.

12. Powers WJ, Derdeyn CP, Biller J, et al. American Heart Association Stroke Council. 2015 American Heart Association/American Stroke Association focused update of the 2013 guidelines for the early management of patients with acute ischemic stroke regarding endovascular treatment: a guideline for healthcare professionals from the American Heart Association/American Stroke Association. Stroke, 2015, 46 (10): 3020-3035.

13. Casaubon LK, Boulanger JM, Blacquiere D, et al.Heart and Stroke Foundation of Canada Canadian Stroke Best Practices Advisory Committee. Canadian stroke best practice recommendations: hyperacute stroke care guidelines, update 2015. Int J Stroke, 2015, 10 (6): 924-940.

14. Broderick JP, Palesch YY, Demchuk AM, et al. Interventional Management of Stroke (IMS) III Investigators.Endovascular therapy after intravenous t-PA versus t-PA alone for stroke.N Engl J Med, 2013, 368 (10): 893-903.

15. Ciccone A, Valvassori L, Nichelatti M, et al. SYNTHESIS Expansion Investigators. Endovascular treatment foracute ischemic stroke.N Engl J Med, 2013, 368 (25): 904-913.

16. Kidwell CS, Jahan R, Gornbein J, et al. MR RESCUE Investigators. A trial of imaging selection and endovascular treatment for ischemic stroke. N Engl J Med, 2013, 368 (10): 914-923.

中国医学临床百家

17. Khatri P, Yeatts SD, Mazighi M, et al.IMS Ⅲ Trialists. Time to angiographic reperfusion and clinical outcome after acute ischaemic stroke: an analysis of data from the Interventional Management of Stroke (IMS Ⅲ) phase 3 trial. Lancet Neurol, 2014, 13 (6): 567-574.

18. Goyal M, Menon BK, Hill MD, et al. Consistently achieving computed tomography to endovascular recanalization < 90 minutes: solutions and innovations. Stroke, 2014, 45 (12): e252-e256.

19.Goeggel SB, Cavelti A, Arnold M, et al. Long-term outcome after arterial ischemic stroke in children and young adults.Neurology, 2015, 84 (19): 1941-1947.

20. Zanaty M, Chalouhi N, Starke RM, et al. Endovascular stroke intervention in the very young. Clin Neurol Neurosurg, 2014, 127: 15-18.

21. Bodey C, GoddARD T, Patankar T, et al. Experience of mechanical thrombectomy for paediatric arterial ischaemic stroke. Eur J Paediatr Neurol, 2014, 18 (6): 730-735.

22. Menon BK, d'Esterre CD, Qazi EM, et al. Multiphase CT angiography: anew tool for the imaging triage of patients with acute ischemic stroke. Radiology, 2015, 275 (2): 510-520.

23. Kim JT, Park MS, Chang J, et al.Proximal arterial occlusion in acute ischemic stroke with low NIHSS scores should not be considered as mild stroke. PLoS One, 2013, 8 (8): e70996.

24. Coutts SB, Modi J, Patel SK, et al. What causes disability after transient ischemic attack and minor stroke?Results from the CT and MRI in the triage of TIA and minor cerebrovascular events to identify high risk patients (CATCH) study. Stroke,

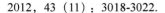

2012，43（11）：3018-3022.

25. Demchuk AM，Goyal M，Yeatts SD，et al.IMS Ⅲ Investigators. Recanalization and clinical outcome of occlusion sites at baseline CT angiography in the Interventional Management of Stroke Ⅲ trial. Radiology，2014，273（1）：202-210.

26. Kamalian S，Morais LT，Pomerantz SR，et al. Clot length distribution and predictors in anterior circulation stroke：implications for intra-arterial therapy. Stroke，2013，44（12）：3553-3556.

27. Flores A，Tomasello A，Cardona P，et al. Catalan Stroke Code and Reperfusion Consortium Cat-SCR. Endovascular treatment for M2 occlusions in the era of stentrievers：a descriptive multicenter experience. J Neurointerv Surg，2015，7（4）：234-237.

28. Singer OC，Berkefeld J，Nolte CH，et al.ENDOSTROKE Study Group. Mechanical recanalization in basilar artery occlusion：the ENDOSTROKE study. Ann Neurol，2015，77（3）：415-424.

29. van der Hoeven EJ，Schonewille WJ，Vos JA，et al.BASICS Study Group. The basilar artery international cooperation study（BASICS）：study protocol for a randomised controlled trial. Trials，2013，14（1）：200.

30. Goyal M，Fargen KM，Turk AS，et al. 2C or not 2C：defning an improved revascularization grading scale and the need for stand*ARD*ization of angiography outcomes in stroke trials. J Neurointerv Surg，2014，6（2）：83-86.

31. Almekhlaf MA，Mishra S，Desai JA，et al. Not all "successful" angiographic reperfusion patients are an equalvalidation of a modfied TICI scoring system. Interv Neuroradiol，2014，20（1）：21-27.

中国医学临床百家

32. Grotta JC, Hacke W. Stroke neurologist's perspective on the new endovascular trials. Stroke, 2015, 46 (6): 1447-1452.

33.Purrucker JC, Hametner C, Engelbrecht A, et al.Comparison of stroke recognition and stroke severity scores for stroke detection in a single cohort. J Neurol Neurosurg Psychiatry, 2015, 86 (9): 1021-1028.

34. Sun CH, Nogueira RG, Glenn BA, et al. "Picture to puncture": a novel time metric to enhance outcomes in patients transferred for endovascular reperfusion in acute ischemic stroke. Circulation, 2013, 127 (10): 1139-1148.

35.Harjai KJ, Orshaw P, Yaeger L, et al.Variability in maximal suggested door-in-door-out time for hospitals transferring patients for primary angioplasty in STEMI. J Interv Cardiol, 2013, 26 (6): 596-603.

36. Kamal N, Smith EE, Stephenson C, et al.Visualizing acute stroke data to improve clinical outcomes. Stroke, 2015, 46 (7): e170-e172.

37. Heyer EJ, Anastasian ZH, Meyers PM. What matters during endovascular therapy for acute stroke: anesthesia technique or blood pressure management? Anesthesiology, 2012, 116 (2): 244-245.

38. Davis MJ, Menon BK, Baghirzada LB, et al. Calgary Stroke Program. Anesthetic management and outcome in patients during endovascular therapy for acute stroke.Anesthesiology, 2012, 116 (2): 396-405.

39. Schönenberger S, Möhlenbruch M, Pfaff J, et al. Sedation vs. Intubation for Endovascular StrokeTreAtment (SIESTA) - a randomized monocentric trial. Int J Stroke, 2015, 10 (6): 969-978.

40. SaverJ L, Goyal M, van der Lugt A, et al.Time to treatment with endovascular

thrombectomy and outcomes from ischemic stroke: a Meta-analysis.JAMA, 2016, 316 (12): 1279-1288.

41. Bracard S, Ducrocq X, Mas JL, et al.Mechanical thrombectomy after intravenous alteplase versus alteplase alone after stroke (THRACE): a randomise controlled trialversus alteplase alone after stroke (THRACE): a randomised controlled trial.Lancet Neurol, 2016, 15 (11): 1138-1147.

42.Nogueira RG, Jadhav AP, Haussen DC, et al.Thrombectomy 6 to 24 Hours after Stroke with a Mismatch between Deficit and Infarct.N Engl J Med, 2018, 378 (1): 11-21.

43.Albers GW, Marks MP, Kemp S, et al.Thrombectomy for Stroke at 6 to 16 Hours with Selection by Perfusion Imaging.N Engl J Med, 2018, 378 (8): 708-718.

（马　宁　整理）

颈动脉狭窄的非药物治疗：
支架还是剥脱

103. 颈动脉狭窄与卒中风险

　　缺血性脑血管病是我国致死致残率最高的疾病，颅外段颈动脉狭窄是缺血性脑血管病的主要病因之一。据国内外报道，颈动脉硬化占脑卒中病因的 15% ～ 20%，约 50% 的脑卒中发生于颈动脉支配区。对于症状性颈动脉狭窄，在 NASCET 研究中，狭窄程度 70% ～ 79%，第一年卒中风险为 11%，第 2 年卒中风险为 26%；狭窄程度 ≥ 90%，第一年卒中风险为 35%。在规范药物治疗后无症状性颈动脉狭窄卒中风险远低于有症状性颈动脉狭窄，狭窄程度 < 60%，年卒中风险 < 1%；狭窄程度 > 60%，年卒中风险为 1% ～ 2.4%。而且狭窄程度可能与卒中风险无关，在无症状颈内动脉粥样硬化研究（asymptomatic carotid atherosclerosis study，ACAS）和无症状颈动脉外科试验研究

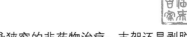

（asymptomatic carotid surgery trial，ACST）均报道，在狭窄程度70%～79%、80%～89%和90%～99%的不同组别中，脑卒中风险并没有显著增加。

104. 颈动脉狭窄的非药物治疗

颈动脉狭窄的治疗方法主要有血管内介入治疗和外科手术颈动脉内膜剥脱术（carotid endarterectomy，CEA）。退伍军人事务合作研究（The Veterans Administration Cooperative Study，VA）、ACST试验、ACAS试验、欧洲颈动脉外科试验（the European Carotid Surgery Trial，ECST）以及北美症状性颈动脉狭窄内膜剥脱术试验（theNorth American Symptomatic Carotid Endarterectomy Trial，NASCE）等临床试验研究奠定了CEA在颈动脉狭窄的非药物治疗的金标准地位。颈动脉支架成形术（carotid artery stenting，CAS）作为近二十余年迅速发展起来的颈动脉血运重建手段，由于其微创的优势，得到了很快的发展。关于CEA与CAS孰优孰劣的争执一直未停止，在早期多项研究中提示CAS围手术期事件发生率较CEA高，现在CAS技术和材料的改进降低了其围手术期脑卒中发生率，但CAS能否取代CEA成为公认的标准治疗方法，临床上仍存在一定的争议，并且两种治疗方法对颈动脉狭窄患者的长期结局仍然不明确。

105.CREST 试验 10 年随访研究证实：颈动脉狭窄，CAS 不劣于 CEA

在 2016 年国际脑卒中大会上，来自梅奥诊所的 Thomas G. Brott 教授公布了 CREST 试验 10 年随访结果，研究结果同时发表于新英格兰医学杂志。CREST（Carotid Revascularization Endarterectomy versus Stenting Trial，CREST）是目前为止关于颈动脉支架预防脑卒中的研究中随访时间最长的随机对照试验。本研究同时包括症状性和无症状性颈动脉狭窄患者（研究中，症状性狭窄的治疗指征是血管造影 ≥ 50% 的狭窄，或超声检查 ≥ 70% 的狭窄或超声检查为 50% ～ 69% 的狭窄而 CTA/MRA 检查为 > 70% 的狭窄；对于无症状狭窄的治疗指征是血管造影狭窄程度 ≥ 60% 或超声检查狭窄程度 ≥ 70% 或超声检查狭窄程度为 50% ～ 69% 而 CTA/MRA 检查为 > 80% 的狭窄）。研究随机纳入了 2502 例颈动脉狭窄患者（其中 47.2% 为无症状性颈动脉狭窄患者），分为颈动脉支架组和内膜切除术组。1607 例（52.5% 无症状性颈动脉狭窄）同意进入 10 年的随访期。在此前为时 2.5 年的随访中，研究者报告称，两组之间围手术期脑卒中和心肌梗死复合初级终点事件或死亡率，以及之后的同侧脑卒中发生率均无显著差异。在 10 年随访中研究者发现：主要复合终点事件——围手术期脑卒中、心肌梗死、死亡事件或同侧脑卒中在两组之间仍无显著差异（CAS 11.8%，95%CI 9.1% ～ 14.8%；CEA 9.9%，95%CI 7.9% ～ 12.2%，图 36）；10 年再狭窄率在支架组发生率为 12.2%，在手术组为 9.7%（$HR=1.24$，95%CI

0.91～1.70，图36），两组无显著差异。支架组脑卒中发生率高于手术组（10.8% *vs.* 7.9%，*P*=0.07），但主要为轻型脑卒中（7.4% *vs.* 6.2%，*P*值无统计学差异，图36），而手术组围手术期心肌梗死发生率高于支架组（2.3% *vs.* 1.1%，*P*=0.03，图37）。在CREST试验10年随访的亚组分析中可以发现，年龄、性别、狭窄程度、是否为症状性狭窄等因素对于CEA和CAS的长期预后（主要终点事件）影响并没有显著差异（图38）。

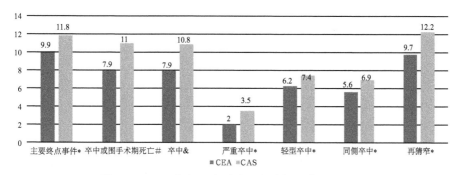

图36 CREST试验10年随访不同事件发生率（%）

注：* *P*值统计学无显著性差异；#*P*=0.04；&*P*=0.07；严重脑卒中NIHSS评分≥9分；轻型脑卒中NIHSS评分＜9分；再狭窄：超声下靶动脉直径减少至少70%，收缩期峰值速度≥3.0m/s被认为存在再狭窄和闭塞。

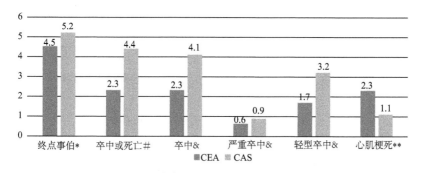

图37 CREST试验围手术期不同事件发生率（%）

注：*P*值统计学无显著性差异；#*P*=0.005；&*P*=0.01；**P*=0.03；严重脑卒中NIHSS评分≥9分；轻型脑卒中NIHSS评分＜9分。

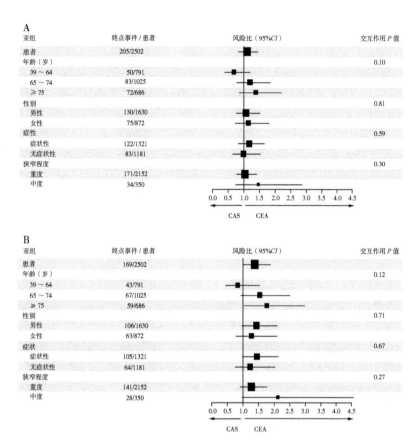

图 38 CREST 试验中亚组分析：A，主要终点事件、B，脑卒中／死亡

图片引自：Brott TG，Howard G，Roubin GS，et al. Long-term results of stenting versusendarterectomy for carotid-artery stenosis. N Engl J Med，2016，374（11）：1021-1031.

106. ACT Ⅰ试验 5 年随访研究证实：对于无症状性颈动脉狭窄，CAS 与 CEA 远期预后相当

ACT（Asymptomatic Carotid Trial）Ⅰ试验 5 年随访结果于 2016 年 3 月同时发表在《NEJM》上，ACT Ⅰ试验的目的在于探讨无症状性颈动脉严重狭窄选择内膜剥脱和支架联合血栓保护装置的优劣，弥补了 CREST 研究的不足。ACT Ⅰ试验是前瞻性多

中心随机对照非劣性研究，支架联合血栓保护装置（CAS 组）或内膜剥脱手术（CEA 组）按照 3 : 1 的比例分组。研究从 2005 年 3 月 30 日开始，2013 年 1 月 18 日结束，计划纳入 1658 例手术并发症不高的患者，因为入选速度太慢仅纳入了 1453 例患者。纳入的病例为既适合支架治疗也适合内膜剥脱手术的非高危患者。该研究比较了无症状性颈动脉疾病患者 CAS 和 CEA 的疗效。无症状性颈动脉疾病被定义为在纳入研究前 180 天，患者无脑卒中或 TIA。研究共纳入 1453 例患者：年龄＜ 80 岁，伴有严重颈动脉狭窄（超声或血管造影证实狭窄率＞ 70%），并且无手术并发症高风险。基线时数据显示，患者的平均年龄为 67.8 岁，颈动脉平均狭窄率为 73%，对侧颈动脉狭窄程度不能超过 60%。主要终点事件为在手术或支架后 30 天发生脑卒中、心肌梗死及死亡，以及此后 1 年内颈动脉狭窄同侧发生脑卒中事件。研究发现主要复合终点 CAS 组不次于 CEA 组（3.8% vs.3.4%；P=0.01）。从手术后 30 天到 5 年，CAS 组和 CEA 组未发生同侧脑卒中的比例分别为 97.8% 和 97.3%（P=0.51），总生存率分别为 87.1% 和 89.4%（P=0.21）。累计 5 年无脑卒中生存率分别为 93.1% 和 94.7%（P=0.44）。CAS 终点事件发生情况并不劣于 CEA 组（3.8% vs. 3.4%，P=0.011，图 39）。单侧 95%CI 的上限值为 2.27%，比预计的非劣效性标准 3% 还要低。CAS 和 CEA 组 30 天脑卒中或死亡比例分别为 2.9% 和 1.7%（P=0.33），CAS 组轻型脑卒中发生率稍高（2.4% vs. 1.1%，P=0.20），而 CEA 组复合事件发病率（包括颅内和外周神经损伤、血管损伤、非脑出血、与颈部切口或股动脉穿刺部位相关的创伤并发症及其他并发症稍高（4.7% *vs.* 2.8%，*P*=0.13）。这项研究结果显示，针对无手术高风险的无症状性颈动脉狭窄患者而言，CAS 并不劣于 CEA。

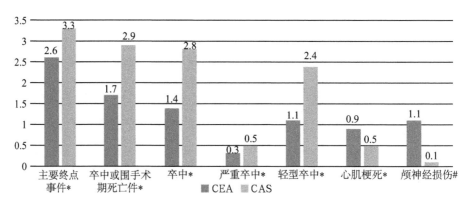

图 39　ACT Ⅰ 试验 5 年随访不同事件发生率

注：*P 值统计学无显著性差异；# P =0.02。

*107.*ICSS 试验 4.2 年随访研究证实：对于症状性颈动脉狭窄，CAS 与 CEA 远期预后无差异，CAS 再狭窄率高于 CEA

ICSS（International Carotid Stenting Study）试验是一项在欧洲、澳大利亚、新西兰以及加拿大 50 家三级医疗中心进行的平行分组随机化临床研究，是迄今为止比较支架术和内膜切除术治疗症状性颈动脉最大的随机对照试验。研究纳入了年龄 ≥ 40 岁且狭窄程度 ≥ 50% 的症状性颈动脉狭窄患者。采用 1 ∶ 1 将这些患者随机分配至接受 CAS 治疗组或 CEA 治疗组。该研究总共纳入了 1713 例症状性颈动脉狭窄患者，随机分配至 CAS 组（*n*=855）或 CEA 组（*n*=858），其中 3 位患者在纳入后随即退出了试验。在基线，治疗后 30 天，6 个月以及随后 10 年内每年对患者进行临床和颈动脉超声随访检查。经过中位 4.2 年的随访后（四分位间距 3.0 ～ 5.2 年）发现，两组致命性卒中或致残性卒中（52 例 *vs.* 49 例）及累积的 5 年风险并无明显差异（6.4% *vs.* 6.5%；*HR*=1.06，95% *CI* 0.72 ～ 1.57，图 40A），两组全因死亡率无明显差异（17.4% *vs.*17.2%，*HR*=1.17，95% *CI* 0.92 ～ 1.48，*P*=0.19，图 40D）。此外，支架组较内膜切除组更容易出现卒中（15.2% *vs.*9.4%，*HR*=1.71，95% *CI* 1.28 ～ 2.30，图 40B），但主要是非致残性卒中，对于患者远期预后影响小，两组间 1 年、5 年或最终随访时的改 Rankin 量表分数也无明显区别（图 41）。两组之间这种卒中发生率差异主要来自围手术期 CAS 组发生率明显高于 CEA 组（11.8% *vs.* 7.2%，*HR*=1.72，95% *CI* 1.24 ～ 2.39，*P* ＜ 0.001，图 40C），而在术后 30 天两组卒中发生率差异明显减小（8.9% *vs.* 5.8%，*HR*=1.53，95% *CI* 1.02 ～ 2.31，*P*=0.039，图 40E）。

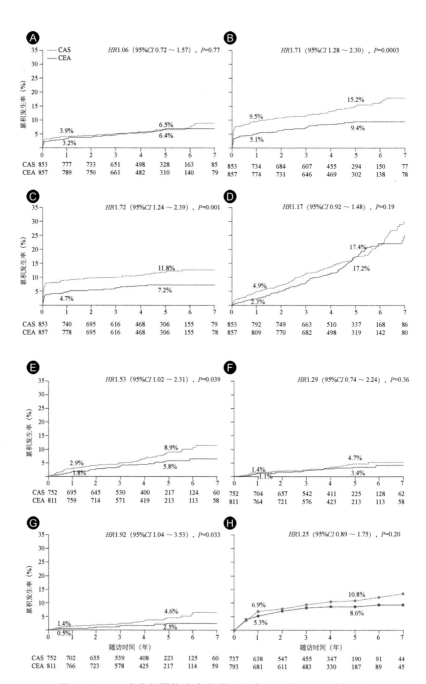

图 40　ICSS 试验主要临床事件累积发生率（彩图见彩插 15）

注：A：死亡或致残性卒中发生率；B：所有卒中发生率；C：围手术期卒中或围手术期死亡或随访中同侧卒中发生率；D：全因死亡率；E：术后 30 天卒中发生率；F：术后 30 天同侧卒中发生率；G：术后 30 天对侧颈动脉或后循环卒中发生率；H：同侧颈动脉重度再狭窄（≥70%）发生率。

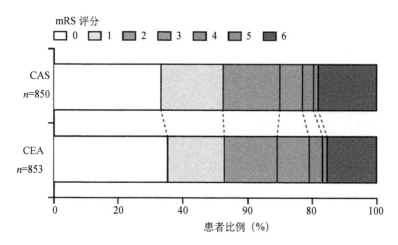

图 41 ICSS 试验 CAS 组和 CEA 组随访结束时不同 mRS 评分所占比例（彩图见彩插 16）
注：$P = 0.49$；调整基线后 $P = 0.24$
图片引自：Bonati LH, Dobson J, Featherstone RL, et al.Long-term outcomes after stenting versus endarterectomy for treatment of symptomatic carotid stenosis: the International Carotid Stenting Study（ICSS）randomised trial.Lancet，2015，385（9967）：529-538.

在基于超声结果和临床事件综合来判断再狭窄的程度（经治血管出现≥50% 或 ≥70% 狭窄或闭塞定义为再狭窄），采用 Cox 回归分析来评定再狭窄与发生同侧卒中之间的相关性。研究结果显示，在 CAS 组中 274 例患者出现至少中度程度的狭窄（狭窄比例≥50%），累计 5 年风险为 40.7%；而在 CEA 组中有 217 例，风险为 29.6%，两组相比具有显著统计学意义（图 42A），两组之间出现重度再狭窄或闭塞发生率无明显差异（图 42B）。在再狭窄（≥50%）患者中同侧颈动脉发生卒中较对照组明显增高（$HR = 3.18$，95% CI 1.52 ～ 6.67，$P = 0.002$，图 43A），值得注意的是这种差异主要存在于 CEA 组（$HR = 5.75$，95% CI 1.80 ～ 18.33，$P = 0.003$，图 43C），在 CEA 术后 2 年尤为明显，其原因可能于 CEA 再狭窄机制有关，在早期，CEA 再狭窄是主要是由于血管内膜增生，而这种增生的内膜特点是平滑肌细胞的增殖，发生血栓栓塞事件风险低，而之后再狭窄有可能复发动脉粥样硬化所致。但在 CAS 组中，术后随访出现再狭窄（≥50%）并没有明显增加同侧卒中发生率（HR=2.03，95% CI 0.77～5.37，P=0.154，图 43B）。

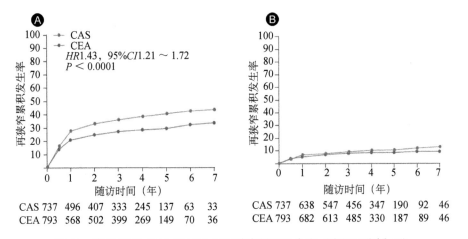

图 42　ICSS 试验 CAS 组和 CEA 组再狭窄累积发生率（彩图见彩插 17）

注：A：中度以上再狭窄（≥50%）累积发生率；B：重度以上再狭窄（≥70% 或闭塞）累积发生率。

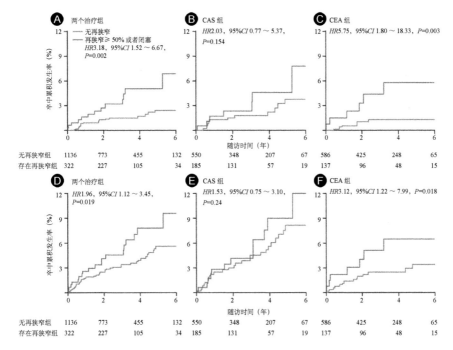

图 43　ICSS 试验 CAS 组和 CEA 组再狭窄与卒中累积发生率关系（彩图见彩插 18）

注：A-C 同侧卒中累积发生率；D-F 所有卒中累积发生率。

图片引自：Bonati LH，Gregson J，Dobson J，et al.Restenosis and risk of stroke after stenting or endarterectomy for symptomatic carotid stenosis in the International Carotid Stenting Study（ICSS）: secondary analysis of a randomised trial.Lancet Neurol，2018，17（7）：587-596.

108. 近 10 年不同 CEA 与 CAS 对比研究的差异

回顾近 10 余年关于 CEA 与 CAS 的对比研究，围手术期不良事件发生率高始终是 CAS 无法回避的劣势，这在症状性颈动脉狭窄中尤为明显，但不同研究中差异性很大（图 44、图 45），造成这种差异的原因主要有以下 6 个方面。

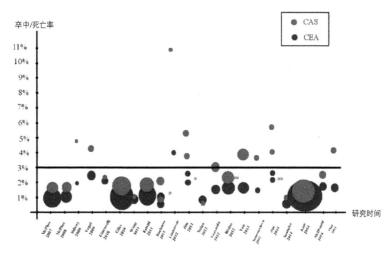

图 44　近 10 年不同研究中无症状性颈动脉狭窄 CEA 与 CAS 围手术期脑卒中 / 死亡率
（彩图见彩插 19）

注：# 脑卒中 / 死亡率分为＜ 65 岁组和≥ 65 岁组；## 脑卒中 / 死亡率分为男性组和女性组。

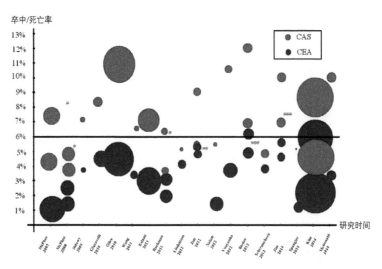

图 45　近 10 年不同研究中症状性颈动脉狭窄 CEA 与 CAS 围手术期脑卒中 / 死亡率
（彩图见彩插 20）

注：# 脑卒中与死亡率分开统计；## 脑卒中 / 死亡率分为＜ 65 岁组和≥ 65 岁组；### 脑卒中 / 死亡率分为男性组和女性组。

图 44、图 45 引自：Paraskevas KI，Kalmykov EL，Naylor AR. Stroke/death rates following carotid artery stenting and carotid endarterectomy in contemporary administrative dataset registries：asystematic review. Eur J Vasc Endovasc Surg，2016，51（1）：3–12.

（1）纳入标准不一致：这包括了对症状性狭窄的定义、评价标准及症状性颈动脉狭窄患者纳入病例所占比例等。例如SAPPHIRE 试验纳入标准为狭窄程度 >50% 症状性或 >80% 无症状性颈动脉狭窄患者，其中症状性颈动脉狭窄患者比例为 29%。CREST 也同样纳入了症状性及无症状性颈动脉狭窄，其中 47.2% 为无症状性颈动脉狭窄。SPACE 试验纳入标准为狭窄程度 >70% 症状性颈动脉狭窄患者，而同为研究症状性颈动脉狭窄的 ICSS 试验，纳入标准为颈动脉狭窄程度 > 50%。ACT Ⅰ 均为无症状性颈动脉狭窄（表 55）。症状性颈动脉狭窄脑卒中风险及手术风险远高于无症状性颈动脉狭窄，并且狭窄程度与脑卒中风险密切相关，这种纳入标准的不一致必然影响研究结果的可比性。

（2）终点事件不同：在 EVA-3S、SPACE、ICSS 研究中，心肌梗死都未作为主要终点事件（表 55）。对心肌梗死的分析和观察也不一致，CREST 研究将心肌梗死也作为主要终点事件之一是十分必要的，因为大量的研究标明，心肌梗死发生与患者的预后密切相关。此外，脑神经麻痹一直没有作为主要终点事件之一，在 CREST 研究中，CEA 组脑神经麻痹发生率为 4.8%，CAS 组为 0.3%。如果基于实际采用的治疗方式（PerProtocol），CAS 组没有脑神经麻痹发生，而 CEA 组的脑神经麻痹发生率为 5.3%，1 个月时有 3.6% 的患者、6 个月时仍有 2.1% 的患者仍然遗留有脑神经麻痹的症状，这些脑神经麻痹症状 80% 以上有运动功能的障碍，导致多种功能的障碍，严重影响患者的生活质量。在 ACT Ⅰ 试验中也有类似的发现（脑神经麻痹发生率 CEA 组和

CAS 组分别为 1.1% 和 0.1%，P=0.02）。

（3）CAS 中栓塞保护装置（embolic protection device，EPD）的使用和支架的选择：在 CREST 研究中，EPD 的使用率达到 96.1%。回顾性研究发现，采用 EPD 后 CAS 手术的并发症率降低，特别是对症状性狭窄的患者。CREST 研究中施行了支架成形术者 1131 例，其中有 24 例 CAS 术中未采用 EPD，围手术期终点事件率为 20.8%，其他 1073 例采用了保护装置，围手术期终点事件率为 5.3%，而相对应的 1176 例 CEA 手术的围手术期终点事件率为 5.1%。并且，支架的选择对研究也有影响，部分研究中发现，对于症状性颈动脉狭窄患者，术后第 30 天的主要事件发生率在不同支架中差异显著（开环支架设计 $vs.$ 闭环支架设计，7.0% $vs.$ 2.2%，$P < 0.0001$），并且手术 30 天以后的主要事件发生率差异也同样显著（开环支架设计 $vs.$ 闭环支架设计，6.3% $vs.$1.3%，$P < 0.0001$）。由于许多临床试验（例如 ICSS 试验等）支架和保护装置的选择由手术者自行决定，这就造成了器材的选择不同而影响结果的可比性，在 CREST 和 ACT Ⅰ 中都只采用了一种支架（分别为 RX Acculink 和 Xact 自膨式支架，其中 RX Acculink 为开环支架，Xact 为闭环支架），从而最大限度地避免器材选择所带来的影响，但哪种支架及保护装置在治疗颈动脉狭窄方面更具安全性和有效性尚缺乏有力证据。

表 55　不同研究的对比

时间 (年)	研究	EPD	症状性颈动脉狭窄	纳入病例	围手术期脑卒中／死亡率（%）		P 值	围手术期脑卒中／死亡／心肌梗死率（%）		P 值
					CEA	CAS		CEA	CAS	
2004	SAPPHIRE	95.6%	29%	334	8.4	5.5	0.36	20.2	12.2	0.004
2006	SPACE	27%	0	1200	6.3	6.8	0.09	—	—	—
2008	EVA-3S	91.9%	100%	527	3.9	9.6	0.01	—	—	—
2010	ICSS	72%	100%	1713	4.7	8.5	0.001	5.2	8.5	0.006
2010	CREST	96.1%	52.5%	2502	2.3	4.4	0.005	6.8	7.2	0.51
2013	ACT I	97.8%	0	1453	1.7	2.9	0.33	2.6	3.3	0.6

　　（4）手术者经验与培训：CEA 作为颈动脉狭窄的传统治疗方法，历经 60 余年，技术已日趋成熟。而 CAS 只有近 20 年历史，在技术操作、器材选择、手术时机等方面还有待完善。相对于其他研究，CREST 对入选的 CAS 术者提出了更为严格的要求（通过认证的外科医师要求年手术量 12 例以上，无症状性患者并发症与死亡率＜3%，有症状患者＜5%，并在前期预试验期已经治疗了 1500 例的患者）。而且，CREST 和 ACT I 都只采用了一种保护伞和支架（CREST 试验采用的 RX Acculink 自膨式支架和 RX Accunet 保护伞，ACT I 试验中采用的 Xact 自膨式支架和 Emboshield、Emboshield Pro 或 Emboshield NAV6 保护伞），医师的培训和经验积累相对容易。这也就不难解释 CREST 研究中 CAS 的严重并发症率（死亡和致残性脑卒中）逐年下降的原因了，

2000—2004 年为 2.5%，2005 年为 2.5%，2006 年为 0.7%，2007 年为 0，2008 年为 0.6%。同样，围手术期死亡／脑卒中率也在逐步下降，对应为 4.4%、7%、4.6%、3.4% 和 1.8%。并且在不同中心无论是 CEA 组或 CAS 组围手术期终点事件无显著差异（图 46）。ACT Ⅰ 中也要求参与试验的研究者必须有超过 25 例以上的手术经验。对术者和研究中心的严格入选避免了因术者经验差异导致研究结果的偏倚。

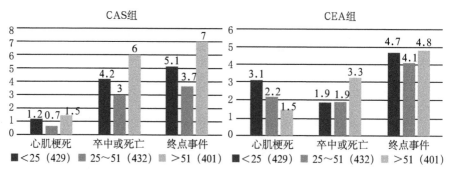

图 46　CREST 研究中不同中心不同事件发生率（%）（彩图见彩插 21）

注：各组 *P* 值统计学无显著性差异；分组包括中心纳入病例＜ 25 例、25 ～ 51 例、＞ 51 例。

（5）药物治疗方案的不同：目前研究的药物治疗方案多基于 20 世纪 80—90 年代的数据，而且关于 CEA 和 CAS 比较的研究跨越的时间一般比较长，药物治疗方案的改进明显降低了颈动脉狭窄脑卒中发生率，在较早进行 EVA-3S、ICSS 研究中双抗并非强制使用，这也可能是两项研究围手术期脑卒中／死亡率较高的原因之一。

（6）评价方法和标准的不同：颈动脉超声因其无创、经济、实用等优势，在颈动脉狭窄的筛查及术后随访中发挥着很重要的作用，狭窄处血流频谱测量参数是量化评估血管狭窄及再狭窄的主要指标，但受支架类型、技术人员的操作水平等因素影响，而且颈动脉手术治疗后（尤其是支架植入）会改变颈动脉血管的生物力学特性，支架的构造不同（径向支撑力、网眼大小等）对血管顺应性／血流速度影响也不同，有研究显示，闭环颈动脉支架植入术后超声收缩期峰值流速（peak systolic velocity，PSV）显著高于开环颈动脉支架（122 cm/s *vs.* 95.9 cm/s，*P*=0.007），因此需修正彩超诊断标准以避免高估支架内再狭窄的程度。但目前对于颈动脉术后再狭窄颈动脉超声诊断尚无统一标准，在 ICSS 试验随访过程中，对于中度以上再狭窄定义为超声 PSV ≥ 1.3m/s，PSV ≥ 2.1m/s 定义为重度再狭窄（≥ 70%）。与 ICSS 试验采用的标准类似，在 EVA-3S 试验 3 年随访中以超声 PSV ≥ 2.1m/s 定义为重度再狭窄，两治疗组之间 5 年（CAS *vs.* CEA，4.2% *vs.* 2.3%）或者 10 年（CAS *vs.* CEA，8.3% *vs.* 5.0%）重度以上再狭窄发生率两组无明显差异。在 CREST 试验 3 年随访时，当以超声 PSV ≥ 2.1m/s 定义为重度再狭窄时，CAS 组高于 CEA 组（14.8% *vs.* 10.5%，*P*=0.02），两组之间有统计学差异，而以超声 PSV ≥ 3.0m/s 定义为重度再狭窄，CAS 与 CEA 两个治疗组之间无明显差异（6.0% *vs.* 6.3%，*P*=0.58）。不同试验中评价标准的不一致也造成了研究结果的差异。

109. 不同类型颈动脉狭窄患者 CEA 或 CAS 手术时机的选择

对于症状性颈动脉重度狭窄患者，在缺血性脑血管事件发病 2 周内脑卒中复发的风险最高。有研究结果显示 2 ～ 4 周内接受 CEA 的患者，脑卒中复发风险下降 15.9%；4 ～ 12 周内接受手术的患者，脑卒中复发风险下降 7.9%；12 周后接受手术的患者，脑卒中复发风险下降 7.4%。与之相似，对于颈动脉中度狭窄患者早期行 CEA 也可获益，并且多项临床研究也证实了及早行 CEA 的安全性和有效性。在 CREST 试验中，根据手术时间分为发病后 1 ～ 14 天组、发病后 15 ～ 60 天组及发病后 > 60 天组，CEA 组围手术期死亡 / 脑卒中风险在各手术时间不同分组并无明显差异（与发病后 1 ～ 14 天组相比，15 ～ 60 天组 $HR=0.74$，95%CI 0.22 ～ 2.49；> 60 天组 $HR=0.91$，95%CI 0.25 ～ 3.33，$P=0.89$；图 47），在 CAS 组中也得出同样的结论。同时，虽然早期干预治疗的效果是明确的，但超早期干预治疗的效果尚不清楚。一项回顾性分析显示，在缺血性事件发生后 2 天内与发生后 3 ～ 7 天进行 CEA 的患者相比，死亡和脑卒中发生率增高 4 倍（$OR=4.24$，95% CI 2.07 ～ 8.70，$P < 0.001$）。相比之下，如果在发病后 2 周行 CEA，围手术期风险显著下降，但对脑卒中的预防作用也随之降低（图 48）。因此，国外指南建议在 TIA 或非致残性脑卒中发病后 2 周内行 CEA。颈动脉狭窄所致反复发作的 TIA 或进展性脑梗死发病多由动脉-动脉栓塞引发，常常

合并重度狭窄所致低灌注。有研究指出，对于这类患者急性期行 CEA 死亡 / 脑卒中风险均较高（进展性脑梗死组为 20.0%，95%*CI* 12.5 ～ 28.6；反复 TIA 组为 9.0%，95%*CI* 4.3 ～ 15.1）；对于症状稳定的缺血性脑卒中患者，围手术期脑卒中风险无明显差异，对于此类患者早期是否需行 CEA 目前还有待研究。而对于 CAS 干预治疗的时机选择则是一个极具争议的问题，不同研究中结果也不一致，目前指南推荐对于 TIA 或轻微脑卒中患者，如果没有早期血管重建术的禁忌证，可以在事件出现 2 周内进行干预。对于大面积脑梗死保留部分神经功能的患者，应在梗死至少 2 周后再进行 CAS 治疗。

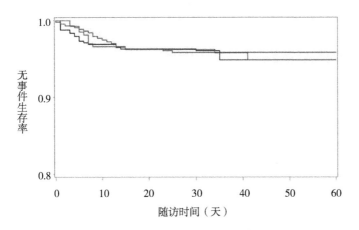

图 47　CREST 试验中不同手术时间对预后的影响（彩图见彩插 22）

注：——手术时间：发病后 1 ～ 14 天；——手术时间：发病后 15 ～ 60 天；——手术时间：发病后 > 60 天。

图片引自：Meschia JF，Hopkins LN，Altafullah I，et al. Time from symptoms to carotid endarterectomy or stenting and perioperative risk. Stroke，2015，46（12）：3540–3542.

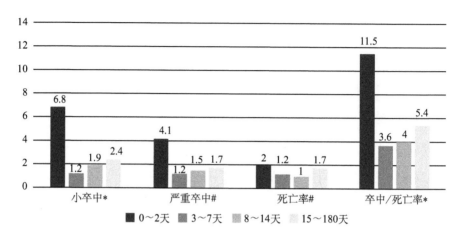

图 48　CEA 中不同手术时间脑卒中／死亡发生率（%）（彩图见彩插 23）
注：*P < 0.001；#P 值统计学无显著差异。

110. 颈动脉狭窄 CEA 和 CAS 的选择

（1）相对于症状性颈动脉狭窄 CEA 与 CAS 之争，无症状性颈动脉狭窄的治疗争议更大。在无症状颈内动脉粥样硬化研究（asymptomatic carotid atherosclerosis study，ACAS）和无症状性颈动脉狭窄外科试验（asymptomatic carotid surgery trial，ACST）中均证实 CEA 与药物治疗相比可明显降低脑卒中风险。ACT（asymptomatic carotid trial）Ⅰ试验结果显示针对无手术高风险的无症状性颈动脉狭窄患者，CAS 与 CEA 治疗效果旗鼓相当。但 CEA 和 CAS 都具有围手术期风险及并发症，如围手术期的脑卒中、死亡或心肌梗死等。无症状性颈动脉狭窄患者的年龄、性别、颈动脉狭窄程度、对侧和同侧有无颈动脉病变等因素，均可能对 CEA 和 CAS 的手术风险及获益造成影响；而且无症状性颈动脉狭窄发生脑卒中风险正在逐渐下降，ACST 试验中显示狭

窄程度≥70%药物治疗的患者中5年同侧脑卒中或死亡率仅为
4.7%。越来越多的研究显示，在积极的药物治疗（特别是他汀
类药物的强化使用）下无症状中重度颈动脉狭窄患者神经系统事
件发生率相对较低。所以，临床医师在做出治疗决策时，必须综
合考虑这些相关因素。对于无症状性颈动脉狭窄患者，是否需要
进行血运重建的外科干预，如何对患者进行个体化风险和获益评
估，是临床实践中遇到的困惑和挑战。目前现有的研究指出，患
者如果合并其他脑卒中高危因素（表56），如狭窄程度进展、共
存的颅内动脉病变、无症状性脑梗死、脑血流储备受损、微栓子
信号、颈动脉斑块不稳定等，均提示脑卒中风险增加，推荐行血
运重建干预，可以选择 CEA 或者 CAS。

表 56　识别高危无症状颈动脉狭窄患者的相关研究

高危因素	发表时间	结论
狭窄程度	2010	动脉狭窄程度与同侧脑卒中风险相关：狭窄越严重，脑卒中风险越高；狭窄 50%～69%、70%～89% 和＞90%，年脑卒中风险分别为 0.8%、1.4% 和 1.9%
狭窄进展	2013	约 53.7% 的狭窄进展者出现脑缺血事件，对照组仅为 3.3%
狭窄进展	2014	狭窄进展者的同侧脑卒中风险是无进展者的 2 倍
斑块形态	2013	存在斑块内出血或脂质核心坏死更容易发生脑缺血事件
斑块形态	2011	溃疡斑块数量为 0、1、2 和 ≥3 个者脑卒中 / 死亡风险分别为 1.9%、4.4%、7.1% 和 18.2%
微栓子信号	2010	微栓子信号与同侧脑卒中风险存在显著相关性（3.62% *vs.* 0.7%，*HR*=5.57）

中国医学临床百家

续表

高危因素	发表时间	结论
无症状性梗死灶	2009	狭窄程度≥60%的ACAS患者中，CT提示无症状性梗死灶者年脑卒中风险显著高于无梗死病灶者（3.6% *vs.* 1.0%）
脑血流储备	2012	狭窄程度≥70%的ACAS患者中，脑血流储备受损与脑缺血事件风险增高有关（*OR*=3.86）

（2）在进行颈动脉血运重建时，临床中常见的一种情况是一侧颈动脉狭窄，同时伴有对侧颈动脉狭窄或闭塞。在CREST试验中，CAS组与CEA组分别有2.7%和3.2%存在对侧颈动脉闭塞。多项研究结果显示，伴对侧颈动脉狭窄或闭塞的患者，同侧缺血事件的风险明显增加，具有更高的脑卒中风险，应该接受颈动脉血运重建，可以获得更大的收益。但在ACAS试验中约10%的患者合并对侧颈动脉闭塞，5年随访结果显示，对于此类患者行CEA是无益甚至有害的，并且一系列的Meta分析也指出对侧颈内动脉闭塞是CEA的独立危险因素，而对CAS影响甚微。因此，此类患者更适合行CAS。此外，伴有同侧颈动脉的串联病变、心功能不全、近期心肌梗死等也是CEA高危因素（表57），也可以选择CAS；而对于血管解剖路径严重迂曲、不稳定斑块、病变钙化明显的患者，CEA应该是更佳的选择。

表 57　CEA 和 CAS 高危因素

CEA 高危因素		CAS 高危因素	
伴随疾病	解剖因素	斑块形态	血管解剖
冠心病、心绞痛或心律失常	既往 CEA 或颈部手术史	软，富含脂质斑块	髂动脉迂曲
充血性心力衰竭，心功能不全，心排血量低（EF ＜ 30%）	既往放疗史	斑块长度＞ 15mm	Ⅱ 型或Ⅲ型弓
6 周内心肌梗死	双侧颈动脉硬化	薄纤维帽	牛角弓
30 天内拟行心脏手术	对侧颈动脉闭塞或喉神经麻痹	斑块内出血	主动脉弓存在病变
严重慢性肺功能不全	气管插管或造瘘	严重钙化	颈总动脉或颈内动脉严重迂曲
肾功能衰竭	串联病变	次全闭塞	
	颈动脉夹层	累积颈外动脉的分叉处病变	
	假性动脉瘤	迂曲成角病变	
	C_2 颈椎以上或锁骨以下水平病变	病变处存在新鲜血栓	

（3）在选择 CEA 或者 CAS 时，年龄也是一个不可忽视的因素。随着中国老年人群病例的逐渐增加，老年颈动脉狭窄的患者也逐渐增多，对于这类患者是否行颈动脉血运重建是一个非常重要且富有挑战的决策。因为老年患者围手术期并发症的高发生率，且老年患者随机对照临床试验的数据有限，所以行颈动脉血运重建需谨慎。在 ACST 试验中纳入年龄＞ 75 岁的患者 650

例，结果表明，即使将 CEA 组患者围手术期的脑卒中及死亡例数剔除，CEA 组与药物治疗组比较，脑卒中的发生率也没有得到改善。尽管老年患者冠心病、肺功能不全的比例增加，增加了 CEA 手术风险，但在 CREST 研究中比较老年患者 CEA 和 CAS 的治疗效果，结果却显示老年患者中 CEA 效果仍然优于 CAS，脑卒中发生率较 CAS 组减少。而且在对 SPACE、EVA-3S、ICSS 及 CREST 试验中症状性颈动脉治疗的 Meta 分析指出，年龄因素对 CAS 影响较 CEA 更为明显（图 49、图 50）。65 岁以下人群中 CEA 与 CAS 围手术期（术后 120 天）不良事件发生率差异较小，而在 70 岁以后这种差距就明显增加（如在 60 ~ 64 岁组中围手术期年龄 HR ：CEA 组为 1.01，95%CI 为 0.54 ~ 1.9；CAS 组为 1.79，95%CI 为 0.89 ~ 3.6；CAS $vs.$CEA 风险比为 1.07，95%CI 为 0.56 ~ 2.01。而在 70 ~ 74 岁组中年龄 HR：CEA 组为 1.2，95%CI 为 0.68 ~ 2.13；CAS 组为 4.01，95%CI 为 2.19 ~ 7.32；CAS $vs.$CEA 风险比为 2.09，95%CI 为 1.32 ~ 3.32)，这可能与老年患者动脉粥样硬化斑块、钙化及血管迂曲程度更加严重相关，这些因素导致 CAS 围手术期因栓塞所致脑卒中发生率增加，但围术期后年龄因素对两组影响均较小（图 49 ~图 51）。因此对于高龄症状性颈动脉狭窄患者，若无明显禁忌证，CEA 可能更加安全有效；而对于无症状性颈动脉狭窄高龄患者，是否需要手术干预还有待进一步研究证实。

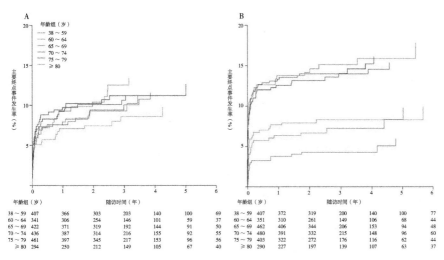

年龄组（岁）							年龄组（岁）						
38～59	407	366	303	203	140	100	69	38～59	407	372	319	200	140	100	77
60～64	341	306	254	146	101	59	37	60～64	351	310	261	149	106	68	44
65～69	422	371	319	192	144	91	50	65～69	462	406	344	206	153	94	48
70～74	436	387	314	216	155	92	55	70～74	480	391	332	215	148	96	60
75～79	461	397	345	217	153	96	56	75～79	403	322	272	176	116	62	44
≥80	294	250	212	149	105	67	40	≥80	290	227	197	139	107	63	37

图 49　不同年龄组终点事件发生率（彩图见彩插 24）

注：A 图为 CEA 组，B 图为 CAS 组。

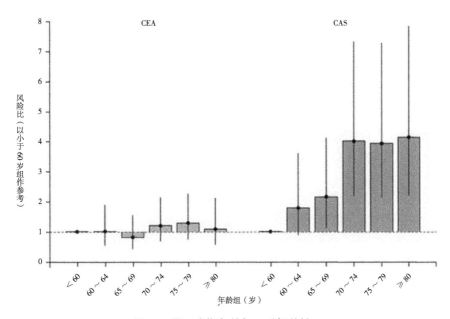

图 50　围手术期年龄与预后相关性

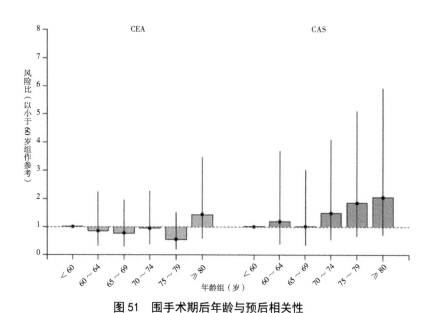

图 51　围手术期后年龄与预后相关性

图 49 ～图 51 引自：Voeks JH，Howard G，Roubin G，et al. Mediators of the age effect in the Carotid Revascularization Endarterectomy versus Stenting Trial（CREST）. Stroke，2015，46（10）：2868–2873.

（4）有研究报道女性患者合并颈动脉狭窄，CEA 的疗效劣于男性，且手术期间的脑卒中和死亡风险高于男性。ACAS 试验结果显示，女性颈动脉狭窄患者围手术期脑卒中和病死率为 3.6%，而男性为 1.7%；ACST 试验结果则分别为 4.2% 和 2.1%，以上均提示女性患者围手术期风险高于男性。在 CREST 试验的亚组分析中，围手术期男性、女性患者中终点事件发生率在 CAS 组和 CEA 组分别为 4.3%、4.9%（$HR=0.90$，$95\%CI$ $0.57 \sim 1.41$）和 6.8%、3.8%（$HR=1.84$，$95\%CI$ $1.01 \sim 3.37$，$P=0.064$），这提示围手术期女性患者 CAS 较 CEA 风险高（图 52）。虽然具体原因并不清楚，但性别因素对长期预后（主要终点事件）的影响在 CREST 试验中并未得到肯定（图 52）。在目前现有的随机对照临床试验中，老年女性颈动脉狭窄患者的相关临床数据欠缺，还有待进一步的研究结果。

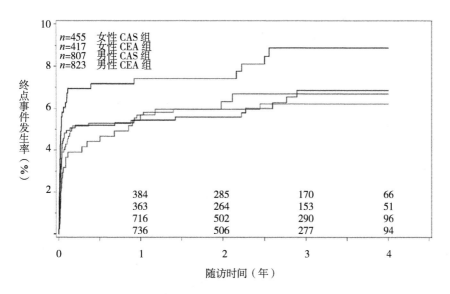

图 52　CREST 试验中性别对预后的影响（彩图见彩插 25）

图片引自：Howard VJ, Lutsep HL, Mackey A, et al. Influence of sex on outcomes of stenting versus endarterectomy: a subgroup analysis of the Carotid Revascularization Endarterectomy versus Stenting Trial（CREST）. Lancet Neurol，2011，10（6）：530–537.

111. CEA 和 CAS 复合手术

颈动脉狭窄最常见的颈内动脉起始段，在远端或（和）近端（颈总动脉或无名动脉）也可发现病变。该类型病变发生率较低，只占颈动脉系统病变的 0.6%，对于此类串联病变，单纯 CEA 或 CAS 治疗风险高、处理难度大。而在 1999 年，Pappada 等尝试对颈部串联病变 CEA、CAS 复合手术并取得了成功。颈动脉狭窄和闭塞性病变的复合手术技术系指术中按照常规操作方法显露颈动脉分叉部，在行颈动脉内膜切除的同时，再 X 线辅助下根据合并病变的位置，在手术部位近、远端狭窄或闭塞节段同期行球囊扩张或支架植入术，以达血管重建目的。该联合术式的优点：① CEA 术中对血流的阻断，可以在不放置远端保护装置情况下，可避免因处理无名 / 颈总动脉近端病变引起栓子脱落造成的远端脑栓塞；②近距离逆向处理颈总 / 无名动脉病变，可减少主动脉弓迂曲对操作可能带来的困难，有助于对严重迂曲颈动脉患者操作时的力量传导；③对于合并 C2 颈椎以上或锁骨以下水平的串联病变，CEA。Sfyroeras 等对 13 项研究中 133 例颈动脉串联病变患者复合手术治疗结果作 Meta 分析，技术成功率为 97%，术后 30 天死亡率和脑卒中发生率分别为 0.7% 和 1.5%；随访 12 ～ 36 个月，5 例脑缺血症状复发，17 例死亡，10 例患者出现近端病变再狭窄（4 例为症状性狭窄，7 例发生在单纯球囊扩张患者），2 例出现 CEA 再狭窄；证实了该技术的可行性和有效性。而 Wang 等进行回顾分析比较了围手术期（术后 30 天）单纯 CEA 与 CEA+IPE（Ipsilateral，Proximal endovascular）的安全性（表 58），研究结果显示，与 CEA 相比，CEA+IPE 围手术期卒中发生率有所增加（1.4% *vs.* 3.0%，*P*=0.01），两组之间死亡率无明显差异（0.5% *vs.* 1.0%，*P*=0.23），对于术前无症状性的颈动脉狭窄，CEA 与 CEA+IPE 围手术期卒中及死亡率几乎类似，无统计学差异，提示对于此类患者复合手术是安全的。而对于术前症状性的颈动脉狭窄患者，复合手术组卒中及死亡率明显增加（卒中发生率：4.9%*vs.*1.9%，*P*=0.002；卒中及死亡率：6.0% *vs.*

2.4%，P=002)，在风险调整后，与卒中/死亡率相关的危险因素包括糖尿病（OR=1.2，P= 0.001）、症状性颈动脉狭窄（OR=1.7，$P < 0.001$）、复合手术（OR=1.9，P=0.02）以及冠状动脉粥样硬化性心脏病（OR=1.2，P =0.01）。该研究中无论是症状性亦或是无症状性颈动脉狭窄患者中，CEA+IPE 组中男性患者、吸烟史、慢性心功能衰竭、慢性阻塞性肺病、双侧颈动脉狭窄等所占比例均较单纯 CEA 组高，这对最终结论是否有所影响还值得探讨。而且，症状性颈动脉狭窄本身是治疗的强烈适应症，对于此类合并近端血管串联病变的患者，依靠单纯传统 CEA 手术或者血管内介入治疗并不能达到理想的治疗效果，理论上来说通过 CEA+CAS（或者单纯球囊扩张）复合手术，能在 CEA 与 CAS 之间达到互补，为患者实施更合理的治疗方案。当然作为多学科融合的技术，复合手术仍处于起步阶段，对于复杂颈动脉狭窄或闭塞性病变具有一定应用前景，尚需要更多的经验积累，通过大样本的随机对照临床研究长期随访评价其疗效和安全性。

表 58　CEA 与 CEA+IPE 围手术期卒中及死亡风险

围手术期	总病例数 (n=66.519)，比例（%）			无症状性颈动脉狭窄 (n=39.402)，比例（%）			症状性颈动脉狭窄 (n=27.049)，比例（%）		
	CEA n=66.115	CEA+IPE n=404	P	CEA n=39.181	CEA+IPE n=221	P	CEA n=26.867	CEA+IPE n=182	P
卒中	927（1.4）	12（3.0）	0.01	422（1.1）	3（1.4）	0.52	504（1.9）	9（4.9）	0.002
死亡	360（0.5）	4（1.0）	0.23	177（0.4）	0（0）	0.33	189（0.7）	4（2.2）	0.04
卒中及死亡	1219（1.8）	14（3.5）	0.02	566（1.4）	3（1.4）	0.91	652（2.4）	11（6.0）	0.002

112. 颈动脉狭窄治疗的展望

目前关于 CEA/CAS 比较的临床试验中绝对大部分有着类似的结论-虽然围手术期 CAS 卒中发生率高于 CEA，但两者远期预后差异不大，但同时这些临床试验中都面临着同样的问题：是否无论哪一种手术干预手段都优于单独的药物治疗？这两项研究都是在药物治疗并不理想的时代开始招募患者。研究的药物治疗方案基于 20 世纪 80—90 年代的数据。在 CREST 试验中，84% 的患者存在血脂异常，而在无症状颈动脉狭窄中只有 74% 的患者在 4 年后低密度脂蛋白低于 100mg/dl，随着指南的不断更新，现代药物治疗方案已经有所改变——以收缩压低于 140mmHg、低密度脂蛋白低于 70mg/dl 为目标，糖化血红蛋白要求更低，他汀使用更为积极。并且，生活方式干预包括吸烟、饮食及运动也已经成为标准建议，这些措施明显降低了脑卒中发生率。目前已经在进行的 SPACE-2 试验是第一个将 CEA、CAS 及 BMT（最佳药物治疗，best medical treatment，包括良好的一级预防措施：控制胆固醇和血压、治疗糖尿病、戒烟、运动和饮食控制、使用抗血小板药物和他汀类药物等治疗）三组同时进行对比的研究，但因纳入病例缓慢，研究组将病例分为 CAS+BMT 与 BMT 及 CEA+BMT 与 BMT，目前已入组 513 例患者，30 天脑卒中 / 死亡率 CAS 组为 2.54%，CEA 组为 1.97%，药物组为 0，目前研究仍在进行中。同时进行的 CREST-2 研究也得到极大关注，部分研究者称这是一项脑卒中界的"COURAGE 试验"。COURAGE

里程碑式地比较了药物和支架（多为裸金属支架）在治疗稳定型心绞痛患者方面的优劣，研究结果发现支架治疗并不优于药物治疗，这在世界心脏病学界掀起了轩然大波。CREST-2 试验包括大约 70 个中心，截至到目前已有约 200 例患者纳入试验。综上所述，虽然 CEA 仍然是治疗颈动脉狭窄的金标准，但 CAS 的地位逐渐提高，CREST 和 ACT Ⅰ 研究均证实 CAS 的长期疗效并不劣于 CEA，两者难分伯仲，进一步提升了 CAS 的地位，并一定程度上撼动了 CEA 传统意义上"金标准"的位置。但在临床工作还有许多亟待解决的问题需要我们去探索和研究，在如何根据患者的不同情况采取合理的干预措施及积极的预防手段等方面还有待进一步完善和规范。

参考文献

1.Brott TG, Howard G, Roubin GS, et al. Long-term results of stenting versus endarterectomy for carotid-artery stenosis. N Engl J Med, 2016, 374 (11)：1021-1031.

2. Rosenfield K, Matsumura JS, Chaturvedi S, et al. Randomized trial of stent versus surgery for asymptomatic carotid stenosis. N Engl J Med, 2016, 374 (11)：1011-1020.

3.Bonati LH, Dobson J, Featherstone RL, et al.Long-term outcomes after stenting versus endarterectomy for treatment of symptomatic carotid stenosis: the International Carotid Stenting Study (ICSS) randomised trial.Lancet, 2015, 385 (9967)：529-538.

4.Bonati LH，Gregson J，Dobson J，et al.Restenosis and risk of stroke after stenting or endarterectomy for symptomatic carotid stenosis in the International Carotid Stenting Study（ICSS）：secondary analysis of a randomised trial.Lancet Neurol，2018，17（7）：587-596.

5. Brott TG，Hobson RW，Howard G，et al. Stenting versus endarterectomy for treatment of carotid-artery stenosis.N Engl J Med，2010，363（1）：11-23.

6. Paraskevas KI，Kalmykov EL，Naylor AR. Stroke/death rates following carotid artery stenting and carotid endarterectomy in contemporary administrative dataset registries：asystematic review. Eur J Vasc Endovasc Surg，2016，51（1）：3-12.

7.Blackshear JL，Cutlip DE，Roubin GS，et al. Myocardial infarction after carotid stenting and endarterectomy：results from the carotid revascularization endarterectomy versus stenting trial. Circulation，2011，123（22）：2571-2578.

8. Bosiers M，de Donato G，Deloose K，et al. Does free cell area influence the outcome in carotid artery stenting? Eur J Vasc Endovasc Surg，2007，33（2）：135-141.

9. Noiphithak R，Liengudom A. Recent update on carotid endarterectomy versus carotid artery stenting.Cerebrovasc Dis，2016，43（1-2）：68-75.

10. Gonzales NR，Demaerschalk BM，Voeks JH，et al. Complication rates and center enrollment volume in the Carotid Revascularization Endarterectomy versus Stenting Trial. Stroke，2014，45（11）：3320-3324.

11. Bonati LH，Fraedrich G.Age modifies the relative risk of stenting versus endarterectomy for symptomatic carotid stenosis-a pooled analysis of EVA-3S，SPACE and ICSS. Eur J Vasc Endovasc Surg，2011，41（2）：153-158.

12. Howard G，Roubin GS，Jansen O，et al.Association between age and risk of

中国医学临床百家

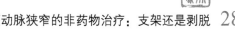

stroke or death from carotid endarterectomy and carotid stenting：a meta-analysis of pooled patient data from four randomised trials. Lancet，2016，387（10025）：1305-1311.

13. Bonati LH，Dobson J，Featherstone RL，et al. Long-term outcomes after stenting versus endarterectomy for treatment of symptomatic carotid stenosis：the International Carotid Stenting Study（ICSS）randomised trial. Lancet，2015，385（9967）：529-538.

14. Hadar N，Raman G，Moorthy D，et al.Asymptomatic carotid artery stenosis treated with medical therapy alone：temporal trends and implications for risk assessment and the design of future studies. Cerebrovasc Dis，2014，38（3）：163-173.

15. Meschia JF，Hopkins LN，Altafullah I，et al. Time from symptoms to carotid endarterectomy or stenting and perioperative risk. Stroke，2015，46（12）：3540-3542.

16. Rothwell PM，Eliasziw M，Gutnikov SA，et al. Endarterectomy for symptomatic carotid stenosis in relation to clinical subgroups and timing of surgery. Lancet，2004，363（9413）：915-924.

17. Strömberg S，Gelin J，Osterberg T，et al. Very urgent carotid endarterectomy confers increased procedural risk. Stroke，2012，43（5）：1331-1335.

18. Karkos CD，Hernandez-Lahoz I，Naylor AR. Urgent carotid surgery in patients with crescendo transient ischaemic attacks and stroke-in-evolution：a systematic review. Eur J Vasc Endovasc Surg，2009，37（3）：279-288.

19. Baker WH，Howard VJ，Howard G，et al. Effect of contralateral occlusion on long-term efficacy of endarterectomy in the asymptomatic carotid atherosclerosis study（ACAS）.ACAS Investigators. Stroke，2000，31（10）：2330-2334.

20. Paraskevas KI, Spence JD, Veith FJ, et al. Identifying which patients with asymptomatic carotid stenosis could benefit from intervention.Stroke, 2014, 45 (12)：3720-3724.

21. Voeks JH, Howard G, Roubin G, et al. Mediators of the age effect in the Carotid Revascularization Endarterectomy versus Stenting Trial (CREST) . Stroke, 2015, 46 (10)：2868-2873.

22. Howard VJ, Lutsep HL, Mackey A, et al. Influence of sex on outcomes of stenting versus endarterectomy：a subgroup analysis of the Carotid Revascularization Endarterectomy versus Stenting Trial (CREST) . Lancet Neurol, 2011, 10 (6)：530-537.

23. 中华医学会神经病学分会，中华医学会神经病学分会脑血管病学组，中华医学会神经病学分会神经血管介入协作组 . 中国缺血性脑血管病血管内介入诊疗指南 2015. 中华神经科杂志，2015，48 (10)：830-837.

24.Sfyroeras GS, Karathanos C, Antoniou GA, et al.A meta-analysis of combined endarterectomy and proximal balloon angioplasty for tandem disease of the arch vessels and carotid bifurcation.J Vasc Surg, 2011, 54 (2)：534-540.

25.Wang LJ, Ergul EA, Conrad MF, et al.Addition of proximal intervention to carotid endarterectomy increases risk of stroke and death.J Vasc Surg. 2018.pii: S0741-5214 (18) 31993-1.

（高 峰 整理）

替格瑞洛能否用于缺血性脑血管病治疗尚未明确

113. 缺血性脑卒中抗血小板治疗目前存在的问题与机制分析

急性轻型缺血性脑卒中或 TIA 患者再发缺血事件的风险升高，在脑血管事件发生后的 90 天内再发脑卒中的风险升高尤为显著。抗血小板治疗是缺血性脑卒中治疗的核心，但目前其临床用药仍存在诸多问题。急性缺血性脑卒中 / 高风险 TIA 合适的抗血小板治疗方案一直以来备受关注。目前，标准治疗是阿司匹林。CHANCE（clopidogrel and aspirin versus aspirin alone for the treatment of high-risk patients with acute non-disabling cerebrovascular event）研究证实氯吡格雷＋阿司匹林的短期双抗治疗（21 天）＋随后氯吡格雷单药治疗方案优于标准治疗（阿司匹林单药），说明对于高危险的轻型脑卒中（NIHSS ≤ 5 分）

和 TIA（ABCD2 ≥ 4 分），更强的抗血小板治疗能够让患者获益更多。瑞典乌普萨拉临床研究中心的首席研究员 Lars Wallentin 表示，替格瑞洛不同于传统的噻吩吡啶类氯吡格雷，无需代谢激活直接快速起效，不受 *CPY2C19* 基因多态性影响。PLATO（platelet inhibition and patient outcomes）研究发现，替格瑞洛组在联合终点事件包括心血管死亡、心肌梗死、脑卒中发生率方面，明显低于氯吡格雷组（9.8% *vs.* 11.7%，*P*=0.0003）；且总出血事件两组无显著差异。PEGASUS（pharmaco-epidemiology of gonarthrosis）研究发现，对于心肌梗死后 1 ～ 3 年的稳定型冠心病患者，更长治疗时长（约 30 个月）的替格瑞洛相比阿司匹林显著降低心血管死亡 / 心肌梗死 / 脑卒中的发生率。PLATO 脑卒中亚组结果显示，无论之前是否有脑卒中史，替格瑞洛组均比氯吡格雷组减少复合终点、总死亡，而不增加出血的风险。这证明了替格瑞洛在脑卒中患者中有明显获益的趋势，精心设计的 SOCRATES（acute stroke or transient ischemic attack treated with aspirin or ticagrelor and patient outcomes）研究即应运而生。

114. SOCRATES 研究入组人群与研究设计

在上述背景下，针对 40 岁以上 AIS 或 TIA 患者开展了 SOCRATES 研究。本研究共入组来自全球 33 个国家与地区 674 个中心共 13 199 例患者，其中中国共有 35 家医院 1175 例患者入组，成为全球入组病例数最多的国家。SOCRATES 研究设计为多中心、随机、双盲、双模拟、平行组优效性试验。患者在 AIS

或 TIA 首发症状 24 小时内 1 : 1 比例随机进入替格瑞洛或阿司匹林组，疗效随访 90 天及安全性随访 120 天（图 53）。患者在 AIS（NIHSS ≤ 5 分）或高危 TIA（ABCD2 ≥ 4 分）发病 24 小时内随机入组，研究的排除标准是有严重缺血性脑卒中或其他出血主要危险因素、低危 TIA、不能耐受研究药物的高风险患者或无法完成整个研究流程的患者。所有患者按照 1 : 1 比例随机分组，试验组在第一天给予替格瑞洛 180mg（90mg 两片）负荷剂量后，90mg 2 次 / 日维持治疗，并给予阿司匹林安慰剂负荷剂量及每天一次维持剂量；对照组在第一天给予 300mg 阿司匹林（100mg 三片）负荷治疗后，100mg 1 次 / 日口服维持，并给予替格瑞洛安慰剂负荷治疗及一天两次维持治疗。首剂药物在随机入组当

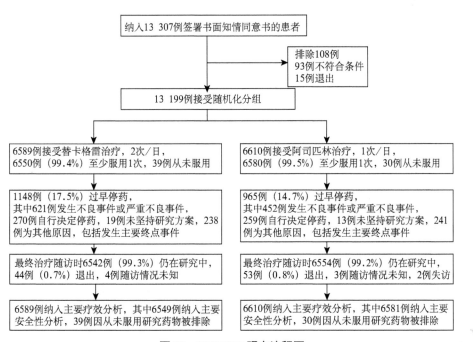

图 53 SOCRATES 研究流程图

时给予，维持剂量早晚各服用一次，间隔约 12 小时，共服用 90
天，在 90 天治疗结束后，由研究者自行决定给予 30 天的标准治
疗并随访，故安全性事件随访是 120 天（图 54）。

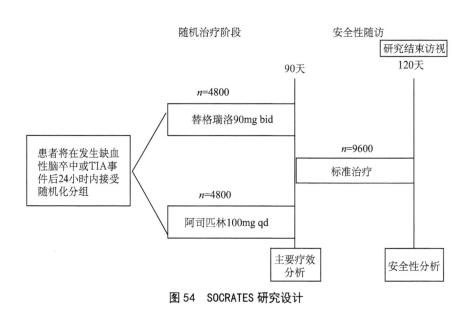

图 54 SOCRATES 研究设计

115. SOCRATES 研究结果

SOCRATES 研究共纳入 13 199 例患者（表 59）。该研究的
主要终点是随机入组至第一次出现脑卒中（缺血性或出血性）、
心肌梗死和死亡的复合终点。虽然该研究主要终点未达到预期
效果（*HR*=0.89，95%*CI* 0.78 ～ 1.01，*P*=0.067），但有充分的证
据显示各种情况下应用替格瑞洛能够带来获益。首先，如果观
察主要复合终点 7 天的结果，会发现替格瑞洛组优于阿司匹林组
（*HR*=0.81，95%*CI* 0.68 ～ 0.95，*P*=0.01）（表 60，图 55）。这说

明了替格瑞洛在急性期能够带来明显的获益。其次，研究的次要终点包括总的脑卒中（出血性和缺血性）人群（$P=0.03$）以及缺血性脑卒中（$P=0.0462$）结果均显示替格瑞洛组优于阿司匹林组。最后，在预设亚组中，此前病情更严重、曾服用阿司匹林的试验亚组，其 7 天内缺血性脑卒中的结果明显优于对照亚组。由此可见，SOCRATES 研究显示替格瑞洛在总的脑卒中和缺血性脑卒中方面优于阿司匹林。进一步分析，该试验的局限性在于严格控制入组的高危脑卒中患者，如颈内动脉系统评分较高或严重颅内动脉狭窄患者。这些患者可能此前已经进行脑血管介入治疗，或者基于 CHANCE 的研究结果已经进行氯吡格雷和阿司匹林双联抗血小板治疗。该组试验短暂性脑缺血主要终点事件发生率低于预期，可能在于入组了更多非缺血性但表现为类似短暂性脑缺血的患者，所以强化抗血小板治疗看似并未得到更多获益。但对于严重的缺血性脑卒中患者，强化抗血小板治疗能够带来确切的获益。在这项研究中，研究者进一步采用 ASCOD 分型系统评价了替格瑞洛对不同病因分型的患者治疗效果。在所有患者中 3081 例（23%）合并症状性同侧动脉粥样硬化性狭窄（替格瑞洛组 1542 例，阿司匹林组 1539 例）。研究者发现动脉粥样硬化狭窄对治疗起着交互作用（交互作用 $P=0.017$）。对于同侧狭窄的患者，与阿司匹林相比，替格瑞洛显著降低 90 天内发生卒中、心梗或死亡的发生率（6.7% *vs.* 9.6%；$HR=0.68$，95% CI 0.53 ～ 0.88；$P=0.003$），两组间威胁生命出血或严重或小出血事件的比例没有显著性差异。但在 10 118 例不合并同侧狭窄的患者中，替格瑞洛组和阿司匹林组 90 天内发生卒中、心梗或死亡的发生率无明显差异（6.7% *vs.* 6.9%，*HR*=0.97，95% *CI* 0.84 ～ 1.13；*P*=0.72）。这项预设的探索分析中研究者提示对于合并同侧动脉粥样硬化性狭窄的急性缺血性卒中或 TIA 患者，替格瑞洛 *vs.* 阿司匹林能够更好地预防 90 天卒中、心肌梗死或死亡。

表 59　SOCRATES 研究基线信息

特征	替格瑞洛（*n*=6589）	阿司匹林（*n*=6610）
年龄（$\bar{x}$±s，岁）	65.8±11.23	65.9±11.37
女性 [*n*（%）]	2759（41.9）	2724（41.2）
种族 [*n*（%）]		
白种人	4374（66.4）	4410（66.7）
黑种人	119（1.8）	120（1.8）
亚洲人	1957（29.7）	1949（29.5）
其他	139（2.1）	131（2.0）
种族背景 [*n*（%）]		
非西班牙裔	6023（91.4）	6050（91.5）
西班牙裔	566（8.6）	558（8.4）
地区 [*n*（%）]		
亚洲或澳大利亚	1990（30.2）	1981（30.0）
欧洲	3769（57.2）	3772（57.1）
北美洲	514（7.8）	540（8.2）
中美洲或南美洲	316（4.8）	317（4.8）
血压中位数（四分位间距）(mmHg)		
收缩压	150（137.0 ～ 165.0）	150（135.5 ～ 165.0）
舒张压	84（78.0 ～ 92.0）	84（77.0 ～ 91.0）

续表

特征	替格瑞洛（n =6589）	阿司匹林（n =6610）
BMI 中位数（四分位间距）	26.1（23.5～29.4）	26.0（23.5～29.3）
既往史 [n（%）]		
高血压	4797（72.8）	4933（74.6）
血脂异常	2531（38.4）	2497（37.8）
糖尿病	1664（25.3）	1548（23.4）
缺血性脑卒中	765（11.6）	828（12.5）
TIA	410（6.2）	446（6.7）
心肌梗死	280（4.2）	268（4.1）
冠心病	573（8.7）	571（8.6）
充血性心力衰竭	234（3.6）	248（3.8）
随机化前服用阿司匹林 [n（%）]	2130（32.3）	2102（31.8）
随机化前服用氯吡格雷 [n（%）]	219（3.3）	237（3.6）
出现症状至随机化时间 [n（%）]		
＜12 小时	2400（36.4）	2424（36.7）
≥12 小时	4188（63.6）	4186（63.3）
符合条件的事件 [n（%）]		
TIA	1790（27.2）	1741（26.3）
缺血性脑卒中	4798（72.8）	4869（73.7）
TIA 事件患者 ABCD2 评分 [n/总 n（%）]		
≤5	1313/1790（73.4）	1257/1741（72.2）
＞5	471/1790（26.3）	479/1741（27.5）
缺血性脑卒中事件患者 NIHSS 评分 [n/总 n（%）]		
≤3	3235/4798（67.4）	3282/4869（67.4）
＞3	1541/4798（32.1）	1566/4869（32.2）

表60 SOCRATES 研究有效性及安全性终点

结局	地区	替格瑞洛			阿司匹林			HR (95%CI)	P值	P值 交互作用
		例数	发生事件患者数 (%)	事件率 (%)	例数	发生事件患者数 (%)	事件率 (%)			
主要结局										
脑卒中、心肌梗死或死亡	亚洲	1933	186 (9.6)	9.7	1925	224 (11.6)	11.6	0.81 (0.67 ~ 0.99)	0.04	0.27
	非亚洲	4656	256 (5.5)	5.6	4685	273 (5.8)	5.8	0.94 (0.79 ~ 1.12)	0.49	
第一次要结局										
缺血性脑卒中	亚洲	1933	172 (8.9)	9.0	1925	208 (10.8)	10.7	0.81 (0.66 ~ 0.99)	0.04	0.38
	非亚洲	4656	213 (4.6)	4.6	4685	233 (5.0)	5.0	0.92 (0.76 ~ 1.10)	0.36	
其他次要结局										
缺血性脑卒中、心肌梗死或心血管死亡	亚洲	1933	182 (9.4)	9.5	1925	217 (11.3)	11.2	0.82 (0.68 ~ 1.00)	0.05	0.33
	非亚洲	4656	241 (5.2)	5.2	4685	258 (5.5)	5.5	0.94 (0.79 ~ 1.12)	0.47	
脑卒中	亚洲	1933	173 (8.9)	9.1	1925	211 (11.0)	10.9	0.80 (0.66 ~ 0.98)	0.03	0.36
	非亚洲	4656	217 (4.7)	4.7	4685	239 (5.1)	5.1	0.91 (0.76 ~ 1.09)	0.32	
致残性脑卒中	亚洲	1933	120 (6.2)	6.3	1925	147 (7.6)	7.6	0.80 (0.63 ~ 1.02)	0.08	0.22
	非亚洲	4656	157 (3.4)	3.4	4685	160 (3.4)	3.4	0.99 (0.79 ~ 1.23)	0.90	

续表

结局	地区	替格瑞洛			阿司匹林			HR (95%CI)	P值	P值 交互作用
		例数	发生事件患者数 (%)	事件率 (%)	例数	发生事件患者数 (%)	事件率 (%)			
死亡	亚洲	1933	16 (0.8)	0.8	1925	11 (0.6)	0.6	1.45 (0.67~3.12)	0.34	0.55
	非亚洲	4656	52 (1.1)	1.1	4685	47 (1.0)	1.0	1.11 (0.75~1.65)	0.59	
净临床结局：脑卒中、心肌梗死、死亡、或致命性出血	亚洲	1933	191 (9.9)	9.9	1925	230 (11.9)	11.9	0.81 (0.67~0.99)	0.04	0.20
	非亚洲	4656	266 (5.7)	5.8	4685	278 (5.9)	5.9	0.96 (0.81~1.14)	0.64	
安全性结局										
主要出血	亚洲	1914	12 (0.6)	0.7	1914	16 (0.8)	0.9	0.76 (0.36~1.61)	0.47	0.76
	非亚洲	4635	19 (0.4)	0.4	4667	22 (0.5)	0.5	0.88 (0.48~1.63)	0.70	
主要出血—致命性/危及生命	亚洲	1914	9 (0.5)	0.5	1914	12 (0.6)	0.7	0.76 (0.32~1.80)	0.53	0.79
	非亚洲	4635	13 (0.3)	0.3	4667	15 (0.3)	0.3	0.89 (0.42~1.86)	0.75	
主要或次要出血	亚洲	1914	42 (2.2)	2.4	1914	35 (1.8)	1.9	1.22 (0.78~1.91)	0.39	0.65
	非亚洲	4635	64 (1.4)	1.4	4667	47 (1.0)	1.0	1.40 (0.96~2.03)	0.08	

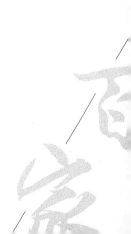

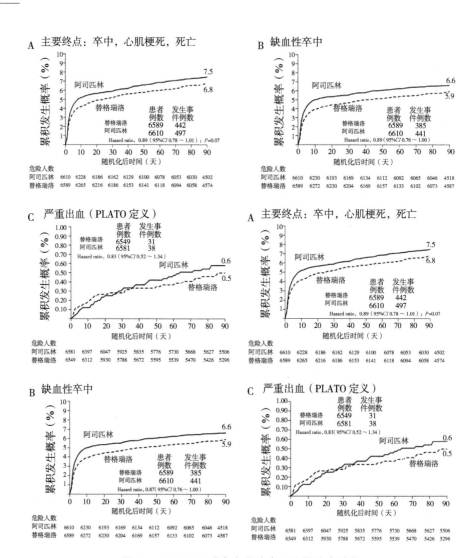

图55 SOCRATES 研究主要终点及次要终点结果

116. 正视人种差异：SOCRATES 研究结果的分析与思考

SOCRATES 研究的主要终点并未达到预期效果，对这一问题进行深入研究探讨不难发现，不同患者种族人群间的差异可能导致脑卒中发生的原因以及基因位点有着明显区别，其强化抗血小板治疗获益情况也存在着明显区别。首先，来自香港中文大学的 Lawrence Wong 教授发现亚裔患者人群中，缺血性脑卒中多数是由颅内动脉狭窄引起的。其中，中国缺血性脑卒中患者中33%～50%由颅内动脉狭窄引起，泰国为47%，韩国为56%，新加坡为48%，日本为28%，而白种人（如加拿大、英国、美国、法国以及德国等）则为8%。该研究证实了不同患者人群其缺血性脑卒中的起因并不相同。CHANCE 研究亚组分析结果显示，缺血性脑卒中和颅内动脉狭窄患者更能从抗血小板治疗中获益。北京天坛医院刘丽萍教授发表的研究亦发现，颅内动脉狭窄导致的缺血性脑卒中患者更能从双联抗血小板治疗中获益，其氯吡格雷联合阿司匹林抗血小板治疗的效果明显优于阿司匹林单联抗血小板治疗的效果。本次研究入组的高加索人（如加拿大、英国、美国、法国以及德国等）比例较高，而亚裔患者人群比例相对较低。由此可见，SOCRATES 研究入组患者人群中由颅内动脉狭窄引起的缺血性脑卒中比例相对较低，对本次研究结果起着决定性作用。其次，多项临床研究发现，中国患者人群中多发性脑梗死现象更为普遍，而动脉阻塞的作用机制可能会加速多发性脑梗死的发生。而中国国家脑卒中注册研究目前尚未公布的数据显示，多发性脑梗死患者相比单发性脑梗死患者更能从强化抗血小板治疗中获益，其氯吡格雷联合阿司匹林双联抗血小板治疗的效果明显优于阿司匹林单联抗血小板治疗的效果，患者预后也更为理想。因此，中国患者人群亚组在 SOCRATES 研究中有着更理想的治疗效果，而 SOCRATES 研究整体未达到终点可能与单发性脑梗死患者比例较高有关。最后，对缺血性脑卒中患者基因位点及功能障碍的分析发现，58.8%～74.0%的亚裔患者人群有 *CYP2C19 LOF* 基因位点，其中中国患者有 *CYP2C19 LOF* 基因位点者多达 58.8%，韩国为 62.6%，日本则为 74.0%。而在高加索患者人群，如加拿大、英国、美国、法国以及德国等仅有 28.3%～35.7%有 *CYP2C19 LOF* 基因位点。根据 *JAMA* 杂志发布的 CHANCE 研究基因亚组分析结果，无 *CYP2C19 LOF* 基因位点的急性轻型缺血性脑卒中或 TIA 患者，其中 49%脑血管事件发生后的 90 天内再发脑卒中的相对风险降低（*HR*=0.51，95% *CI* 0.35～0.75）。有 *CYP2C19 LOF* 基因位点的急性轻型缺血性脑卒中或 TIA 患者，脑血管事件发生后的 90 天内再发脑卒中的相对风险无显著差异（*HR*=0.93, 95% *CI* 0.69～1.26）。综上所述，SOCRATES 研究入组患者人群中高加索人比例较高。根据其他相关研究显示，SOCRATES 研究患者的基线情况多不利于强化抗血小板治疗，可能对本次试验结果起到决定性作用。

117. SOCRATES 研究结论

通过本次试验公布，我们可以得出以下几点：①试验主要复合终点两组之间存在明显数值差异，但只达到临界统计学显著性（*P*=0.067）；而在预设的 7 天主要复合终点事件方面，替格瑞洛组显著优于阿司匹林（*P*=0.01）；②次要终点方面，替格瑞洛能

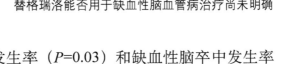

够显著减少总的脑卒中发生率（*P*=0.03）和缺血性脑卒中发生率（*P*=0.046）；③对于既往高危且已经服用阿司匹林的患者，改用替格瑞洛能够带来更多获益；④安全性终点方面，替格瑞洛用于急性缺血性脑血管事件抗血小板治疗安全性良好，与对照组阿司匹林相当（主要出血，*P*=0.45）。

118. SOCRATES 研究亚洲亚组研究背景

根据 2015 年中国心血管病年度报告中的数据显示，目前我国心脑血管病患者总数约 2.9 亿人，其中脑卒中 700 万，发病率以每年 8.7% 的速度上升。《中国卫生统计年鉴》显示 2014 年中国城市居民脑血管病死亡率为 125.78/10 万，农村居民脑血管病死亡率为 151.91/10 万。依据 2010 年第 6 次人口普查数据推算，2014 年有 87.73 万城市居民和 102.34 万农村居民死于脑血管病。虽然近年来脑卒中死亡率逐渐得到控制，但是相当部分患者仍存在诊断、治疗不足等问题。SOCRATES 研究的公布为非致残性脑血管病患者的治疗提供了新的思考，同时为轻型脑卒中和 TIA 患者的抗血小板治疗开辟了新的领域。

119. SOCRATES 研究亚洲亚组基本情况和亚组基线分析

SOCRATES 研究亚洲亚组共入选了亚洲 8 个国家和地区 206 个中心的 3858 例亚洲患者，该亚组的研究结论对于中国患者的临床治疗具有重要的参考价值。值得一提的是，中国是一个脑卒中大国，老年人群脑卒中呈高发趋势。目前临床上缺乏急性期缺血性脑卒中新型抗血小板药物的循证证据。大量老年患者未得到有效充分的治疗。本研究不同年龄亚组结果显示，65 岁以上人群应用替格瑞洛相比阿司匹林可带来更多获益，提示对于老龄化日益加快的中国人群，替格瑞洛具有较好的应用前景。分析基线水平发现，与非亚洲人群相比，本研究入组的亚洲患者基线水平显示更年轻、更多女性、更低的舒张压和 BMI 指数，整体而言心脑血管疾病风险相对更低（表 59）。另外，亚洲人群相比非亚洲人群在随机分组前服用阿司匹林的比例较低；合格事件（qualifying event）中缺血性脑卒中的比例更高而 TIA 比例更低；从确诊后 12 小时内服用抗血小板药物比例来看，亚洲人群高于非亚洲人群（表 60）。而在亚洲人群的两个对照组（替格瑞洛 *vs.* 阿司匹林）基线水平完全一致。

120. SOCRATES 研究亚洲亚组结果分析

本次亚组分析的结果显示，相比非亚洲人群（表 61），亚洲人群亚组在主要终点、大部分次要终点和安全性终点方面都显示更高的风险。这说明亚洲人群缺血性脑卒中的整体风险明显高于非亚洲人群，意味着亚洲人群更需要抗血小板治疗，且更能够从强化抗血小板治疗中获益。广大中国医师最为关注的亚洲人群替格瑞洛组是否相比阿司匹林组带来更多获益，从本次亚组分析来看，我们很欣喜地看到了明确的答案。主要复合终点（脑卒中、心肌梗死、死亡）方面，替格瑞洛组相比阿司匹林组呈现了降低趋势 [9.6% *vs.* 11.6%，*HR*=0.81（95% *CI* 0.67～0.99），*P*=0.04]（图56A）。而在第一次要终点——缺血性脑卒中方面，替格瑞洛组显著低于阿司匹林组 [8.9% *vs.* 10.8%，*HR*=0.81（95% *CI* 0.66～0.99），*P*=0.04]（图56B），该结果具有较大的思考价值，值得进一步研究。安全性终点方面，两组间大出血事件无统计学差异 [0.6% *vs.* 0.8%，*HR*=0.76（95% *CI* 0.36～1.61），*P*=0.47]（图56C）。

表 61　SOCRATES 亚洲患者与非亚洲患者亚组基线信息比较

特征	亚洲（*n*=3858）	非亚洲（*n*=9341）	*P* 值
年龄（yr）	64.4（11.4）	66.5（11.2）	< 0.001
女性 [*n*（%）]	1395（36.2）	4088（43.8）	< 0.001
收缩压（mmHg）	150（134～166）	150（138～165）	0.30
舒张压（mmHg）	84（77～93）	84（78～91）	0.04
BMI	23.9（21.9～26.1）	27.1（24.5～30.5）	< 0.001
高血压史 [*n*（%）]	2628（68.1）	7102（76.0）	< 0.001
糖尿病史 [*n*（%）]	962（24.9）	2250（24.1）	0.31
血脂异常史 [*n*（%）]	1000（25.9）	4028（43.1）	< 0.001
缺血性脑卒中史 [*n*（%）]	457（11.8）	1136（12.2）	0.61
TIA 史 [*n*（%）]	99（2.6）	757（8.1）	< 0.001
心肌梗死史 [*n*（%）]	40（1.0）	508（5.4）	< 0.001
冠心病 [*n*（%）]	197（5.1）	947（10.1）	< 0.001
充血性心力衰竭 [*n*（%）]	18（0.5）	464（5.0）	< 0.001

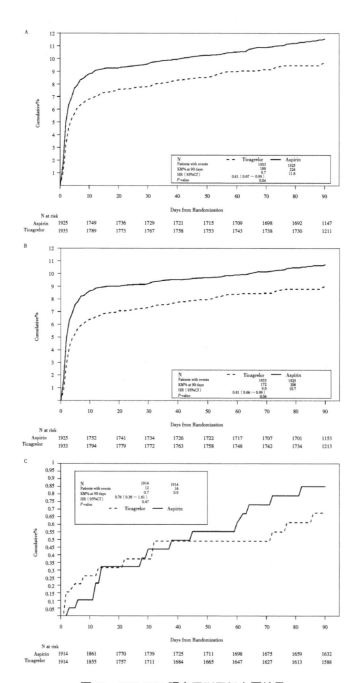

图 56　SOCRATES 研究亚洲亚组主要结果

注：A：主要复合终点；B：第一次要终点——缺血性脑卒中；C：安全性终点。

121. SOCRATES 研究亚洲亚组结论

SOCRATES 研究亚洲亚组结果为我国急性缺血性脑卒中和高风险 TIA 抗血小板治疗提供了更多循证医学依据。本结果提示：①亚洲人群的结局事件率较高；②亚洲人群中替格瑞洛相对于阿司匹林的疗效与安全性与非亚洲人群是一致的；③在亚洲人群中，相对于阿司匹林，替格瑞洛有降低脑卒中、心肌梗死或死亡的趋势；④因为 SOCRATES 试验主要结果的主要结局指标没有统计学意义，所有当前亚组分析结果都是探索性的，可为今后研究产生研究假设。

122. 替格瑞洛的临床应用范围

（1）替格瑞洛是一种新型 $P2Y_{12}$ 受体抑制剂，与氯吡格雷相比，具有起效迅速、停药后血小板功能恢复快、有效降低心血管不良事件的临床医师等优势，自问世以来，受到了广泛关注，其应用策略一直是临床医师讨论的热点问题。

（2）急性 ST 段抬高型心肌梗死患者的临床应用建议：①替格瑞洛应尽早使用，推荐在首次医疗接触时给予负荷剂量 180mg，然后维持剂量 90mg，2 次 / 日；②若患者无法整片吞服，可将替格瑞洛碾碎冲服或鼻胃管给药；③替格瑞洛应与阿司匹林联合使用至少 12 个月。

（3）非 ST 段抬高急性冠状动脉综合征 (non-ST-elevation myocardial infarction- acute coronary syndrome，NSTE-ACS) 患者临床应用

建议：①对于缺血风险中、高危及计划行早期侵入性诊治的患者，应尽快给予替格瑞洛（负荷剂量180mg，维持剂量90mg，2次/日）；②对于行早期保守治疗的患者，推荐应用替格瑞洛（负荷剂量180mg，维持剂量90mg，2次/日）；③替格瑞洛应与阿司匹林联合使用至少12个月。

（4）拟行冠状动脉旁路移植术（coronary artery bypass grafting，CABG）的急性冠状动脉综合征（acute coronary syndrome，ACS）患者临床应用建议：① ACS患者择期行CABG，术前常规停用替格瑞洛5天；如患者存在缺血高危因素（如左主干或近端多支病变），可不停用替格瑞洛；出血和缺血风险均较高时，可于术前5天停用替格瑞洛，用静脉血小板糖蛋白Ⅱb/Ⅲa受体抑制剂过渡治疗；②术后认为安全时应尽快恢复替格瑞洛使用；③ CABG术后优先推荐阿司匹林联合替格瑞洛治疗。

（5）ACS特殊人群临床应用建议：①对于血栓事件风险相对较高的ACS患者，如糖尿病、慢性肾脏病及复杂冠状动脉病变等，抗血小板治疗首选替格瑞洛（负荷剂量180mg，维持剂量90mg，2次/日）与阿司匹林联合应用至少12个月；②对于肾功能不全的患者，替格瑞洛无须根据肾功能调整使用剂量；鉴于替格瑞洛在接受透析治疗的患者中使用经验较少，使用时需谨慎；③对于≥75岁的高龄患者，鉴于其出血风险较高，使用替格瑞洛时需评估出血风险；④对于已知CYP2C19中间代谢型、慢代谢型的患者，或血小板功能检测提示有残余高反应者，如无出血高危因素，在进行双联抗血小板治疗时应优先选择替格瑞洛。

（6）ACS 和（或）经皮冠状动脉介入（percutaneous transluminal coronary intervention，PCI）术后行非心脏外科手术患者临床应用建议：①抗血小板方案的调整应充分权衡外科手术的紧急程度和患者出血-血栓的风险，需多学科医师会诊选择优化的治疗方案；②对于支架置入术后 4～6 周行紧急非心脏外科手术患者，建议继续双联抗血小板治疗，除非出血的相对风险超过预防支架血栓的获益；③择期手术尽量推迟至裸金属支架置入后 4 周（最好 3 个月）、药物洗脱支架（drug eluting stent，DES）置入后 12 个月（新一代 DES 术后 6 个月）；④对于心脏事件危险较低的患者，术前 5～7 天停用阿司匹林和替格瑞洛，术后保证止血充分后重新用药；⑤对于心脏事件危险较高的患者，建议不停用阿司匹林，替格瑞洛停用 5 天；其中出血风险低危者，建议不停用阿司匹林和替格瑞洛。

（7）注意：截至 2017 年 2 月，替格瑞洛在缺血性脑血管病中尚无使用适应证。

123. 替格瑞洛如何与其他药物联用

（1）与阿司匹林联用：阿司匹林维持剂量 >100mg 会降低替格瑞洛减少复合终点事件的临床疗效，因此，在给予任何替格瑞洛初始剂量后，阿司匹林维持剂量为 75～100 mg/d。

（2）与质子泵抑制剂（proton pump inhibitors，PPIs）联用：

替格瑞洛可直接作用于二磷酸腺苷（adenosine diphosphate，ADP）受体的活性成分，药物清除主要经 CYP3A4 代谢，尚未发现经 CYP2C 酶的代谢途径。因此，替格瑞洛无论是否联用 PPIs，都不影响其抗血小板疗效。

（3）与 GPⅡb/Ⅲa 抑制剂联用：在 PLATO 研究中，替格瑞洛与静脉 GPⅡb/Ⅲa 抑制剂短期联用，未观察到与这些药物有关的不良作用。

（4）与其他心血管药物联用：替格瑞洛与其他心血管用药 [如肝素、β 受体阻滞剂、血管紧张素转化酶抑制剂、钙通道阻滞剂（angiotensin receptor blocker，ARB）] 合用不增加不良事件。

124. 替格瑞洛的安全性

（1）出血风险：PLATO 研究发现替格瑞洛并不增加主要出血，主要原因为替格瑞洛与 P2Y$_{12}$ 受体的结合为可逆性，可完整离开整个受体。因此，可快速恢复血小板的原有功能，降低出血风险。临床应用建议：①评估出血风险，综合考虑既往出血病史、合并出血高危疾病、现有检查结果与出血风险评分；②出血高危患者，如近期创伤 / 手术、凝血功能障碍、活动性或近期胃肠道出血、有活动性病理性出血、颅内出血病史或中-重度肝损害的患者禁用替格瑞洛；③有上消化道出血病史，≥ 75 岁，联用华法林、类固醇、非甾体类抗炎药，幽门螺杆菌感染的患者应合用 PPIs；④对于近期接受过冠状动脉造影、PCI、CABG 或其他手术操作且服用替格瑞洛的患者，一旦出现低血压，即使未发现出血迹象，仍应怀疑出血可能；⑤替格瑞洛使用过程中发生的出血，根据出血部位及严重程度进行处理：轻微出血应尽可能采用局部压迫或药物止血，除非出血风险大于缺血风险，不建议停用替格瑞洛；严重或危及生命的出血，应停用 $P2Y_{12}$ 受体拮抗剂，在积极对症支持治疗的基础上，使用止血药物或输注血小板；出血控制后，当临床判断安全时，应尽快恢复替格瑞洛的使用。

（2）呼吸困难：少数患者出现的呼吸困难与替格瑞洛治疗相关，呼吸困难的发生可能与细胞外腺苷水平升高有关，但症状多为轻、中度，多在早期单次发作，无须停药即可缓解。研究者认为，替格瑞洛对肺功能无不良影响，但如果患者出现新的、持续的或加重的呼吸困难，应对其进行仔细研究，如果无法耐受，则应停止替格瑞洛。临床应用建议：①有哮喘/慢性阻塞性肺疾病史的患者慎用替格瑞洛；②替格瑞洛治疗过程中如患者出现呼吸困难，应首先评估呼吸困难的严重程度、是否加重，排除原患疾病及其他原因导致的呼吸困难；③如果呼吸困难加重或患者无法耐受，排除其他原因后考虑停止替格瑞洛治疗；④如果呼吸困难较轻且患者能耐受，继续替格瑞洛治疗，并对其进行密切观察。

（3）心动过缓临床应用建议：①在心动过缓事件风险较高的患者中，如患有病态窦房结综合征、二度或三度房室传导阻滞或心动过缓相关晕厥但未装起搏器，替格瑞洛临床经验有限，使用时需谨慎；②尚无证据显示替格瑞洛不能与引起心动过缓的药物联用；③替格瑞洛引发的室长间歇常可自行缓解，通常无须特殊处理，但应密切关注。

（4）痛风临床应用建议：①对于有既往高尿酸血症或痛风性关节炎的患者需慎用替格瑞洛；②不建议尿酸性肾病患者使用替格瑞洛。

125. 之前使用氯吡格雷如何改用替格瑞洛

（1）PLATO 研究中，替格瑞洛组 46.1% 的患者之前使用氯吡格雷治疗（其中 79.1% 使用氯吡格雷负荷剂量），而无论之前有无使用氯吡格雷负荷剂量治疗，且无论治疗策略（侵入或非侵入）如何，替格瑞洛均较氯吡格雷在负荷缺血事件终点方面显示出显著的优势。因此，2014 年 ESC/EACTS 血运重建指南对于 NSTE-ACS 抗血小板治疗推荐，替格瑞洛（80mg 负荷剂量，90mg 2 次 / 日维持）可用于中高危缺血风险且无禁忌证的患者，且不受初始治疗策略的影响（Ⅰ级推荐，B 级证据）。2012 年替格瑞洛中国说明书指出，患者从氯吡格雷换成替格瑞洛，血小板聚集抑制率（inhibition rate of platelet aggregation，IPA）绝对升高 26.4%，可更强地抑制血小板聚集，且无须再次负荷剂量治疗；而将替格瑞洛换为氯吡格雷，IPA 绝对下降 24.5%。已接受过负荷剂量氯吡格雷的 ACS 患者，可改用替格瑞洛，其心血管获益不受基因型影响，携带 *CYP2C19* 功能缺失等位基因者也可获益。

（2）临床应用建议：①已接受氯吡格雷负荷剂量的 ACS 患者，需要换用替格瑞洛时，可给予起始负荷剂量 180mg，维持剂量 90mg，2 次 / 日，不增加出血风险；②除非存在严重的不良反应或出血，不建议将替格瑞洛换为氯吡格雷，如需换用，无出血时建议给予 300 ～ 600mg 负荷剂量。

（3）漏服的对策：①替格瑞洛治疗过程中应尽量避免漏服；②漏服 1 次剂量，并不会影响抗血小板效果，无须补服。

参考文献

1.Johnston SC，Amarenco P，Albers GW，et al. Acute stroke or transient ischemic attack treated with aspirin or ticagrelor and patient outcomes（SOCRATES）trial：rationale and design. Int J Stroke，2015，10（8）：1304-1308.

2.Hulot JS，Collet JP，Montalescot G. Genetic substudy of the PLATO trial. Lancet，2011，377（9766）：637，author reply 637-638.

3.James SK，Pieper KS，Cannon CP，et al. Ticagrelor in patients with acute coronary syndromes and stroke：interpretation of subgroups in clinical trials. Stroke，2013，44（5）：1477-1479.

4.Alexopoulos D，Moulias A，Koutsogiannis N，et al. Differential effect of ticagrelor versus prasugrel on coronary blood flow velocity in patients with non-ST-elevation acute coronary syndrome undergoing percutaneous coronary intervention：an exploratory study. Circ Cardiovasc Interv，2013，6（3）：277-283.

5.Husted S，van Giezen JJ. Ticagrelor：the first reversibly binding oral P2Y12 receptor antagonist. Cardiovasc Ther，2009，27（4）：259-274.

6.van Giezen JJ，Sidaway J，Glaves P，et al. Ticagrelor inhibits adenosine uptake in vitro and enhances adenosine-mediated hyperemia responses in a canine model. J

Cardiovasc Pharmacol Ther，2012，17（2）：164-172.

7.Wittfeldt A，Emanuelsson H，Brandrup-Wognsen G，et al. Ticagrelor enhances adenosine-induced coronary vasodilatory responses in humans. J Am Coll Cardiol，2013，61（7）：723-727.

8.Johnston SC，Amarenco P，Albers GW，et al. Ticagrelor versus aspirin in acute stroke or transient ischemic attack. N Engl J Med，2016，375（1）：35-43.

9.Wang Y，Minematsu K，Wong KS，et al. Ticagrelor in acute stroke or transient ischemic attack in asian patients：from the SOCRATES trial（acute stroke or transient ischemic attack treated with aspirin or ticagrelor and patient outcomes）. Stroke，2017，48（1）：167-173.

10.Wang Y，Zhao X，Lin J，et al. Association between CYP2C19 loss-of-function allele status and efficacy of clopidogrel for risk reduction among patients with minor stroke or transient ischemic attack. JAMA，2016，316（1）：70-78.

11.中国医师协会心血管内科医师分会血栓防治专业委员会 . 替格瑞洛临床应用中国专家共识 . 中华心血管病杂志，2016，44（2）：112-120.

12.Chiang CE，Wang KL，Lip GY. Stroke prevention in atrial fibrillation：an Asian perspective. Thromb Haemost，2014，111（5）：789-797.

13.Chimowitz MI，Lynn MJ，Derdeyn CP，et al. Stenting versus aggressive medical therapy for intracranial arterial stenosis. N Engl J Med，2011，365（11）：993-1003.

14.David Wang LG，Yi Dong，Hao Li，et al. Dual antiplatelet therapy may increase the risk of non-intracranial haemorrhage in patients with minor strokes：a subgroup analysis of the CHANCE trial. Stroke Vasc Neurol，2016，1：29-36.

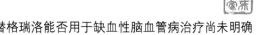
15.Hankey GJ, Johnston SC, Easton JD, et al. Effect of clopidogrel plus ASA vs. ASA early after TIA and ischaemic stroke: a substudy of the CHARISMA trial. Int J Stroke, 2011, 6 (1): 3-9.

16.Hori M, Connolly SJ, Zhu J, et al. Dabigatran versus warfarin: effects on ischemic and hemorrhagic strokes and bleeding in Asians and non-Asians with atrial fibrillation. Stroke, 2013, 44 (7): 1891-1896.

17.Ji R, Liu G, Shen H, et al. Persistence of secondary prevention medications after acute ischemic stroke or transient ischemic attack in Chinese population: data from China national stroke registry. Neurol Res, 2013, 35 (1): 29-36.

18.Kang HJ, Clare RM, Gao R, et al. Ticagrelor versus clopidogrel in Asian patients with acute coronary syndrome: a retrospective analysis from the Platelet Inhibition and Patient Outcomes (PLATO) Trial. Am Heart J, 2015, 169 (6): 899-905.e1.

19.Levine GN, Jeong YH, Goto S, et al. Expert consensus document: World Heart Federation expert consensus statement on antiplatelet therapy in East Asian patients with ACS or undergoing PCI. Nat Rev Cardiol, 2014, 11 (10): 597-606.

20.Lip GY, Wang KL, Chiang CE. Non-vitamin K antagonist oral anticoagulants (NOACs) for stroke prevention in Asian patients with atrial fibrillation: time for a reappraisal. Int J Cardiol, 2015, 180: 246-254.

21.Liu L, Wong KS, Leng X, et al. Dual antiplatelet therapy in stroke and ICAS: Subgroup analysis of CHANCE. Neurology, 2015, 85 (13): 1154-1162.

22.Mak KH, Bhatt DL, Shao M, et al.Ethnic variation in adverse cardiovascular outcomes and bleeding complications in the clopidogrel for high atherothrombotic risk

中国医学临床百家

and ischemic stabilization, management, and avoidance (CHARISMA) study. Am Heart J, 2009, 157 (4): 658-665.

23.Naidech AM, Toledo P, Prabhakaran S, et al.Disparities in the use of seizure medications after intracerebral hemorrhage. Stroke, 2017, 48 (3): 802-804.

24.Nakagawa K, Ito CS, King SL. Ethnic comparison of clinical characteristics and ischemic stroke subtypes among young adult patients with stroke in Hawaii. Stroke, 2017, 48 (1): 24-29.

25.Suri MF, Qiao Y, Ma X, et al. Prevalence of intracranial atherosclerotic stenosis using high-resolution magnetic resonance angiography in the general population: the atherosclerosis risk in communities study. Stroke, 2016, 47 (5): 1187-1193.

26.Wallentin L, Becker RC, Budaj A, et al. Ticagrelor versus clopidogrel in patients with acute coronary syndromes. N Engl J Med, 2009, 361 (11): 1045-1057.

27.Wang KL, Lip GY, Lin SJ, et al. Non-vitamin K antagonist oral anticoagulants for stroke prevention in Asian patients with nonvalvular atrial fibrillation: Meta-analysis. Stroke, 2015, 46 (9): 2555-2561.

28.Wang L, Chao Y, Zhao X, et al. Factors associated with delayed presentation in patients with TIA and minor stroke in China: analysis of data from the China national stroke registry (CNSR). Neurol Res, 2013, 35 (5): 517-521.

29.Wang TY, Chen AY, Roe MT, et al. Comparison of baseline characteristics, treatment patterns, and in-hospital outcomes of Asian versus non-Asian white Americans with non-ST-segment elevation acute coronary syndromes from the CRUSADE quality improvement initiative. Am J Cardiol, 2007, 100 (3): 391-396.

30.Wang Y，Liao X，Zhao X，et al. Using recombinant tissue plasminogen activator to treat acute ischemic stroke in China：analysis of the results from the Chinese national stroke registry（CNSR）. Stroke，2011，42（6）：1658-1664.

31.Wang Y，Zhao X，Liu L，et al. Prevalence and outcomes of symptomatic intracranial large artery stenoses and occlusions in China：the Chinese intracranial atherosclerosis（CICAS）Study. Stroke，2014，45（3）：663-669.

32.Wong KS，Hu DY，Oomman A，et al. Rivaroxaban for stroke prevention in East Asian patients from the ROCKET AF trial. Stroke，2014，45（6）：1739-1747.

33.Wong LK. Global burden of intracranial atherosclerosis. Int J Stroke，2006，1（3）：158-159.

34.Yang X，Li Z，Zhao X，et al. Use of warfarin at discharge among acute ischemic stroke patients with nonvalvular atrial fibrillation in China. Stroke，2016，47（2）：464-470.

（潘岳松　整理）

脑血管病氯吡格雷药物基因组

126. 氯吡格雷是缺血性脑卒中抗血小板治疗的一线用药

抗血小板治疗是缺血性脑卒中和 TIA 的急性期及二级预防标准治疗方案。目前缺血性脑卒中和 TIA 二级预防指南推荐的抗血小板药物包括阿司匹林、阿司匹林和双嘧达莫混合制剂、氯吡格雷和西洛他唑。其中阿司匹林及氯吡格雷是我国的一线抗血小板治疗用药。

127. 发病 24 小时内的轻型脑卒中或 TIA 患者应积极给予氯吡格雷联合阿司匹林抗血小板治疗

抗血小板治疗是一把双刃剑。联合抗血小板治疗可以进一步降低缺血事件的复发，但是同时也会增加出血风险。如何找到平衡点是关键的核心问题。为了解决这个难题，加州大学旧金山分校的 S.Claiborne Johnston 教授及笔者分别组织了一项大型的临床试验，即主要包括欧美人群的 POINT 试验与主要包括中国人群的 CHANCE 试验。氯吡格雷用于伴有急性非致残性脑血管事件高危人群研究（CHANCE）是缺血性脑卒中联合抗血小板治疗的分水岭。在 CHANCE 研究之前国内外指南均未推荐对缺血性脑卒中患者进行联合抗血小板治疗。MATCH（management of atherothrombosis with clopidogrel in high-risk patients with recent transient ischemic attacks or ischemic stroke）研究结果表明，与氯吡格雷单药治疗比较，氯吡格雷 75mg 联合阿司匹林 75mg 不仅未能降低新发 TIA/ 缺血性脑卒中患者的血管事件复发风险，反而增加了严重出血风险。CHARISMA（clopidogrel for high atherothrombotic risk and ischemic stabilization，management，and avoidance）研究则表明，对于伴有明显心血管疾病或多重风险因素的患者，在阿司匹林基础上联合氯吡格雷治疗，心肌梗死、脑卒中或心血管性死亡的风险并未降低，出血风险却有增加的趋势。这两个研究提示超过 90 天的联合抗血小板治疗不仅未能进一步降低缺血性脑卒中复发风险，反而增加了出血的风险。随后的 3 个探索性临床试验——CARESS 研究（the clopidogrel and aspirin for reduction of emboli in symptomatic carotid stenosis）、CLAIR 研究（clopidogrel plus aspirin versus aspirin alone for reducing embolisation in patients with acute symptomatic cerebral or carotid artery stenosis）和 FASTER 研究（fast assessment of stroke and transient ischaemic attack to prevent early recurrence）

均提示发病早期行短期双联抗血小板治疗，效果可能优于单抗治疗，但由于缺乏大样本临床试验，故未能改变指南推荐。CHANCE 研究是在中国完成的多中心、随机、双盲、双模拟、安慰剂对照研究，入组了 5170 例发病 24 小时内的轻型脑卒中（NIHSS 评分 ≤ 3 分）和中高危 TIA（ABCD2 评分 ≥ 4 分）患者。所有患者被随机分配到两个不同的治疗组：①氯吡格雷（300mg 负荷量，继以 75 mg/d）联合阿司匹林（75mg/d）治疗 21 天，之后单独应用氯吡格雷（75mg/d）至 90 天；②单独使用阿司匹林（75mg/d）90 天。比较两种治疗方案在 90 天内脑卒中复发率、血管事件发生率以及出血风险的差异。结果显示，阿司匹林单抗治疗 90 天脑卒中复发风险为 11.7%，联合双抗治疗复发风险为 8.2%。接受双抗治疗的轻型脑卒中或 TIA 患者 90 天脑卒中发生风险相对降低 32%（$HR=0.68$，$95\%CI\ 0.57 \sim 0.81$，$P < 0.001$），而出血风险未明显增加。在 CHANCE 研究结果正式发表后，陆续发表了数篇 Meta 分析对双联抗血小板治疗缺血性脑卒中的有效性及安全性进行评估。香港黄家星教授完成的 Meta 纳入发病 3 天内的非心源性脑卒中和 TIA 患者进行分析，得出与 CHANCE 类似的结论。Bruce Ovbiagele 教授和国内焉传祝教授的 Meta 分析对双抗疗程进行了评估，结果证实 3 个月以内的短程双抗治疗可有效降低脑卒中复发风险且不增加出血风险，持续 1 年以上的双抗治疗未能进一步降低脑卒中风险但大大增加出血风险。澳大利亚 Jolanta Siller-Matula 教授和国内彭英教授的 Meta 分析为扩展双抗使用范围提供了证据，CVD 患者或高危血管病患者联合

抗血小板治疗同样能有效预防脑卒中发生。

POINT 试验是国际多中心随机、双盲临床试验，共纳入发病 12 小时内的 4881 例轻型卒中（NIHSS 评分 ≤ 3 分）或高危 TIA（ABCD2 评分 ≥ 4 分）患者。该研究发现主要结果表明氯吡格雷 + 阿司匹林联合治疗 90 天，可以降低主要缺血性事件风险（HR=0.75，95%CI 0.59 ～ 0.95，P=0.02），但同时增加主要出血的风险（HR=2.32，95%CI 1.10 ～ 4.87，P=0.02）。对比两项研究和 POINT 研究结果，POINT 治疗方案增加出血风险，主要与联合抗血小板疗程以及药物剂量有关。① 联合抗血小板疗程为 90 天，大大长于 CHANCE 方案的 21 天；② 药物剂量较高，氯吡格雷首次剂量为 600mg，阿司匹林的剂量范围为 50 ～ 325mg。因此，短程、低剂量联合抗血小板治疗方案对于此类患者整体获益更多。

CHANCE 研究和 POINT 研究结果为国内外指南的修订提供了高级别的循证医学证据，目前对轻型脑卒及中高危 TIA 及轻型脑卒中患者给予早期、短程的双联抗血小板策略（CHANCE 治疗策略）是国际公认的最佳治疗方案。中美均对指南进行推荐意见更新：发病在 24 小时内，具有脑卒中高复发风险（ABCD2 评分 ≥ 4 分）的急性非心源性 TIA 或轻型缺血性脑卒中（NIHSS 评分 ≤ 3 分），应尽早给予氯吡格雷联合阿司匹林治疗 21 天（Ⅱa 级推荐，B 级证据）。鉴于发病数天或数年内的轻型脑卒中或 TIA 长期（2 ～ 3 年）氯吡格雷联合阿司匹林抗血小板治疗会增加相关出血风险，故不推荐常规应用。

128. 药物基因影响氯吡格雷疗效

氯吡格雷是不可逆的 $P2Y_{12}$ 受体拮抗剂，选择性抑制 ADP 与血小板膜表面 $P2Y_{12}$ 受体结合，继而抑制 ADP 介导的糖蛋白 GP Ⅱ b/Ⅲa 复合物的活化，从而抑制血小板活化。氯吡格雷是无活性前体药物，肠道吸收的原型药超过 85% 经羧酯酶 (carboxylesterase，CES) 水解以无活性羧酸衍生物从肠道排出体外，仅不到 15% 进入血液循环在肝脏细胞色素 450 酶(cytochrome P450，CYP450) 作用下经过两步氧化生成活性产物：首先在肝脏 CYP2C19、CYP2B6 及 CYP1A2 同工酶作用下氧化为 2 - 氧 - 氯吡格雷 (2-oxo-clopidogrel)，其中仅 50% 在 CYP2C19、CYP 3A4/A5、CYP2B6、CYP2C9 等同工酶作用下进一步氧化为有活性的硫醇衍生物 (R-130964) 与 $P2Y_{12}$ 受体结合，在体内发挥抗血小板作用，另 50% 被酯酶 (esterases) 灭活 (图 57)。其中，CYP2C19 在氯吡格雷活化中起着最关键的作用，贡献率约为 40%。氯吡格雷并不能使所有患者受益，部分患者对氯吡格雷无反应或反应差，用药后达不到预期效果，被称为氯吡格雷抵抗现象。存在氯吡格雷抵抗的患者具有较高的脑卒中复发率、心血管缺血事件发生率及血管事件相关死亡率，谓之"临床抵抗"；服用氯吡格雷者同时进行血小板功能检测，若提示血小板活性抑制不足，则谓之"生化抵抗"。近年来，多数学者更倾向于用"血小板反应多样性（variance of response，VOR）""血小板高反应性（high on-treatment platelet reactivity，HOPR）"取代"抵抗"。氯吡格雷血小板反应多样性的原因复杂，但遗传差异是最关键的内在因素。药物基因组学（pharmacogenomics）正是从遗传角度寻找药物吸收、转运、代谢、清除、效应的基因特征，研究不同个体及人群对药物反应的差异，为精准个体化治疗提供客观证据，也有望为新药研发提供生物学靶点。理论上，药物代谢酶相关基因、药物结合受体相关基因、药物转运膜通道相关基因以及信号传导相关基因均有可能影响氯吡格雷疗效（图58）。吸收相关基因三磷酸腺苷结合盒转运体B亚家族成员1（ATP-binding cassette subfamily B member 1，*ABCB1*）、代谢活性相关基因（*CYP2C19*、*CYP3A4*、*PON1*、*CES1*等）及生物活性相关基因（*P2Y12*、*ITGB3*）多态性成为氯吡格雷药物基因组研究重点。

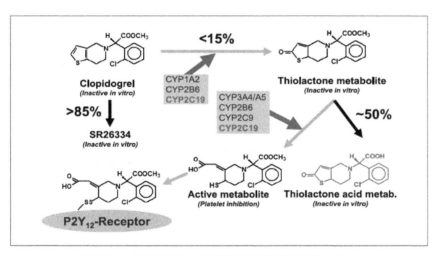

图 57　氯吡格雷体内代谢示意图（彩图见彩插 26）

图片引自: Trenk D, Kristensen SD, Hochholzer W, et al. High-treatment platelet reactivity and P2Y12 antagonists in clinical trials. Thromb Haemost, 2013, 109（5）: 834-845.

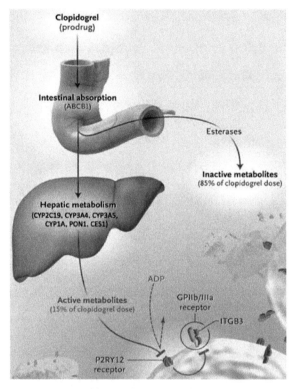

图 58　氯吡格雷药物基因示意图（彩图见彩插 27）

图片引自：Simon T，Verstuyft C，Mary-Krause M，et al. Genetic determinants of response to clopidogrel and cardiovascular events. N Engl J Med，2009，360（4）：363-375.

129. CYP2C19基因是与氯吡格雷疗效密切相关的重要遗传因素

CYP2C19 基因位于 10q24.1 至 q24.3，有 9 个外显子。它是与氯吡格雷疗效最密切相关的药物基因，也是唯一达到全基因组关联检验界值（$P < 10^{-8}$）的氯吡格雷疗效相关基因。CYP2C19 的等位基因根据功能差异可分为 3 类：①野生型等位基因（wide-type allele）为 *1，即未携带基因变异者，酶活性正常；②功能缺失等位基因（loss-of-function allele，LOF），

如 *2 ～ *8 以及 *10，可导致酶活性下降，肝脏代谢氯吡格雷能力减弱，活性产物浓度下降；③功能增强等位基因（gain-of-function allele，GOF）为 *17，位点变异酶活性增强，活性代谢产物浓度上升。根据不同等位基因组合，CYP2C19 基因又分为不同代谢基因型：①正常代谢基因型（extensive metabolizer，EM）：*1/*1，未携带任何 LOF 等位基因；②中间代谢基因型（intermediate metabolizer，IM）：携带一个 LOF 等位基因，如 *1/*2 ～ *8；由于 *4 ～ *8 极少见，因此常见的 IM 为 *1/*2 和 *1/*3；③慢代谢基因型（poor metabolizer，PM）：携带两个 LOF 等位基因，主要为 *2/*2、*2/*3和 *2/*3；④超快代谢基因型（ultrarapid metabolizer，UM）：携带 *17 等位基因者，主要为 *1/*17 和 *17/*17。其中，CYP2C19 *2、CYP2C19 *3 及 CYP2C19 *17 等位点变异与氯吡格雷血小板反应性变异的关联最为密切。CYP2C19*2（dbSNP rs4244285）为该基因 5 号外显子 681G>A 变异，是最常见的 LOF 等位基因，约占 95%；CYP2C19*3（dbSNP rs4986893）是 4 号外显子的 636G>A 变异。携带 CYP2C19*2 或 CYP2C19*3 者 CYP2C19 酶活性下降，体内有效代谢产物浓度比非携带者低 1/3，减弱氯吡格雷对血小板的抑制作用，表现为氯吡格雷治疗后血小板高反应性。多个 Meta 研究分别对 FAST-MI、TRITON-TIMI 38、CLARITY-TIMI 28、EXCELSIOR、AFIJI、RECLOSE、ISAR、CLEAR-PLATELETS 及 Intermountain 等重要研究的近万名心血管患者进行了 Meta 分析，结果证实携带 LOF 等位基因降低氯吡格雷临床疗效，心血管事件、脑卒中、血管病死亡以及冠脉支架内血栓形成的风险增加 1.5 ～ 4 倍，同时还存在剂量-效应关系。与仅携带 1 个 *LOF* 等位基因的患者相比，携带 2 个 *LOF* 等位基因的患者复发风险进一步增加。*CYP2C19**17（dbSNP rs12248560）是基因 5'侧翼区 -806C>T 变异，能特异性结合核蛋白，明显增加基因转录水平，增强 CYP2C19 酶活性，体内有效代谢产物浓度增加。携带 *CYP2C19**17 变异的心脏病患者对氯吡格雷反应增强，治疗后血小板聚集率降低，心血管缺血性事件风险降低，但出血风险有所增加。基于上述研究，临床药物基因组学应用联盟（Clinical Pharmacogenetics Implementation Consortium，CPIC）与荷兰药师协会荷兰药物基因组学工作组（Dutch Pharmacogenetics Working Group，DPWG）用药指南均对 *CYP2C19* 基因多态性对氯吡格雷疗效影响的证据做出ⅠA 级评价。美国 FDA 及欧盟药品管理局（European Medicines Agency，EMA）均提示携带 *CYP2C19* 功能缺失等位基因患者氯吡格雷疗效降低，ACS 或 PCI 治疗后心脑血管事件发生率更高，建议医护人员对此类患者考虑换用其他抗血小板药物或改变氯吡格雷的剂量方案。尽管如此，*CYP2C19* 基因仍仅能部分解释氯吡格雷药物的疗效差异，也有不少研究未能观察到它对心血管患者氯吡格雷疗效的影响。更为重要的是，依然缺乏 *CYP2C19* 基因变异与缺血性脑卒中患者氯吡格雷疗效相关性的高质量循证证据。

130. CHANCE 药物基因研究表明 *CYP2C19* 基因变异影响轻型脑卒中和 TIA 患者氯吡格雷疗效

CHANCE 药物基因是基于随机对照研究的预设亚组研究，在 CHANCE 的 114 家分中心中，有 73 家分中心的 3010 例轻型脑卒中和 TIA 患者参与了该研究。对 *CYP2C19 *2*、*CYP2C19 *3* 和 *CYP2C19 *17* 等 3 个最常见的基因变异位点进行 SequenomMassARRAY 质谱分析检测，共有 2933 例患者获得完整的基因分型数据。CHANCE 药物基因亚组分析中，脑卒中复发率、出血风险与 CHANCE 研究大致相同，阿司匹林单抗治疗组脑卒中复发率为 11.4%，联合氯吡格雷与阿司匹林双抗治疗脑卒中复发率下降至 8.3%（表 62）。

2933 例轻型脑卒中和 TIA 患者中，约 58.8% 至少携带一个 *CYP2C19* 功能缺失等位基因（*2 或 *3）。*CYP2C19 *2* 和 *CYP2C19 *3* 位点有 GG、GA、AA 3 种基因型，而 *CYP2C19*17* 位点仅有 CC 和 CT 两种基因型，未检测到纯合变异 TT 基因型（表 63）。*CYP2C19*2* 变异最为常见，高达 52.5%（GA 基因型 42.8%，AA 基因型 9.7%）；*CYP2C19*3* 变异约为 9%（GA 基因型 8.9%，AA 基因型 0.1%）；中国人群中 *CYP2C19*17* 变异相对罕见，CT 基因型频率为 2%。

表62 CHANCE 药物基因亚组研究人群与总体人群的有效性终点与安全终点事件发生率比较

	药物基因亚组人群 (n=2933)					总体人群 (n=5710)				
	阿司匹林 例 (%) (n=1470)	氯吡格雷- 阿司匹林 例 (%) (n=1463)	HR (95%CI)	P值		阿司匹林 例 (%) (n=2586)	氯吡格雷- 阿司匹林 例 (%) (n=2584)	HR (95%CI)	P值	
脑卒中	168 (11.4)	121 (8.3)	0.71 (0.56~0.90)	0.005		303 (11.7)	212 (8.2)	0.68 (0.57~0.81)	< 0.001	
复合终点 事件 [a]	170 (11.6)	121 (8.3)	0.70 (0.56~0.89)	0.003		307 (11.9)	216 (8.4)	0.69 (0.58~0.82)	< 0.001	
任意出血 事件	22 (1.5)	35 (2.4)	1.57 (0.92~2.68)	0.098		41 (1.6)	60 (2.3)	1.41 (0.95~2.10)	0.09	

注: [a] 复合事件定义为临床新发血管性事件，包括缺血性脑卒中、出血性脑卒中、心肌梗死或血管性死亡。

表 63　CYP2C19 基因不同位点基因型频率分布和事件发生率

基因型	所有患者		阿司匹林治疗组		氯吡格雷-阿司匹林治疗组	
	构成比 No.（%）	脑卒中事件率 No.（%）	构成比 No.（%）	脑卒中事件率 No.（%）	构成比 No.（%）	脑卒中事件率 No.（%）
CYP2C19*2						
G/G	1392（47.5）	131（9.4）	692（47.1）	82（11.8）	700（47.9）	49（7.0）
G/A	1255（42.8）	130（10.4）	636（43.3）	72（11.3）	619（42.3）	58（9.4）
A/A	286（9.7）	28（9.8）	142（9.6）	14（9.9）	144（9.8）	14（9.7）
CYP2C19*3						
G/G	2669（91.0）	266（10.0）	1334（90.7）	156（11.7）	1335（91.3）	110（8.2）
G/A	260（8.9）	22（8.5）	132（9.0）	11（8.3）	128（8.7）	11（8.6）
A/A	4（0.1）	1（25.0）	4（0.3）	1（25.0）	0	NA
CYP2C19*17						
C/C	2875（98.0）	288（10.0）	1442（98.1）	167（11.6）	1443（98.0）	121（8.4）
C/T	58（2.0）	1（1.7）	28（1.9）	1（3.6）	30（2.0）	0（0）

CHANCE 药物基因研究进一步证实，并非所有轻型脑卒中和 TIA 患者都能从氯吡格雷联合阿司匹林抗血小板治疗中获益。对 CYP2C19 进行基因分型发现，只有正常代谢基因型患者联合抗血小板治疗可有效降低 48% 的脑卒中复发风险与新发血管事件风险（HR=0.52，95%CI 0.35 ～ 0.76，P < 0.001）。中间代谢型患者与慢代谢型患者接受联合抗血小板治疗不仅无法有效降低临床复发风险，而且有增加出血风险的可能（HR=3.8，95%CI 1.25 ～ 11.55，P=0.02）（图 59）。同时发现，只有在不携带

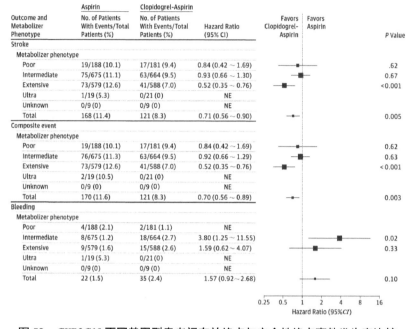

图59 CYP2C19不同基因型患者间有效终点与安全性终点事件发生率比较

图片引自：Wang Y，Zhao X，Lin J，et al. Association between *CYP2C19* loss-of-function allele status and efficacy of clopidogrel for risk reduction among patients with minor stroke or transient ischemic attack. JAMA，2016，316（1）：70-78.

CYP2C19 功能缺失等位基因的患者中，联合抗血小板治疗可使脑卒中复发风险降低至 6.4%，与单用阿司匹林治疗相比相对风险降低 49%（*HR*=0.51，95%*CI* 0.35 ~ 0.75，*P* < 0.001）；携带 *CYP2C19* 功能缺失等位基因的患者，联合抗血小板治疗与单用阿司匹林的疗效无明显差别，分别为 9.4% 和 10.8%（表 64，图 60）。对于终点事件进一步分析发现，*CYP2C19* 基因变异对于进展性缺血性脑卒中风险影响最为显著。对复发缺血性脑卒中进行病因分型，*CYP2C19* 基因变异对于大动脉粥样硬化性脑卒中风险的影响较小血管闭塞型脑卒中更为显著（表 65）。是否 *CYP2C19*

功能缺失等位基因对出血风险的影响并不明显（表 64，图 60）。由于 *CYP2C19**17 基因变异罕见，超快代谢基因型患者事件率极低，无法分析功能增强型等位基因对于氯吡格雷疗效的影响。

表 64　携带 *CYP2C19* 功能缺失等位基因对氯吡格雷联合阿司匹林抗血小板治疗疗效的影响

结局	*n*	阿司匹林 No./*n*（%）	氯吡格雷 - 阿司匹林 No./*n*（%）	*HR*（95%*CI*）	*P* 值	交互作用 *P* 值
脑卒中复发						0.02
非携带者[a]	1207	74/598（12.4）	41/609（6.7）	0.51 （0.35～0.75）	＜0.001	
携带者[b]	1726	94/872（10.8）	80/854（9.4）	0.93 （0.69～1.26）	0.64	
复合终点事件						0.02
非携带者[a]	1207	75/598（12.5）	41/609（6.7）	0.50 （0.34～0.74）	＜0.001	
携带者[b]	1726	95/872（10.9）	80/854（9.4）	0.92 （0.68～1.24）	0.59	
任意出血事件						0.78
非携带者[a]	1207	10/598（1.7）	15/609（2.5）	1.42 （0.64～3.15）	0.39	
携带者[b]	1726	12/872（1.4）	20/854（2.3）	1.65 （0.80～3.40）	0.17	

注：a：没有携带功能缺失基因（*2 或 *3），即 *1/*1、*1/*17 或 *17/*17。
b：携带至少一个功能缺失等位基因（*2 或 *3），即 *1/*2、*1/*3、*2/*2、*2/*3、*3/*3、*2/*17 或 *3/*17。

这一研究结果对于临床治疗有重要的指导价值，对于 *CYP2C19* 基因型为正常代谢型的轻型脑卒中 /TIA 患者，氯吡格雷可良好发挥作用且不增加出血风险，在阿司匹林基础上联合氯吡格雷的获益可额外增加 17%；而基因型为慢代谢或中间代谢型者，联合氯吡格雷治疗的效果则显著降低甚至不获益（图 60）。因此，以基因分型指导氯吡格雷治疗可更精确地筛选适宜人群，提高疗效，降低无效治疗比例。

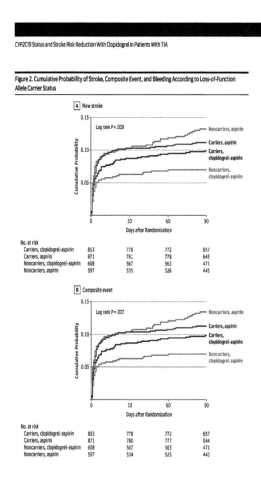

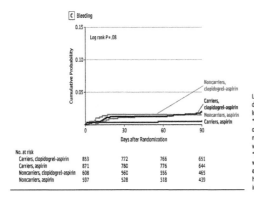

图 60 不同 *CYP2C19* 基因变异患者联合抗血小板治疗与阿司匹林单药物治疗比较的 Kaplan-Meier 曲线（彩图见彩插 28）

注：A、B、C 图分别为所有脑卒中、复合血管事件与所有出血事件的 Kaplan-Meier 曲线。Carrier：携带至少一个 *CYP2C19* 功能缺失等位基因（*2 或 *3）；Noncarrier：未携带 *CYP2C19* 功能缺失等位基因（*2 或 *3）。

图片引自：Wang Y，Zhao X，Lin J，et al. Association between *CYP2C19* loss-of-function allele status and efficacy of clopidogrel for risk reduction among patients with minor stroke or transient ischemic attack. JAMA，2016，316（1）：70-78.

表65　不同终点结局事件亚型分层比较携带 CYP2C19 功能缺失等位基因对联合抗血小板疗效的影响

结局	携带者[a]					非携带者[b]					
	所有人 No.(%) (n=1726)	阿司匹林 No.(%) (n=872)	氯吡格雷-阿司匹林 No.(%) (n=854)	HR (95%CI)	P值	所有人 No.(%) (n=1207)	阿司匹林 No.(%) (n=598)	氯吡格雷-阿司匹林 No.(%) (n=609)	HR (95%CI)	P值	交互作用的P值
进展性缺血性脑卒中	56 (3.2)	27 (3.1)	29 (3.4)	1.05 (0.62~1.77)	0.86	30 (2.5)	21 (3.5)	9 (1.5)	0.38 (0.17~0.84)	0.02	0.04
复发缺血性脑卒中	115 (6.7)	66 (7.6)	49 (5.7)	0.75 (0.52~1.08)	0.12	83 (6.9)	53 (8.9)	30 (4.9)	0.53 (0.34~0.83)	<0.01	0.25
病因分型											
大动脉粥样硬化型	111 (6.4)	55 (6.3)	56 (6.6)	1.02 (0.70~1.48)	0.92	79 (6.5)	47 (7.9)	32 (5.3)	0.62 (0.39~0.97)	0.04	0.11
小血管闭塞型	48 (2.8)	31 (3.6)	17 (2.0)	0.56 (0.31~1.01)	0.05	31 (2.6)	24 (4.0)	7 (1.1)	0.28 (0.12~0.65)	<0.01	0.17
心源性栓塞型	4 (0.2)	1 (0.1)	3 (0.4)	2.01 (0.11~35.35)	0.63	2 (0.2)	2 (0.3)	0 (0.0)	NE		
其他原因或病因不明型	8 (0.5)	6 (0.7)	2 (0.2)	0.28 (0.05~1.44)	0.13	1 (0.1)	1 (0.2)	0 (0.0)	NE		

注：a：没有携带功能缺失基因（*2 或 *3），即 *1/*1、*1/*17 或 *17/*17。

b：携带至少一个功能缺失等位基因（*2 或 *3），即 *1/*2、*1/*3、*2/*2、*2/*3、*3/*3、*2/*17 或 *3/*17。

131. 血糖控制水平影响 *CYP2C19* 基因变异对于轻型脑卒中和 TIA 患者氯吡格雷疗效的预测价值

中国人群中糖尿病比例高、血糖控制不良的现象非常突出，针对这一特点对 CHANCE 研究数据进行深入分析发现：① 中国缺血性脑卒中 /TIA 患者中，糖尿病比例约 31%，空腹血糖受损比例约 8%，二者均与不良预后密切相关；② 血清糖化白蛋白（glycated albumin，GA）是短期血糖控制的重要标志物，中国缺血性脑卒中 /TIA 患者中约有 63% 患者 GA 水平高于 15.5%，提示血糖控制不良。GA 水平不仅是影响轻型脑卒中 /TIA 患者氯吡格雷疗效的重要标志物，还将影响 *CYP2C19* 基因变异与氯吡格雷疗效的相关性。不携带 *CYP2C19* 基因变异的轻型脑卒中 /TIA 患者，若 GA 水平控制良好，在阿司匹林单药治疗基础上联合氯吡格雷治疗，脑卒中复发风险将下降 77%（*HR*=0.23，95%*CI* 0.10 ～ 0.49），远远高于整体人群脑卒中复发风险的降低（32%，*HR*=0.68，95%*CI* 0.57 ～ 0.81），双抗的获益可额外增加 45%（图 61、图 62）。研究提示，同时监测患者的 *CYP2C19* 基因分型与血糖控制水平，可以进一步提高预测缺血性脑卒中 /TIA 患者氯吡格雷疗效的准确性。

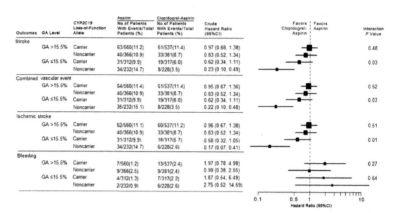

图 61　不同 GA 水平与 CYP2C19 基因变异状态下氯吡格雷联合阿司匹林疗效的比较

注：Carrier：携带至少一个 CYP2C19 功能缺失等位基因（*2 或 *3）；Noncarrier：未携带 CYP2C19 功能缺失等位基因（*2 或 *3）。

图片引自：Lin Y，Wang A，Li J，et al. Impact of glycemic control on efficacy ofclopidogrel in TIA or minor stroke patients with CYP2C19genetic variants. Stroke，2017，[Epub ahead of print].

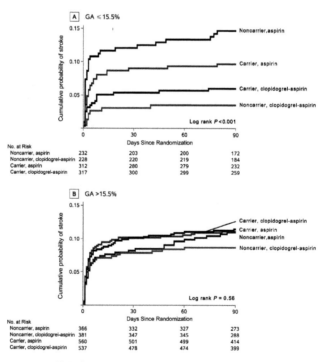

图 62　不同 CYP2C19 基因变异患者联合抗血小板治疗与阿司匹林单药物治疗比较的 Kaplan-Meier 曲线（彩图见彩插 29）

注：A：GA 水平＞15.5% 的患者中，携带与不携带 *CYP2C19* 功能缺失等位基因之间联合抗血小板治疗与阿司匹林单药物治疗 90 天脑卒中复发率比较；B：GA 水平≤15.5% 的患者中，携带与不携带 *CYP2C19* 功能缺失等位基因之间联合抗血小板治疗与阿司匹林单药物治疗 90 天脑卒中复发率比较；Carrier：携带至少一个 *CYP2C19* 功能缺失等位基因（*2 或 *3）；Noncarrier：未携带 *CYP2C19* 功能缺失等位基因（*2 或 *3）。

图片引自：Lin Y, Wang A, Li J, et al. Impact of glycemic control on efficacy of clopidogrel in Transient Ischemic Attack or minor stroke patients with *CYP2C19*genetic variants. Stroke，2017，[Epub ahead of print].

132. Meta 分析进一步证实 *CYP2C19* 基因变异显著降低缺血性脑卒中和 TIA 患者氯吡格雷疗效

新近对于 15 个研究共 4762 例使用氯吡格雷治疗的缺血性脑卒中和 TIA 患者进行的氯吡格雷药物基因数据 Meta 分析表明：与非携带者相比，携带任何 *CYP2C19* 功能缺失等位基因的脑卒中患者脑卒中复发风险增加 92%（*RR*=1.92，95%*CI* 1.57 ～ 2.35）、新发血管事件风险增加 51%（*RR*=1.51，95%*CI* 1.10 ～ 2.06），而出血风险无明显差异（*RR*=0.89，95%*CI* 0.58 ～ 1.35）（图 63）。

CYP2C19 基因变异对氯吡格雷疗效的影响存在"量效"关系，仅携带 1 个功能缺失等位基因患者脑卒中复发风险增加 79%（*RR*=1.79，95%*CI* 1.45 ～ 2.22），而携带 2 个功能缺失等位基因患者风险增加 152%（*RR*=2.52，95%*CI* 1.93 ～ 3.30）（图 64）。Meta 分析结果证实，*CYP2C19* 基因变异显著降低缺血性脑卒中和 TIA 患者氯吡格雷疗效，进一步支持基因分型对于预测缺血性脑卒中患者氯吡格雷疗效的重要性。

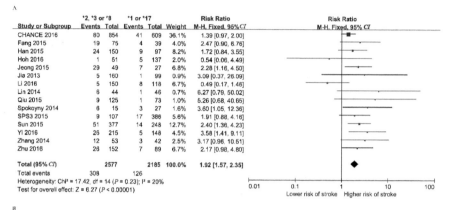

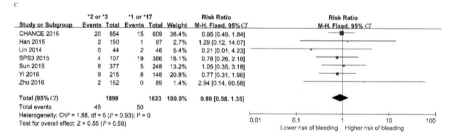

图 63　携带 *CYP2C19* 功能缺失等位基因对于氯吡格雷疗效影响的比较

注：A：携带 *CYP2C19* 功能缺失等位基因（*2，*3 或 *8）者接受氯吡格雷治疗脑卒中复发风险比未携带者增加 92%；B：携带 *CYP2C19* 功能缺失等位基因（*2，*3 或 *8）者接受氯吡格雷治疗新发血管事件的风险比未携带者增加 51%；C：携带 *CYP2C19* 功能缺失等位基因（*2，*3 或 *8）者接受氯吡格雷治疗出血风险与未携带者相当。

图片引自：Pan Y, Chen W, Xu Y, et al. Genetic polymorphisms and clopidogrel efficacy for acute ischemic stroke or transient ischemic attack：asystematic review and Meta-analysis. Circulation，2017，135（1）：21-33.

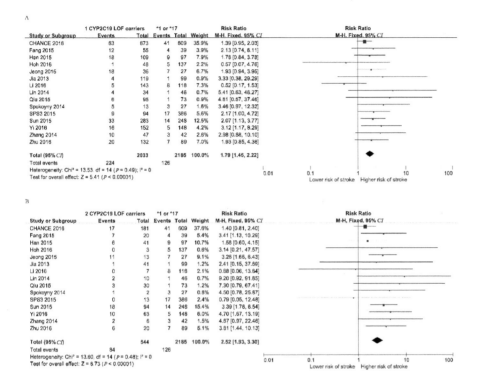

图 64　携带不同数量 *CYP2C19* 功能缺失等位基因对于氯吡格雷疗效影响的比较

注：A：携带一个 *CYP2C19* 功能缺失等位基因，氯吡格雷治疗后脑卒中复发风险比未携带者增

加 79%；B：携带两个 *CYP2C19* 功能缺失等位基因，氯吡格雷治疗后脑卒中复发风险比未携带者增加

152%。

图片引自：Pan Y，Chen W，Xu Y，et al. Genetic polymorphisms and clopidogrel efficacy for acute ischemic

stroke or transient ischemic attack：a systematic review and Meta-analysis. Circulation，2017，135（1）：21-33.

133. *CYP2C19* 基因变异对亚洲人氯吡格雷疗效的影响更为明显，应高度关注

　　CYP2C19 基因变异对氯吡格雷药物疗效的影响也存在种族

差异。心血管病氯吡格雷药物基因 Meta 分析表明，与欧美患

者相比，携带 *CYP2C19* 功能缺失等位基因的亚洲患者联合双抗

治疗时新发血管事件风险增加更为显著（欧美患者 *OR*=1.28，

95%*CI* 1.00 ～ 2.64；亚洲患者 *OR*=1.89，95%*CI* 1.32 ～ 2.72）。
新近的缺血性脑卒中和 TIA 的 Meta 分析也提示，*CYP2C19* 基
因变异显著降低亚洲、高加索人群的氯吡格雷疗效，然而对于
非裔人群氯吡格雷疗效并无影响（图 65）。亚洲人群 *CYP2C19*
功能缺失等位基因携带率远高于欧美人群（61% ～ 74% *vs.*
18% ～ 36%），对氯吡格雷疗效无效的问题更为突出。因此，在

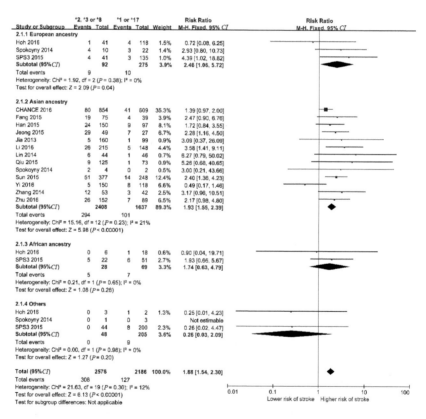

图 65　不同种族携带 *CYP2C19* 功能缺失等位基因对于氯吡格雷治疗后脑卒中复发风险的影响

图片引自：Pan Y, Chen W, Xu Y, et al. Genetic polymorphisms and clopidogrel efficacy for acute ischemic stroke or transient ischemic attack：a systematic review and Meta-analysis. Circulation，2017，135（1）：21-33.

亚洲人群中进行氯吡格雷药物基因检测对于预判疗效、指导药物选择具有重要临床价值，可以避免一半左右的患者接受无效或者不必要的治疗。

134. 皮质下梗死患者氯吡格雷疗效是否受 CYP2C19 基因变异的影响有待进一步研究证实

SPS3（the secondary prevention of small subcortical strokes study）探讨长期双联抗血小板治疗皮质下梗死患者的有效性及安全性。该研究入组了发病 6 个月内的皮质下梗死患者 3020 例，随机分配到阿司匹林治疗组和氯吡格雷联合阿司匹林治疗组，平均随访 3.4 年。SPS3 基因亚组研究对 522 例患者进行 CYP2C19 基因分型（表 66），CYP2C19 基因变异对于皮质下梗死患者氯吡格雷疗效无明显影响（OR=1.8，95%CI 0.76 ～ 4.30）。进行种族分层后发现，携带 CYP2C19 功能缺失等位基因显著增加皮质下梗死高加索患者的脑卒中复发率（OR=5.1，95%CI 1.08 ～ 24.9）（图 66），但对于非裔（OR=3.45，95%CI 0.80 ～ 14.9）和西班牙裔患者无明显影响。由于该研究是小样本亚组分析，因此结论有待进一步研究证实。

表 66　SPS3 研究 CYP2C19 基因型分布频率

CYP2C19 基因型	高加索人 (n=176) No. (%)	非裔 (n=73) No. (%)	西班牙人 (n=244) No. (%)	整体 (n=493) No. (%)
分型不明	57 (32)	25 (31)	44 (18)	126 (26)

中国医学临床百家

续表

CYP2C19 基因型	高加索人 (n=176) No. (%)	非裔 (n=73) No. (%)	西班牙人 (n=244) No. (%)	整体 (n=493) No. (%)
正常代谢型	78 (44)	26 (33)	156 (64)	260 (52)
中间代谢型	34 (19)	18 (31)	42 (17)	94 (19)
慢代谢型	7 (4)	4 (5)	2 (1)	13 (3)
正常代谢型/分型不明	135 (77)	51 (70)	200 (82)	386 (78)
中间代谢型/慢代谢型	41 (23)	22 (30)	44 (18)	107 (22)

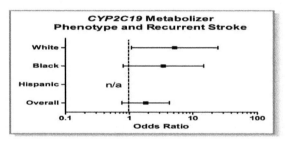

图66 SPS3 研究不同种族患者携带 CYP2C19 功能缺失等位基因对于氯吡格雷治疗后
脑卒中复发风险的影响

135. 新型 $P2Y_{12}$ 受体拮抗剂替格瑞洛的疗效不受 CYP2C19 基因变异影响

替格瑞洛是新型的可逆性 $P2Y_{12}$ 受体拮抗剂。与氯吡格雷比较，它的突出优势在于不需经肝脏代谢而直接作用于血小板 ADP 受体，CYP2C19 酶活性对其疗效无明显影响。替格瑞洛比氯吡格雷起效更快，同时具有更显著的血小板抑制作用。RESPOND

研究证实 *CYP2C19* 基因变异不影响替格瑞洛在体内的药物浓度。Ⅲ期临床试验 PLATO（血小板抑制和患者结局）研究在 18 624 例 ACS 患者中对替格瑞洛与氯吡格雷疗效进行头对头比较。结果发现，与氯吡格雷联合阿司匹林双抗比较，替格瑞洛联合阿司匹林双抗治疗 12 个月可更有效地降低血管原因死亡、心肌梗死以及脑卒中的主要复合终点事件发生率（9.8% *vs.*11.7%，*HR*=0.84，95%*CI* 0.77 ～ 0.92），同时有效降低全因死亡率（4.5% *vs.* 5.9%，*HR*=0.78，95%*CI* 0.69 ～ 0.89）以及心血管原因死亡率（4.0% *vs.*5.1%，*HR*=0.79，95%*CI* 0.69 ～ 0.91）；而且伴有脑卒中或 TIA 既往史的 ACS 患者的全因死亡率还有进一步降低的趋势。PLATO 基因亚组分析证实替格瑞洛疗效不受 *CYP2C19* 基因变异影响（表 67）。不论何种基因分型，替格瑞洛的疗效均优于氯吡格雷；尤其对于携带 *CYP2C19* 功能缺失等位基因的 ACS 患者，使用替格瑞洛替代氯吡格雷可以显著降低心肌梗死、脑卒中和血管原因死亡的发生率（图 67）。

表67 携带 CYP2C19 功能缺失等位基因对于替格瑞洛联合抗血小板疗效的影响

	替格瑞洛 90mg 2次/日			氯吡格雷 75mg 1次/日			HR (95%CI)	P值	交互作用的 P值
	患者数量 n	发生事件 患者 n (%)	Kaplan-Meier事件发生率(%)	患者数量 n	发生事件 患者 n (%)	Kaplan-Meier事件发生率(%)			
心血管死亡、心肌梗死、脑卒中									
携带功能缺失基因	1384	115(8.3)	8.6	1388	149(10.7)	11.2	0.77 (0.60~0.99)	0.038	0.46
不携带功能缺失基因	3554	296(8.3)	8.8	3516	332(9.4)	10.0	0.86 (0.74~1.01)	0.0608	
心血管死亡、心肌梗死									
携带功能缺失基因	1384	102(7.4)	7.7	1388	138(9.9)	10.4	0.73 (0.57~0.95)	0.0184	0.30
不携带功能缺失基因	3554	273(7.7)	8.0	3516	306(8.7)	9.2	0.86 (0.73~1.01)	0.0734	
支架血栓形成（确诊）									‡
携带功能缺失基因	943	15(1.6)	1.6	934	21(2.2)	2.3	0.71 (0.36~1.37)	0.3	
不携带功能缺失基因	2341	22(0.9)	1.0	2300	35(1.5)	1.5	0.62 (0.36~1.05)	0.0772	

注：‡因样本数过少，未进行统计。

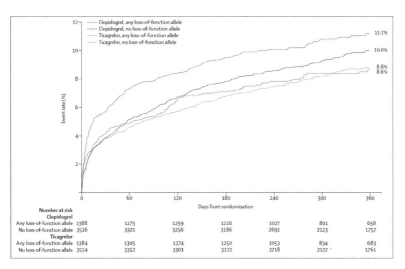

图 67　不同 *CYP2C19* 基因变异携带患者替格瑞洛与氯吡格雷疗效比较（彩图见彩插 30）

图片引自：Wallentin L，James S，Storey RF，et al. Effect of *CYP2C19* and ABCB1 single nucleotide polymorphisms on outcomes of treatment with ticagrelor versus clopidogrel for acute coronary syndromes：a genetic substudy of the PLATO trial. Lancet，2010，376（9749）：1320–1328.

136. 基因分型指导用药有望成为脑卒中患者精准抗血小板治疗的新策略

尽管有了上述研究进展，但如何更准确地预测抗血小板药物疗效、甄别最适宜治疗人群依然是个难题。不少研究者尝试根据体外血小板反应性检测结果指导抗血小板治疗，但效果均不理想。虽然法国一项随机对照研究发现 VASP 血小板功能检测指导氯吡格雷剂量可降低 30 天内冠状动脉支架内血栓形成的风险，但是 GRAVITAS、ARCTIC 和 ANTARCTIC 等较大规模的随机对照研究均表明根据血小板反应性调整用药未能有效降低心脑血管病复发风险。虽然最新 CREATIVE 研究证实，根据血栓弹力图检测结果，对氯吡格雷低反应者使用三联抗血小板治疗能有效降低心脑血管事件的复发率，但是三联抗血小板治疗增加缺血性脑卒中患者的出血风险，该策略对于脑卒中患者借鉴价值有限。整体而言，根据血小板反应性指导药物治疗在缺血性脑卒中的应用前景并不乐观，研究者更多地将目光转向探讨根据基因分型选择抗血小板治疗的有效性与可行性。基因分型指导抗血小板治疗，从研究证据到临床应用，理论上应该经历"发现-验证-转化"三大步骤。尽管已经有充足证据表明 CYP2C19 基因变异与缺血性卒中或 TIA 患者氯吡格雷疗效密切相关（第一步发现），但仍需开展高质量的随机对照试验，以此验证基于基因分型的治疗策略确实能使患者获益（第二步验证）。近年来床旁快速基因检测技术日臻成熟，大大推动了基因分型指导抗血小板治疗 RCT 研究的开展和临床转化。在心血管疾病领域，ELEVATE-TIMI 56、RAPID GENE 等研究结果均表明，基因分型指导联合抗血小板治疗与传统未经选择治疗策略相比能更有效地抑制血小板活性。中国一项纳入 623 例冠状动脉支架置入术患者的随机对照研究证实，对 CYP2C19 中间代谢型患者给予强化氯吡格雷联合阿司匹林治疗、对 CYP2C19 弱代谢型患者给予三联抗血小板治疗可有效降低 6 个月的心肌梗死、脑卒中和血管性死亡的整体风险。正在进行的 TAILOR-PCI 和 POPular 研究还将为基因分型指导心血管病患者抗血小板治疗提供更多临床证据。目前在缺血性脑卒中领域仍缺乏类似研究，对于携带 CYP2C19 功能缺失等位基因患者，增加氯吡格雷剂量与换用新型 $P2Y_{12}$ 受体拮抗剂，孰优孰劣，仍无相关证据。为此，笔者前期开展了一项概念验证性随机对照试验——PRINCE 研究（platelet reactivity in acute non-disabling cerebrovascular events，clinical trials. ID 为 NCT02506140）。该研究是一项前瞻性、多中心、开放标签、阳性对照、盲法评价结局、随机对照临床试验，主要研究目标是在发病 24 小时的急性轻型脑卒中或 TIA 患者中，评价替格瑞洛联合阿司匹林与氯吡格雷联合阿司匹林在治疗 3 个月时抗血小板效果的差异（图 68）；同时分析携带 CYP2C19 功能缺失等位基因患者替格瑞洛替代氯吡格雷治疗的有效性和安全性。PRINCE 研究结果表明，与氯吡格雷相比，轻型卒中 /TIA 患者使用替格瑞洛后血小板抑制效果更好，在携带 CYP2C19 功能缺失等位基因患者中这种差异尤为显著。该研究为后续开展基因分型指导缺血性脑卒中和 TIA 患者抗血小板治疗临床试验奠定了良好基础。

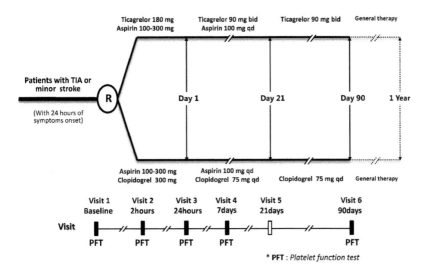

图 68　PRINCE 研究设计图

图片引自：Wang Y，Lin Y，Meng Xia，et al. Compared ticagrelor with clopidogrel on high-on-treatment platelet reactivity in acute minor stroke or transient ischemic attack（PRINCE）trial：rationale and design. Int J Stroke，2017，12（3）：321-325.

参考文献

1.Wang Y, Wang Y, Zhao X, et al. Clopidogrel with aspirin in acute minor stroke or transient ischemic attack. N Engl J Med, 2013, 369（1）: 11-19.

2.Johnston SC, Easton JD, Farrant M, et al.Clopidogrel and Aspirin in Acute Ischemic Stroke and High-Risk TIA.N Engl J Med, 2018, 379（3）: 215-225.

3.Wang Y, Zhang S, Zhang L, et al. Chinese guidelines for the secondary prevention of ischemic stroke and transient ischemic attack 2014. Chin J Neurol, 2014, 48（4）: 258-273.

4.Powers WJ, Rabinstein AA, Ackerson T, et al.2018 Guidelines for the Early Management of Patients With Acute Ischemic Stroke: A Guideline for Healthcare Professionals From the American Heart Association/American Stroke Association. Stroke, 2018, 49（3）: e46-e110.

5.Kim JT, Park MS, Choi KH, et al.Comparative Effectiveness of Aspirin and Clopidogrel Versus Aspirin in Acute Minor Stroke or Transient Ischemic Attack.Stroke, 2018.

6.Trenk D, Kristensen SD, Hochholzer W, et al. High on-treatment platelet reactivity and P2Y12 antagonists in clinical trials. Thromb Haemost, 2013, 109（5）: 834-845.

7.Simon T, Verstuyft C, Mary-Krause M, et al. Genetic determinants of response to clopidogrel and cardiovascular events. N Engl J Med, 2009, 360（4）: 363-375.

8.Mega JL, Simon T, Collet JP, et al. Reduced-function *CYP2C19* genotype and risk of adverse clinical outcomes among patients treated with clopidogrel predominantly for PCI: a meta-analysis. JAMA, 2010, 304 (16): 1821-1830.

9.Hulot JS, Collet JP, Silvain J, et al. Cardiovascular risk in clopidogrel-treated patients according to cytochrome P450 2C19*2 loss-of-function allele or proton pump inhibitor coadministration: a systematic meta-analysis. J Am Coll Cardiol, 2010, 56(2): 134-143.

10.Jang JS, Cho KI, Jin HY, et al. Meta-analysis of cytochrome P450 2C19 polymorphism and risk of adverse clinical outcomes among coronary artery disease patients of different ethnic groups treated with clopidogrel. Am J Cardiol, 2012, 110(4): 502-508.

11.Sibbing D, Koch W, Gebhard D, et al. Cytochrome 2C19*17 allelic variant, platelet aggregation, bleeding events, and stent thrombosis in clopidogrel-treated patients with coronary stent placement. Circulation, 2010, 121 (4): 512-518.

12.Zabalza M, Subirana I, Sala J, et al. Meta-analyses of the association between cytochrome CYP2C19 loss-and gain-of-function polymorphisms and cardiovascular outcomes in patients with coronary artery disease treated with clopidogrel. Heart, 2012, 98 (2): 100-108.

13.Wang Y, Zhao X, Lin J, et al. Association between CYP2C19 loss-of-function allele status and efficacy of clopidogrel for risk reduction among patients with minor stroke or transient ischemic attack. JAMA, 2016, 316 (1): 70-78.

14.Pan Y, Jing J, Li H, et al. Abnormal glucose regulation increases stroke risk in minor ischemic stroke or TIA. Neurology, 2016, 87 (15): 1551-1556.

15.Li J, Wang Y, Wang D, et al. Glycated albumin predicts the effect of dual and single antiplatelet therapy on recurrent stroke. Neurology, 2015, 84 (13): 1330-

1336.

16.Pan Y, Chen W, Xu Y, et al. Genetic polymorphisms and clopidogrel efficacy for acute ischemic stroke or transient ischemic attack: asystematic review and Meta-analysis. Circulation, 2017, 135 (1): 21-33.

17.Gurbel PA, Bliden KP, Butler K, et al. Response to ticagrelor in clopidogrel nonresponders and responders and effect of switching therapies: the RESPOND study. Circulation, 2010, 121 (10): 1188-1199.

18.Tantry US, Bliden KP, Wei C, et al. First analysis of the relation between CYP2C19 genotype and pharmacodynamics in patients treated with ticagrelor versus clopidogrel: the ONSET/OFFSET and RESPOND genotype studies. Circ Cardiovasc Genet, 2010, 3 (6): 556-566.

19.Wallentin L, Becker RC, Budaj A, et al. Ticagrelor versus clopidogrel in patients with acute coronary syndromes. N Engl J Med, 2009, 361 (11): 1045-1057.

20.James SK, Storey RF, Khurmi NS, et al. Ticagrelor versus clopidogrel in patients with acute coronary syndromes and a history of stroke or transient ischemic attack. Circulation, 2012, 125 (23): 2914-2921.

21.Wallentin L, James S, Storey RF, et al. Effect of CYP2C19 and ABCB1 single nucleotide polymorphisms on outcomes of treatment with ticagrelor versus clopidogrel for acute coronary syndromes: a genetic substudy of the PLATO trial. Lancet, 2010, 376 (9749): 1320-1328.

22.Bonello L, Camoin-Jau L, Armero S, et al. Tailored clopidogrel loading dose according to platelet reactivity monitoring to prevent acute and subacute stent thrombosis. Am J Cardiol, 2009, 103 (1): 5-10.

23.Price MJ, Berger PB, Teirstein PS, et al. Standard-vs high-dose clopidogrel based on platelet function testing after percutaneous coronary intervention: the GRAVITAS randomized trial. JAMA, 2011, 305 (11): 1097-1105.

24.Collet JP, Cuisset T, Range G, et al. Bedside monitoring to adjust antiplatelet therapy for coronary stenting. N Engl J Med, 2012, 367 (22): 2100-2109.

25.Cayla G, Cuisset T, Silvain J, et al. Platelet function monitoring to adjust antiplatelet therapy in elderly patients stented for an acute coronary syndrome (ANTARCTIC): an open-label, blinded-endpoint, randomised controlled superiority trial. Lancet, 2016, 388 (10055): 2015-2022.

26.Mega JL, Hochholzer W, Frelinger AL, et al. Dosing clopidogrel based on *CYP2C19* genotype and the effect on platelet reactivity in patients with stable cardiovascular disease. JAMA, 2011, 306 (20): 2221-2228.

27.Roberts JD, Wells GA, Le May MR, et al. Point-of-care genetic testing for personalisation of antiplatelet treatment (RAPID GENE): a prospective, randomised, proof-of-concept trial. Lancet, 2012, 379 (9827): 1705-1711.

28.Xie X, Ma YT, Yang YN, et al. Personalized antiplatelet therapy according to *CYP2C19* genotype after percutaneous coronary intervention: a randomized control trial. Int J Cardiol, 2013, 168 (4): 3736-3740.

（林 毅 整理）

缺血性脑血管病二级预防中糖代谢异常的干预

137. 糖代谢异常与缺血性脑血管病相关

糖代谢异常是一种严重危害人类健康的疾病，并与高血糖、死亡、感染、伤口愈合不良及心血管并发症和住院天数增加等不良临床结局相关。虽然，在过去的几十年中，研究者对于糖代谢异常的认识逐渐加深（尤其是在病理生理机制以及药物研发进展方面），但是糖代谢异常仍然是一种严重的公共卫生问题，成年人糖代谢异常的患病率逐年升高。缺血性脑血管病主要包括缺血性脑卒中（ischemic stroke, IS）和 TIA，每年全球发病人数高达 1.4亿人。而在缺血性脑血管病患者中糖代谢异常的发病率很高，同时合并糖代谢异常的患者也更容易发生缺血性脑血管病事件。更有研究发现，合并糖代谢异常的患者更容易出现缺血性脑血管病的复发，因此对于糖代谢异常的干预很有可能成为缺血性脑卒中和 TIA 二级预防的重要手段。

138. 糖代谢异常的定义

目前对糖代谢异常的定义尚无统一标准。广义的糖代谢异常应包括高血糖和低血糖。高血糖包括：已知糖尿病、新诊断糖尿病、妊娠期显性糖尿病、妊娠期糖尿病、糖尿病前期、应激性高血糖、药源性高血糖等。糖尿病前期（impaired glucose regulation，IGR）包括空腹血糖受损（impaired fasting glucose，IFG）和糖耐量减低（impaired glucose tolerance，IGT）。目前对高血糖的定义尚无统一标准，但美国临床内分泌医师学会（American Association of Clinical Endocrinologists，AACE）、美国糖尿病协会（The American Diabetes Association，ADA）、美国医师协会（American College of Physicians，ACP）、《中国成人住院患者高血糖管理目标专家共识》等均建议将任意时点血糖 > 7.8mmol/L 作为高血糖的诊断标准。既往研究发现，非糖尿病患者中联合检测空腹血糖（fasting plasma glucose，FPG）和餐后 2 小时血糖，糖代谢异常检出率为 45.7%，其中糖尿病和 IGR 检出率分别为 16.5% 和 29.2%。低血糖的诊断标准为糖尿病患者血糖 < 3.9mmol/L，非糖尿病患者 < 2.8mmol/L。低血糖是糖尿病患者药物治疗过程中的严重不良反应，可导致死亡率增加、心律失常、脑葡萄糖代谢受损、炎性细胞因子和氧化应激增加等不良临床结局，并增加医疗负担以及医疗资源的利用。Gómez-Huelgas 等研究表明，1997—2007 年间住院糖尿病患者原发性低

血糖（低血糖为入院主要原因）的发生率为1.7%，继发低血糖（低血糖发生在住院期间）的发生率为2.8%，且继发性低血糖可能与住院糖尿病患者死亡率和住院时间延长有关。

139. 糖代谢异常的诊断和筛查方法

（1）糖尿病的诊断是检测血浆葡萄糖，以FPG、餐后2小时血糖和（或）口服葡萄糖耐量试验（oralglucosetolerancetest，OGTT）为标准。《中国2型糖尿病防治指南（2013年版）》仍采用WHO（1999年）糖尿病诊断和糖代谢状态分类标准。低血糖的诊断标准为糖尿病患者＜3.9mmol/L，非糖尿病患者＜2.8mmol/L。2009年ADA、国际糖尿病联盟（the International Diabetes Federation，IDF）以及欧洲糖尿病研究协会（European Association for the Study of Diabetes，EASD）推荐使用HbA_1c＞6.5%作为糖尿病的诊断标准。ADA于2010年通过这一标准。较FPG、OGTT而言，HbA_1c不需要空腹即可检测，且其受患者日常干扰较小，在应激、疾病状态时具有更大的分析稳定性。但不同种族的患者HbA_1c的水平也可能不同，且HbA_1c检测需要更多的成本投入，使其在发展中国家作为诊断标准较为受限。我国尚缺乏HbA_1c诊断切点的研究，因此未将其作为糖尿病诊断标准。

（2）糖代谢异常的主要筛查方法包括预测糖尿病风险的筛查工具、FPG、OGTT等。有研究表明，非侵入性筛查工具如风险评分法、筛查问卷法、危险因素分类树法、风险计算器、回归方程式法等可提高糖代谢异常的筛查效率，节约筛查成本。然而，针对大面积人群筛查糖代谢异常时，非侵入性筛查工具较为适用，但对住院患者而言，FPG 和 OGTT 更加便捷准确。单独使用 FPG 或餐后 2 小时血糖筛查会使一部分糖代谢异常患者漏诊。OGTT 可提供多个时间点的血糖值，其中 1 小时血糖可反映胰岛素抵抗程度及 β 细胞功能，为个体化治疗奠定基础。此外，HbA_1c 应用于住院高血糖患者的筛查是很有意义的，它能够区分本身已存在的高血糖和应激性高血糖。

（3）众所周知，胰岛素抵抗是 T2DM 的特征。已有研究证实，胰岛素抵抗可增加脑卒中风险。在未患糖尿病的缺血性脑卒中患者中胰岛素抵抗的发生率达 50% 以上。胰岛素抵抗在代谢综合征的发病机制中也起着至关重要的作用，而糖代谢异常是胰岛素抵抗的主要临床表现。胰岛素抵抗指胰岛素介导的葡萄糖利用率降低，常见于 T2DM 患者。一般用于测定胰岛素敏感性的方法有两大类。一类为精确测定法，主要有：①高胰岛素正葡萄糖钳夹技术，该技术是公认的诊断胰岛素敏感性的"金标准"；②多次抽血的静脉葡萄糖耐量试验结合微小模型数学分析法；③胰岛素耐量试验或抑制试验等，这类方法操作比较复杂。另一类为简易估测法，由空腹及糖负荷后胰岛素及血糖值而计算得出各种指数来估测胰岛素抵抗。常用的有：①稳态模式评估法（homeostasis model assessment，HOMA）；②空腹胰岛素敏感性指数（insulin resistance index，IRI）。稳态模式评估法是假定肝脏和外周组织的胰岛素抵抗是相等的，按血葡萄糖和胰岛素在不同器官（包括胰腺、肝和周围组织）的相互影响而建立数学模型。

此模型的计算公式仅涉及空腹血糖和空腹胰岛素，即稳态模型的胰岛素抵抗指数（HOMA-IR）＝空腹胰岛素（国际单位／升）×空腹葡萄糖（mmol/L）÷22.5。HOMA-IR 与钳夹试验有很好的相关性，在流行病学调查中 HOMA-IR 是评价胰岛素抵抗的常用指标。评估胰岛素抵抗的方法中，HOMA-IR 是一种方便、价廉的方法，且该方法与正葡萄糖钳夹技术的结果具有良好相关性。但 HOMA-IR 在中国人群中的正常参考值范围尚未明确界定。

（4）既往研究显示 HOMA-IR 切点在亚洲人群与西方人群中存在显著的种族差异。此外，两项日本研究的 HOMA-IR 切点结果也不尽一致。这可能是因为这些横断面研究中，参与者血糖随着时间推移而恶化或得到改善导致。2016 年 9 月在 *PLoS One* 杂志上发表了一项在中国香港开展的为期 15 年的前瞻性研究，旨在建立区分糖代谢异常和 T2DM 的最佳稳态模型，以评估 HOMA-IR 的切点。本研究数据来自香港心血管危险因素现患研究（Hong Kong cardiovascular risk factor prevalence study，CRISPS），纳入 CRISPS-1（1995—1996 年）的 2895 例 24 ～ 75 岁受试者，之后进行长期随访，分别为 CRISPS-2（2000—2004 年）、CRISPS-3（2005—2008 年）、CRISPS-4（2010—2012 年）。并根据 WHO1998 诊断标准将患者分为：正常糖耐量（normal glucose tolerance，NGT）、IFG（FPG ≥ 6.1mmol/L 且＜ 7.0mmol/L）、IGT（FPG ＜ 7.0mmol/L，且 7.8mmol/L ≤ OGTT 餐后 2 小时血糖＜ 11.1mmol/L）和 T2DM（FPG ≥ 7.0mmol/L 或餐后 2 小时血糖≥ 11.1mmol/L）。本研究中，糖代谢异常包括 IFG、IGT 和 T2DM，非糖尿病包括 NGT、IFG 和 IGT。研究包括两个部分，第一部分为横断面研究，针对 CRISPS-1 参与者，确定从 NGT 中区分出糖代谢异常患者，以及从非糖尿病患者中区分出 T2DM 患者的 HOMA-IR 最佳切点；第二部分为前瞻性研究，在 15 年随访期间未发生糖代谢异常的 872 例患者中，评估正常中国人群的 HOMA-IR 最佳参考值范围。横断面研究提示糖代谢异常和 T2DM 患者的 HOMA-IR 最佳切点为 1.37 和 1.97。从 NGT 人群中区分出糖代谢异常患者的 HOMA-IR 最佳切点为 1.37（灵敏度 65.6%，特异性 71.3%），从非糖尿病人群中区分出 T2DM 患者的 HOMA-IR 最佳切点为 1.97（灵敏度 65.5%，特异性 82.9%）。糖代谢异常和 T2DM 患者基线 HOMA-IR 的 ROC 曲线前瞻性研究提示正常中国人群 HOMA-IR 最佳参考值范围为 0.274～2.446。对 15 年随访期间始终为 NGT 的受试者进行分析，2.5% 和 95% 基线 HOMA-IR 分别为 0.274 和 2.446。重要的是，常用来确定切点的百分位阈值 75% 和 90% 所对应的基线 HOMA-IR 分别为 1.440 和 2.028，与横断面研究发现的最佳切点——糖代谢异常（1.4）和 T2DM（2.0）很接近。综上，在中国南方人群中，从 NGT 和非糖尿病人群中区分糖代谢异常和 T2DM 患者的 HOMA-IR 切点分别为 1.4 和 2.0，该切点值可作为胰岛素抵抗评估临床研究的有效参考。本研究的优势在于同时采用了横断面研究和前瞻性研究的方法，并结合 OGTT 数据，在 15 年随访期间持续 NGT 人群中推导出 HOMA-IR 正常参考范围。

140. "甜蜜"证据：吡格列酮既能降低缺血事件发生的风险，也能减少新发糖尿病

2016 年 2 月在美国脑卒中大会上，一项激动人心的研究公布了其研究结果，即脑卒中后胰岛素抵抗干预药物研究（insulin resistance intervention after stroke，IRIS）。该研究是由耶鲁大学 Walter N. Kernan 等进行的一项多中心双盲试验。该研究最后纳入了 3876 例患者，年龄 ≥ 40 岁，参加的研究中心分别位于美国、加拿大、澳大利亚、以色列、英国、德国以及意大利 7 个国家。入组缺血性脑卒中或 TIA 患者，并且使用胰岛素抵抗稳态模型评估（HOMA-IR 值＞ 3.0）后被认为具有胰岛素抵抗。排除了具有糖尿病病史或者基线空腹血糖 ≥ 126 mg/dl 的受试者。其他排除标准包括心力衰竭或者有明确的膀胱癌危险因素 / 病史。随机分为吡格列酮组（1939 例，目标剂量为每日 45mg）或安慰剂组（1937 例），平均随访时间为 4.8 年。基线数据表明，吡咯列酮组的平均 FPG 为（98.3 ± 10.0）mg/dl，而安慰剂组为（98.2 ± 9.9）mg/dl。在两组中平均 HbA_1c 水平都是（5.8 ± 0.4）%。与预期结果相同，该研究人群中有相当数量的患者处于 IGR：大约有 42% 的患者为 IFG（使用 ADA ≥ 100mg/dl 的标准），65% 的患者 HbA_1c ≥ 5.7%，根据 ADA 标准认为这些患者也处于糖尿病高风险之中。脑卒中之后使用基于证据的二级预防治疗非常普遍，大约有 92% 的患者在使用抗血小板药物，超过 82% 的患者在使用他汀类药物。血压也得到了很好地控制，在研究参与者中超过一半的人在使用肾素-血管紧张素系统阻滞剂。经过

平均 4.8 年的随访之后，与安慰剂相比，吡咯列酮可以使主要结局（致死性与非致死性脑卒中或心肌梗死）的相对风险减少 24%（$HR=0.76$，95%CI 0.62～0.93；$P=0.007$），绝对风险减少了 2.8%。在多个亚组之间没有显著的异质性，包括年龄、性别、种族、BMI、使用 HOMA-IR 测定的胰岛素抵抗程度以及血糖指数和基于 FPG 或者 HbA$_1$c 的指标。次要结局亦即糖尿病诊断也减少了 52%（$HR=0.48$，95%CI 0.33～0.69；$P<0.001$），绝对风险减少了 3.9%。不良反应方面，与在既往研究中观察到的一样，包括体重改变（第 4 年时治疗组体重增加了 2.6kg 而安慰剂组体重下降 0.5kg）、水肿（发生率分别为 36%、25%）与骨折（发生率分别为 11.2%、7.5%）。令人感兴趣的是，心力衰竭并没有增加。但是，该研究的排除标准包括存在心力衰竭的患者，所以在基线时就有心力衰竭的患者已经被研究排除在外，并且如果发生了显著的水肿，那么按照试验设计的强烈要求就要向下滴定研究药物的剂量。吡格列酮组与安慰剂组之间的癌症发生率也相似（分别为 6.9%、7.7%）。

这项研究是首次尝试在有脑卒中病史的患者中应用吡格列酮，并证实吡格列酮可使这类患者的脑卒中再发和心脏病发生风险降低 24%。该研究得出如下结论：①对于新近发生脑卒中和 TIA 的患者，如果没有糖尿病但是胰岛素抵抗，接受吡格列酮治疗其脑卒中和心肌梗死的发生率低于安慰剂组；②吡格列酮新发糖尿病比例降低，但是增加体重、水肿和骨折的机会。（表 68、表 69，图 69）

表 68　IRIS 主要及次要终点

结果	吡格列酮 (*n*=1939)(%)	安慰剂 (*n*=1937)(%)	*HR*(95%*CI*)	校正后 *P* 值
主要终点结果				
脑卒中或心肌梗死	175 (9.0)	228 (11.8)	0.76 (0.62～0.93)	0.007
脑卒中	123 (6.3)	150 (7.7)		
致死性	9 (0.5)	13 (0.7)		
非致死性	114 (5.9)	137 (7.1)		
心肌梗死	52 (2.7)	78 (4.0)		
致死性	7 (0.4)	14 (0.7)		
非致死性	45 (2.3)	64 (3.3)		
次要终点结果				
脑卒中	127 (6.5)	154 (8.0)	0.82 (0.61～1.10)	0.19
ACS、心肌梗死、 　不稳定型心绞痛	96 (5.0)	128 (6.6)	0.75 (0.52～1.07)	0.11
脑卒中、心肌梗 　死、严重心力衰竭	206 (10.6)	249 (12.9)	0.82 (0.65～1.05)	0.11
糖尿病	73 (3.8)	149 (7.7)	0.48 (0.33～0.69)	＜0.001
全因死亡	136 (7.0)	146 (7.5)	0.93 (0.73～1.17)	0.52

表 69　IRIS 安全结局 [例，(%)]

终点	吡格列酮 (*n*=1939)	安慰剂 (*n*=1937)	*P* 值
体重增加＞4.5kg	1013 (52.2)	653 (33.7)	＜0.001
水肿	691 (35.6)	483 (24.9)	＜0.001
需要手术或住院治疗的骨折	99 (5.1)	62 (3.2)	0.003

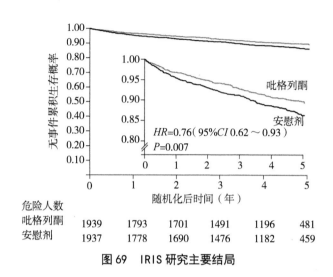

图 69 IRIS 研究主要结局

IRIS 研究的另一项发现是，对于非糖尿病但有胰岛素抵抗的新发缺血性脑卒中和 TIA 患者，吡格列酮既能降低缺血事件发生的风险，也能减少新发糖尿病。在这个单一临床试验中，吡格列酮是预防缺血事件和糖尿病的首选药物（表 70，图 70）。

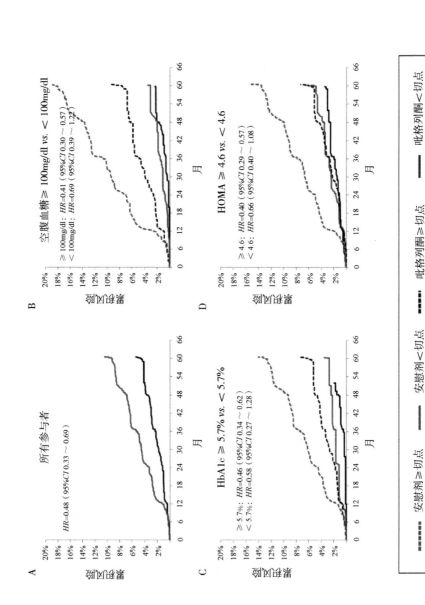

图 70 新发糖尿病时间：所有参与者及不同代谢危险因素组（彩图见彩插 31）

表 70 吡格列酮与安慰剂对比降低新发糖尿病的风险

| | 吡格列酮 | | | 安慰剂 | | | | | | |
| | | 糖尿病 | | | 糖尿病 | | 风险 | P 值 | HR (95%CI) | P 值（交互作用） |
	N	n	比例(%)	N	n	比例(%)				
所有患者	1939	73	3.8	1937	149	7.7	-3.9%	< 0.0001	0.48 (0.33 ~ 0.69)	NA
ADAIFG 诊断标准										0.11
患病 (≥ 100mg/dl)	813	53	6.5	800	120	15.0	-8.5%	< 0.0001	0.41 (0.30 ~ 0.57)	
未患病 (< 100mg/dl)	1126	20	1.8	1137	29	2.6	-0.8%	0.21	0.69 (0.39 ~ 1.23)	
WHO/IDF IFG 诊断标准										0.53
患病 (≥ 100mg/dl)	267	31	11.6	257	66	25.7	-14.1%	< 0.0001	0.42 (0.27 ~ 0.64)	
未患病 (< 100mg/dl)	1672	42	2.5	1680	83	4.9	-2.4%	0.0002	0.50 (0.34 ~ 0.72)	
HbA$_1$c										0.57
≥ 5.7% (39 mmol/L)	1266	63	5.0	1247	132	10.6	-5.6%	< 0.0001	0.46 (0.34 ~ 0.62)	

续表

	吡格列酮			安慰剂			风险	P值	HR (95%CI)	P值（交互作用）
	糖尿病			糖尿病						
	N	n	比例(%)	N	n	比例(%)				
<5.7% (39mmol/L)	672	10	1.5	690	17	2.5	-1.0%	0.17	0.58 (0.27~1.28)	
HOMA										0.10
≥4.6	1006	47	4.7	989	109	11.0	-6.3%	<0.0001	0.40 (0.29~0.57)	
<4.6	933	26	2.8	948	40	4.2	-1.4%	0.10	0.66 (0.40~1.08)	
代谢综合征										0.99
患病	1001	56	5.6	987	113	11.4	-5.8%	<0.0001	0.46 (0.33~0.63)	
未患病	907	15	1.7	929	34	3.7	-2.0%	0.01	0.46 (0.25~0.84)	

另外一项 Meta 分析，共纳入吡格列酮相关的 3 个重要临床研究，对于伴有胰岛素抵抗、IGR、糖尿病的缺血性脑卒中，吡格列酮可以显著减少脑卒中复发和主要血管事件（表 71）。

表 71　Meta 分析所纳入研究的相关信息

试验	IRIS	J-SPIRIT	PROactive
发表年代（年）	2016	2015	2007
国家	国际	日本	欧洲
人群	缺血性脑卒中或 TIA，年龄 ≥ 40 岁，胰岛素抵抗，除外 FPG ≥ 126mg/dl 或者 HbA$_1$c ≥ 7.0%	缺血性脑卒中或 TIA，年龄 ≥ 20 岁，IGT 或者新诊断糖尿病	既往脑卒中亚组，年龄 35 ～ 75 岁，糖尿病
阳性 / 对照	吡格列酮 / 安慰剂	吡格列酮 / 饮食或其他治疗	吡格列酮 / 安慰剂
样本量：吡格列酮 / 对照	1939/1937	63/57	486/4998
脑卒中事件：吡格列酮 / 对照	127/154	4/7	27/51
脑卒中复发率 (%)：吡格列酮 / 对照	6.5/8.0	6.3/12.3	5.6/10.2
女性（%）	35	24	39
年龄（岁）	63.5	68.5	62.3
基线 HbA$_1$c	5.8	6.0	8.1
基线 FPG（mg/dl）	98.3	NA	NA
BMI	30.0	24	30.8

迄今为止，所有旨在比较不同血糖控制目标的随机化临床试验（UKPDS、ACCORD、ADVANCE 与 VADT 等）均未证实严

格控制血糖可以得到大血管获益与周围神经获益，并且微血管获益也并不显著，严重微血管并发症如致盲、终末期肾病与肾脏性死亡均未减少。因此，降低血糖水平最为显著的获益是减少了急性高血糖事件的发生。然而，一些降糖药物却可以通过降糖之外的机制对患者大血管预后产生显著的有益影响。吡咯列酮是唯一得到证实可以减少动脉粥样硬化事件的降糖药物。胰岛素抵抗是T2DM 的主要病理生理机制，也是糖尿病患者发生大血管并发症的重要机制之一。有学者认为，胰岛素抵抗可能是 T2DM 与动脉粥样硬化性心血管病发生发展的"共同土壤"。研究发现，胰岛素抵抗人群发生不良心血管事件的风险明显高于非胰岛素抵抗人群。正因如此，干预胰岛素抵抗被认为是防治糖尿病及其心血管合并症的重要靶点。

141. 吡格列酮的"前世今生"，老枝逢春吐新芽

大约在 10 年以前，噻唑烷二酮类药物（thiazolidinediones，TZDs）是一种非常流行的降糖药物，吡格列酮也是其中之一。这些过氧化物酶体增殖体激活受体（peroxisome proliferatoractivated receptor，PPAR）γ 激动剂在 20 世纪 90 年代中期问世。当时的T2DM 患者唯一广泛使用的口服药物是二甲双胍与磺酰脲类药物。由于胰岛素抵抗是 T2DM 普遍的病理生理缺陷，并与 CVD相关，而 TZDs 具有胰岛素增敏的特性，因此这类新型的药物被认为有可能具有对抗动脉粥样硬化的内在特性，似乎可以通过改善引起增加心脏病或脑卒中复发风险的体内代谢异常状态，进而

防止心血管事件的发生（图 71）。

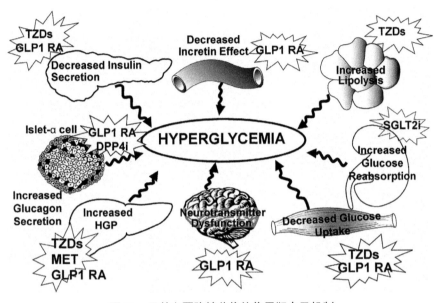

图 71　目前主要降糖药物的作用靶点及机制

　　第一种问世的 TZDs 是曲格列酮，它除了可以改善某些 CVD 危险标志物与替代物的情况（如 C- 反应蛋白、三酰甘油以及内皮功能的测量结果）之外，还可以改善支架内再狭窄。但是这种药物并没有在临床上维持足够长的时间来证实它对改善临床结局方面具有何种影响，且因该药物具有明显的肝脏毒性作用而渐渐退出历史舞台。第二种是罗格列酮，它也被证实对某些 CVD 危险中介物具有类似的有益影响。然而，因为 Nissen 与 Wolski 在 2007 年发表了一篇相关的 Meta 分析，该药物实际上也受到了广泛质疑，怀疑它可能会增加心肌缺血事件的发生。随后的一项随机临床试验，RECORD 试验（罗格列酮用于糖尿病心血管预后评估与血糖调节试验）证实了罗格列酮对主要不良事件的影响是中性的，但是这已经太迟了，不足以挽救人们对这种药物的信任。第三种也是唯一的希望就是吡咯列酮，但是近年以来该药物在临床上应用似乎日趋减少，这可能是受到来自罗格列酮争论的影响，同时人们也许还更加担心这类药物的其他已知不良反应，包括体重增加、水肿、心力衰竭以及骨折等，这种应用上的减少似乎也无可非议。当有人提出吡咯列酮有可能会增加膀胱癌的风险之后，TZDs 的处方量开始暴跌。即使随后的分析似乎已经消除了后面的这种忧虑，但是这个药物在 T2DM 中的应用一直没能够真正恢复。有调查显示吡咯列酮在美国 T2DM 药物市场上的份额减少到了少于 5%。但是 IRIS 研究结果的公布，为该类药物的"重生"提供了强有力的证据。

在这个复杂的历史背景下，2005 年事情发生了转机，一项使用吡咯列酮治疗的大型随机临床试验 [PROactive 试验（前瞻性的吡咯列酮对大血管事件影响的临床试验）] 结果提示，5000 多名既往已经出现了明显大血管并发症并且使用其他药物治疗后仍然控制不佳的 T2DM 患者可以从这种药物中适度获益。然而，因为在 PROactive 试验的主要结果，即包括周围血管疾病终点在内的多个终点混杂的复合终点并没有显著减少，所以试验结果只能被认为是假设产生的。此外，减少的心肌梗死与脑卒中看起来似乎在数字上被增加的心力衰竭住院率所抵消了。目前已知这类药物发生的不良反应与增加肾脏钠重吸收有关。在 PROactive 试验结果发表 10 多年之后，我们终于有了第二项大型试验，也就是上文中我们提到的新曙光——IRIS研究，但是有趣之处在于该研究与糖尿病无关。无论是心血管医师还是脑卒中医师都对于胰岛素抵抗在血管疾病尤其是脑卒中方面有何影响已有多年的兴趣。该结果似乎可以强力支持来自于PROactive试验的阳性结果，虽然这是在不同组的患者中进行的试验。因此，按照这种观点，我们有理由得出结论，那就是吡格列酮可以减少糖尿病或者具有糖尿病风险的患者发生动脉粥样硬化相关的并发症。目前认为吡格列酮是唯一具有这种效应的降糖药物。有研究报道二甲双胍对发生CVD风险具有有益的影响，但是这些数据相当少并且主要来自于他汀类药物广泛使用之前的年代。最近发现恩格列净可以减少CVD死亡以及心力衰竭住院率，但是似乎对动脉粥样硬化相关的终点亦即对心肌梗死与脑卒中没有显著的影响。对于已经发生过脑卒中并且存在胰岛素抵抗的患者来说，特别是当他们还处于IGR时，在减少风险的治疗策略中现在可以考虑使用吡格列酮作为首选治疗药物。虽然在该人群中使用这种药物进行治疗还没有得到批准，但是现在制定脑卒中患者的二级预防指南时可以考虑使用该药物。实际上，吡格列酮减少缺血性事件再发的疗效与脑卒中后使用其他公认的预防性治疗药物相似，包括阿司匹林与他汀类药物。然而，除了脑卒中患者之外，IRIS提出了另外一个重要的问题：在心脑血管疾病领域中，其他类降糖药物是否存在同样的获益呢？这可能是作为神经科医师或脑卒中医师下一步最为关心的。以吡格列酮为代表的TZDs是改善胰岛素抵抗的有效药物，很多学者曾对其寄予厚望。但上市以后，此类药物历尽坎坷，命运多舛。在临床研究方面，此类药物一直未能得出清晰结论。RECORD 研究发现，经过二甲双胍或磺脲类药物充分治疗后血糖不能达标者，在二甲双胍或磺脲类药物治疗基础上加用罗格列酮，或联合应用二甲双胍与磺脲类药物，对复合心血管终点事件发生率无影响。BARI 2D 研究对象为伴冠心病的糖尿病患者，比较应用胰岛素增敏剂（二甲双胍或 TZDs）或胰岛素治疗可否延缓或阻止冠状动脉粥样硬化病变的发展，结果表明胰岛素增敏剂治疗组与胰岛素治疗组主要终点发生率无明显差异，但与磺脲类药物、格列奈或胰岛素相比，胰岛素增敏剂能够更为有效地降低糖尿病患者外周动脉疾病的风险。上述研究提示，对于 T2DM 患者，应用 TZDs 治疗对于大血管并发症的影响尚待进一步论证。在此背景下，IRIS 研究结果具有尤为重要的意义。该研究不仅证实吡格列酮治疗在脑卒中二级预防中具有重要价值，也证实了将胰岛素抵抗作为药物干预靶点的合理性，这使得 IRIS 研究成为继 UKPDS 和 EMPA-REG 研究之后又一项具有里程碑意义的降糖药物试验。

142. "危险证据"？被 FDA 警告的吡格列酮

2005 年，一项研究意外发现，吡格列酮组与安慰剂组在膀胱癌发病率上的不同。自此，科学家开始激烈讨论吡格列酮与膀胱癌之间的关系，试验数据和结果未能达成统一的意见。

2016 年，加拿大一项研究显示，降糖药吡格列酮增加膀胱癌发病风险，且随使用时间和服用剂量增加而增加。研究者分析了英国临床实践研究数据库的 145 806 例 T2DM 患者数据，这些患者均在 2000—2013 年接受过降糖药物治疗。排除其他潜在影响因素，如年龄、性别、糖尿病病程、吸烟状况、饮酒状况等。结果显示，共纳入 689 616 例受试者，中位随访 4.4 年，其中 622 例新诊断为膀胱癌，发病率为 90.2/10 万人年。与服用非噻唑烷二酮药物的患者相比，吡格列酮使患者罹患膀胱癌的风险总体增加了 63%（121/10 万人年与 89/10 万人年），且风险随服用时间和剂量的增加而增加。与之相对的是，在相似药物罗格列酮中，未观察到与膀胱癌发病风险的关联（86.2/10 万人年与 88.9/10 万人年）。这说明该联系的关键原因在于吡格列酮药物本身，而与 TZDs 无关。研究者强调，从绝对数值看，吡格列酮组罹患膀胱癌的风险并不高。但这一试验还是提醒临床医师和患者在评估整体风险和受益时，应对此保持清醒认知。

2015 年 7 月发表在 *JAMA* 杂志上的一项 10 年调查研究，由 James D Lewis 博士和他的同事从 3 个大的数据库进行分析，得出一个关于吡格列酮应用安全性的 10 年调查结果。这 3 个研究分别是：193 099 例 40 岁以上糖尿病患者的队列分析；嵌套在第一个研究中的 464 例膀胱癌患者与 464 例相匹配控制患者的对照；一项单独的 236 507 例糖尿病患者的队列研究，分析使用吡格列酮与不使用吡格列酮对 10 种癌症的风险影响。在 193 099 例成人糖尿病患者中，随访期间，有 34 181 例患者在接受吡格列酮治疗，其中 1261 例（0.65%）患者诊断为膀胱癌。使用吡格列酮和不使用吡格列酮糖尿病患者的膀胱癌发病率分别为 89.8/10

万人年和 75.910/10 万人年，除去潜在的混淆因素外，两者的危险比为 1.06，无明显差别。第二项研究结果与之类似。第三项研究显示，236 507 例患者中 16%（38 190 例）的人群曾使用吡格列酮，6.8%（15 992 例）的患者已收到某些癌症的诊断。吡格列酮的使用与前列腺癌（$HR=1.13$）和胰腺癌（$HR=1.41$）的风险增加有关，与其他的癌症并没有显著联系。10 年结果是令人欣慰的，但风险并不能被排除，这可能也是 FDA 的重要担忧。

吡格列酮占据了糖尿病患者使用药物的 1/4，在一个大规模的 10 年的研究中，研究者并没有发现使用吡格列酮与膀胱癌的风险增加之间有显著统计学关联，这对临床医师和患者而言是安全的。但是研究者也不能排除小幅度的膀胱癌患病风险增加。该研究虽然能够检验使用吡格列酮 4 年及以上与膀胱癌的影响，但还不能确定更长时间使用吡格列酮与膀胱癌风险之间的关联。吡格列酮有助于 T2DM 患者更好地使用胰岛素。所有的药物都有风险和受益，吡格列酮也不例外，对患者来说，吡格列酮的使用与否取决于各种因素的平衡。这项研究可以帮助医师和糖尿病患者更好地了解吡格列酮的风险，从而更好地制定治疗方案。应美国 FDA 和欧洲药品管理局的要求，对使用吡格列酮的患者进行 10 年的随访观察。5 年中期分析报告显示：接受吡格列酮治疗超过 2 年的患者，膀胱癌发生风险增加，风险比为 1.4。既往也有研究提示糖尿病药物吡格列酮似乎并不会增加膀胱癌的风险，但有研究表明吡格列酮可能会增加前列腺癌和胰腺癌风险。其他糖尿病药物也与胰腺癌发病相关，因为高血糖本身就是胰腺癌的早期表现之一。吡格列酮增加前列腺癌和胰腺癌的风险之间是否有因果关系，仍待进一步研究。

吡格列酮提高癌症发生风险尚未完全确定，在科学界仍存在争议。虽然随着更大型并且更新研究的发表人们对膀胱癌的忧虑减少了，但是美国 FDA 对于该药物的使用仍抱有担忧，临床医师同样应保持更为客观的态度。FDA 发现吡格列酮用于治疗 T2DM 时，可能导致膀胱癌的风险增加，因此批准药品标签进行更新。FDA 要求吡格列酮或含吡格列酮的复方制剂，其药品标签内容应包含关于增加膀胱癌风险的警告信息，并要求药品生产商继续完成为期 10 年的流行病学研究。FDA 警告包括医护人员在治疗 T2DM 时，不应对患有膀胱癌的患者使用吡格列酮，同时在对有膀胱癌病史的患者使用吡格列酮之前应该慎重考虑其利与弊。FDA 指出，如果患者在服用吡格列酮后，有血尿、小便灼烧、疼痛等症状时，应该及时告知医护人员，因为这些症状可能是由膀胱癌引起的。

此外，吡格列酮可明显增加 IGR 治疗的骨折风险。一项研究表明相较于安慰剂治疗，罹患脑血管病的 IGR 患者接受吡格列酮治疗后骨折风险增加。既往有关糖尿病人群的临床试验显示 TZDs 与骨折风险增加相关，相关机制的研究发现这类药物对骨骼有不良影响。IRIS 研究为骨折发生率、严重性、机制及骨折时间提供了更为详细的信息。IRIS 研究结果显示，吡格列酮组 218 例参与者共发生 376 次骨折；安慰剂组 145 例参与者共发生 225 次骨折；吡格列酮组与安慰剂组 5 年首次骨折风险分别为 13.6%

和 8.8%（*HR*=1.53，95%*CI* 1.24 ～ 1.89）。两组高能量骨折风险均较低，但低能量、需要手术或住院的非病理性骨折，两组风险差异为 1.6%（*HR*=1.45，95%*CI* 1.03 ～ 2.09）。研究人员观察到，吡格列酮组相较于安慰剂组男性（*HR*=1.83，95%*CI* 1.36 ～ 2.48）和女性（*HR*=1.32，95%*CI* 0.98 ～ 1.78）骨折风险均增加。吡格列酮对具体骨骼及骨骼区域并无选择性影响，*HR* 从上肢骨折的 1.28（95%*CI* 0.9 ～ 1.82）到脊柱骨折的 2.07（95%*CI* 1.18 ～ 3.63）不等。研究人员指出，治疗依从性上两组均存在性别差异，吡格列酮组女性及男性 1 年内每天至少 30mg 的依从率分别为 64% 和 76%；安慰剂组女性和男性的依从率分别为 77% 和 88%。本次分析表明，吡格列酮虽然可降低缺血性脑卒中或 TIA 后非糖尿病患者的心血管风险，但骨折风险不应忽视。改善骨健康、预防跌倒有助于优化吡格列酮风险 / 获益比。

143. 胰岛素抵抗与缺血性脑血管病预后的关系

近期的研究发现，胰岛素抵抗与缺血性脑卒中的预后相关。中国的 ACROSS-China 研究通过测量并计算 HOMA-IR，ISI（composite）和 ISI0，120 等反映胰岛素抵抗的指标，评价了胰岛素抵抗与非糖尿病缺血性脑卒中的预后的关系。研究发现对于非糖尿病的缺血性卒中患者，随着胰岛素抵抗指数 HOMA-IR 的增加，患者的 12 个月卒中复发风险增加（图 72），伴胰岛素抵抗（HOMA-IR 第四分位数）的非糖尿病卒中患者 12 个月卒中复发风险是非胰岛素抵抗患者的 1.6 倍。同时，通过计算基于 C 肽

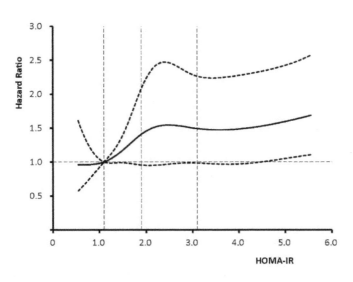

图72 HOMA-IR 指数与非糖尿病缺血性脑卒中患者 12 个月卒中复发风险的关系。提示随着 HOMA-IR 胰岛素抵抗指数的增加，患者的复发风险增加

和 HOMA-2 模型计算的处置指数测量 β 细胞功能，发现对于无糖尿病史的卒中患者，处置指数最低四分位数（提示 β 细胞功能受损）患者 12 个月卒中复发风险是最高四分位数患者的 3.5 倍。另一项日本福冈卒中登记队列研究，招募了 4655 名急性缺血性脑卒中患者，在患者发病后 8.3 天测量空腹血糖以评估胰岛素抵抗（HOMA-IR）水平。研究终点包括神经功能改善（NIHSS 评分改善 4 分以上）、不良功能结局（3 个月 mRS 3 分以上）以及 3 个月预后（卒中复发及全因死亡）。研究发现，HOMA-IR 得分与神经功能改善（HOMA-IR 最高五分位数患者 *vs.* 最低五分位数患者的 *OR*=0.68）和不良功能结局（HOMA-IR 最高五分位数患者 *vs.* 最低五分位数患者的 *OR*=2.02）相关，该相关性在调整糖尿病以及体重指数后仍显著，但是 HOMA-IR 得分与 3 个月内

卒中复发或死亡不相关，上述相关性在非糖尿病或非肥胖患者中保持不变。不同年龄、性别、脑卒中亚型或卒中严重程度患者中未观察到异质性。

144. 糖代谢异常治疗的未来

近几年是降糖药物收获颇丰的季节。EMPA-REG 研究证实，与安慰剂组受试者相比，在常规治疗基础上加用 SGLT-2 抑制剂恩格列净可以显著降低复合硬终点事件发生率。虽然目前对于恩格列净获益的机制尚不清楚，但两组间 HbA_1c 水平的差异仅约 0.4%，这显然不会成为该药获益的主要因素。而与安慰剂组相比，恩格列净治疗组患者血压降低约 4/2mmHg，根据既往降压治疗试验的一般规律，这一血压差异完全可以对临床预后产生显著影响。因此有理由认为，恩格列净通过渗透性利尿而产生的降压作用可能是其主要获益机制。恩格列净在缺血性脑卒中以及 TIA 患者中的应用目前尚无大型研究可以进行参考，这也是神经科医师以及脑卒中医师未来努力的方向。

盐酸二甲双胍是一种常见的 T2DM 初始治疗药物，可降低肝糖的产生，降低小肠对葡萄糖的吸收，并可通过增加外周组织对葡萄糖的摄取和利用而提高胰岛素的敏感性。二甲双胍之所以被各国指南推荐为一线降糖药物，是因为其降糖效果肯定，安全性好，价格合理，且能降低微血管并发症风险。然而，在防治心血管事件方面，二甲双胍的临床研究证据远不够充分。迄今为止，仅一项包括 342 例肥胖患者的亚组分析（即 UKPDS 34 研究）显示，二甲双胍能够降低 T2DM 患者大血管并发症风险，但这一结论并未被随机化临床研究重复证实。不久前结束的 EMPA-REG 研究首次打破僵局，证实 SGLT-2 抑制剂可以显著减少 T2DM 患者大血管事件的发生，为糖尿病患者心血管并发症防治提供了新思路。最新的 IRIS 研究也会对降糖药物的应用格局产生一定影响。最新的药物进展集中在了二甲双胍复合药物的开发。勃林格殷格翰-礼来糖尿病联盟近日在美国监管方面收获喜讯，双方合作开发的 T2DM 复方新药 Synjardy XR（恩格列净 / 盐酸二甲双胍缓释片）获得美国 FDA 批准用于 T2DM 成人患者的治疗，该药每日口服一次，适用于结合饮食和运动改善 T2DM 成人患者的血糖控制。之前，双方开发的另一款产品 Synjardy（恩格列净 / 盐酸二甲双胍）已于 2015 年获得美国和欧盟批准上市，该药每日口服 2 次，适用人群与 Synjardy XR 相同。Synjardy XR（缓释片）和 Synjardy 是由恩格列净和盐酸二甲双胍组成的复方单片，具有 2 种独特的降血糖机制。恩格列净属于新兴的钠-葡萄糖协同转运蛋白 -2（SGLT-2）抑制剂类降糖药，能够阻断肾脏中葡萄糖的再吸收作用，将过多的葡萄糖排泄到体外，达到降血糖疗效，而且该降糖效果不依赖于 β 细胞功能和胰岛素抵抗。多个临床试验的数据表明 Synjardy XR 单独用药或与其他降糖药（吡格列酮、磺脲类、DPP-4 抑制剂、胰岛素）联合用药具有良好的疗效及安全性。

另一种新兴药物利拉鲁肽同样传来好消息。应用 GLP-1 激动剂利拉鲁肽进行的 LEADER 研究又取得了阳性结果。该研究旨在探讨 GLP-1 激动剂利拉鲁肽治疗对于 T2DM 患者心血管终点事件的影响。研究采用多中心双盲安慰剂对照的随机化研究设计，共纳入 9340 例 ≥ 50 岁伴有心血管病或脑血管病或外周动脉疾病或慢性肾衰竭的 T2DM 患者（HbA$_1$c ≥ 7.0%），或 ≥ 60 岁并伴至少一项心血管危险因素的糖尿病患者。在常规治疗基础上随机分为两组，分别予以利拉鲁肽（1.8mg，皮下注射，1 次 / 日）或安慰剂治疗。主要复合终点为首次发生心血管死亡、非致死性心肌梗死与非致死性脑卒中。目前此研究的详细结果尚未公布，但基于上述研究设计，两组受试者之间不会产生很大的血糖差异，因而利拉鲁肽获益的主要机制也不会是通过降低血糖水平实现的。既往有双盲安慰剂对照的随机化试验发现，与安慰剂组相比，利拉鲁肽治疗组患者收缩压降低 5.02mmHg（$P < 0.0001$）。据此判断，血压的降低很可能构成了利拉鲁肽降低主要复合终点事件的主要机制。

综合考虑现有多项降糖试验与降糖药物试验可以认为，无论何种降糖药物，试图通过降低血糖水平来获取大血管获益的可能性不大，但部分降糖药物所具备的其他特性可能会对糖代谢异常患者产生益处。另一项前瞻性队列研究分析了吡格列酮治疗与痴呆发生率之间的关系。在这项研究中，研究者对 125 928 例年龄 ≥ 60 岁、基线无痴呆和 1 型糖尿病病史的患者进行随访。研究发现，为期 6 年随访期间，与非糖尿病患者相比，长期接受吡格列酮治疗的糖尿病患者的痴呆发生率下降 47%

（*RR*=0.53，*P*=0.029）。然而，如果糖尿病患者接受吡格列酮治疗时间＜2年，痴呆发生率与非糖尿病患者无明显差异（*RR*=1.16，*P*=0.317）。此外，与非糖尿病患者相比，未接受吡格列酮治疗的糖尿病患者的痴呆发生率增加23%（*RR*=1.23，*P*＜0.001）。这项研究提示，吡格列酮治疗或有助于降低T2DM患者的痴呆风险。未来研究或许会发现吡格列酮对老年患者具有神经保护作用。

从经济及临床应用角度，很重要的一点是吡格列酮是一种目前就能用到的非专利药，价格相对低廉，与新品牌的糖尿病药物相比，费用要少30～40倍。并且随着鼓舞人心的来自于IRIS研究结果的公布，使用吡格列酮进行治疗可能会得到"重生"。这种药物的其他获益就是其降糖效能与其他口服药物相似甚至更强，持续疗效要超过其他降糖药物，并且在其潜在的不良作用中没有低血糖。使用更保守的剂量（典型的剂量范围为15～30mg，比IRIS所用的剂量低），可以减轻或完全避免水肿与体重增加的不良反应。就像在IRIS中观察到的那样，通过适当地选择患者并且严密随访后，心力衰竭也能够被预防。吡格列酮最大的问题可能是骨折风险，这在IRIS中也得到了证实。我们还不知道我们是否能够识别那些具有最高骨折风险的患者，并且也不知道在这个人群中要减少骨折的最佳预防策略是什么？就像任何糖尿病药物一样，针对每个患者，为了获得最佳的治疗方法，临床医师必须权衡每类药物的优点与缺点，同时还要考虑到费用问题。

中国医学临床百家

参考文献

1.Lipska K, Inzucchi SE. Cardiovascular risk-benefit ratio of thiazolidinediones. Curr Cardiovasc Risk Rep, 2009, 3 (1): 42-50.

2.Scheen AJ. Thiazolidinedionesandliver toxicity. Diabetes Metab, 2001, 27 (3): 305-313.

3.Nissen SE, Wolski K. Effect ofrosiglitazone on the risk of myocardial infarction and death from cardiovascularcauses. N Engl J Med, 2007, 46 (3): 2457-2471.

4. Home PD, Pocock SJ, Beck-Nielsen H, et al. Rosiglitazone evaluated for cardiovascular outcomes in oral agent combination therapyfor type 2 diabetes (RECORD): a multicentre, randomised, open-label trial. Lancet, 2009, 373 (9681): 2125-2135.

5.Lewis JD, Ferrara A, Peng T, et al. Risk of bladder cancer among diabetic patients treated with pioglitazone: interimreport of a longitudinal cohort study. Diabetes Care, 2011, 34 (4): 916-922.

6. Lewis JD, Habel LA, Quesenberry CP, et al. Pioglitazone use and risk of bladder cancer and other common cancers inpersons with diabetes. JAMA, 2015, 314 (3): 265-277.

7. Dormandy JA, Charbonnel B, Eckland DJ, et al. Secondary prevention of macrovascular events in patients withtype 2 diabetes in the PROactive Study (PROspective pioglitAzone clinical trial inmacrovascular events): a randomised controlled trial. Lancet, 2005, 366 (9493): 1279-1289.

8.Staels B. Fluid retentionmediated by renal PPARγ. Cell Metab, 2005, 2 (2):

77-78.

9. Viscoli CM，Brass LM，Carolei A，et al. Pioglitazone for secondary prevention after ischemic stroke andtransient ischemic attack：rationale and design of the insulin resistance intervention after stroke trial. Am Heart J，2014，168（6）：823-829.

10.American Diabetes Association.Classification and diagnosis of diabetes. Diabetes Care，2016，39（S1）：S13-S22.

11.Boussageon R，Supper I，Bejan-Angoulvant T，et al. Reappraisal of metformin efficacy in the treatment of type 2 diabetes：a meta-analysis of randomised controlled trials. PLoS Med，2012，9（4）：e1001204

12. Zinman B，Wanner C，Lachin JM，et al. Empagliflozin，cardiovascular outcomes，and mortality in type 2 diabetes. N Engl J Med，2015，373：2117-2128.

13.Johnson ES，Lanes SF，Wentworth CE，et al. A metaregression analysis of the dose-response effect of aspirin onstroke. Arch Intern Med，1999，159（11）：1248-1253.

14. Amarenco P，Bogousslavsky J，Callahan A，et al. Stroke prevention by aggressive reduction in cholesterol levels（SPARCL）investigators. High-dose atorvastatin after stroke or transientischemic attack. N Engl J Med，2006，355：549-559.

15.Inzucchi SE，Bergenstal RM，Buse JB，et al. Management of hyperglycemia in type 2 diabetes：a patientcentered approach position statement of the American Diabetes Association（ADA）and the EuropeanAssociation for the Study of Diabetes（EASD）. Diabetologia，2012，55（6）：1577-1596.

16. Inzucchi SE，Bergenstal RM，Buse JB，et al. Management of hyperglycemia in type 2 diabetes，2015：a patient-centeredapproach. Update to a position statement of

the American Diabetes Association（ADA）and the European Association for the Study of Diabetes（EASD）.Diabetologia，2015，58（3）：429-442.

17. Ahmann A，Rodbard HW，Rosenstoc KJ，et al. Efficacy and safety of liraglutide versus placebo added to basal insulin analogues（with or without metformin）in patients with type 2 diabetes：a randomized，placebo-controlled trial. Diabetes Obes Metab，2015，17（11）：1056-1064.

18. Callahan A，Amarenco P，Goldstein LB，et al. Risk of stroke and cardiovascular events after ischemic stroke or transient ischemic attack in patients with type 2 diabetes or metabolic syndrome：secondary analysis of the stroke prevention by aggressive reduction in cholesterol levels（SPARCL）trial. Arch Neurol，2011，68（10）：1245-1251.

19. Cryer PE.Death during intensive glycemic therapy of diabetes：mechanisms and implications. Am J Med，2011，124（11）：993-996.

20.Dhamoon MS，Sciacca RR，Runde KT，et al. Recurrent stroke and cardiac risks after first ischemic stroke：the Northern Manhattan Study. Neurology，2006，66（5）：641-646.

21. Gómezhuelgas R，Guijarromerino R，Zapatero A，et al. The frequency and impact of hypoglycemia among hospitalized patients with diabetes：a population-based study. J Diabetes Complications，2015，29（8）：1050-1055.

22. Hampp C，Pippins J.Pioglitazone and bladder cancer：FDA's assessment. Pharmacoepidemiol Drug Saf，2017，26（2）：117-118.

23. Hill JH，Franzosa EA，Huttenhower C，et al.A conserved bacterial protein induces pancreatic beta cell expansion during zebrafish development. Elife，2016，5：

中国医学临床百家

e20145.

24. Inzucchi SE, Bergenstal RM, Buse JB, et al. Management of hyperglycemia in type 2 diabetes, 2015: a patient-centered approach: update to a position statement of the American Diabetes Association and the European Association for the Study of Diabetes. Diabetes Care, 2015, 38 (1): 140-149.

25. Jia Q, Zheng H, Zhao X, et al. Investigators for the Survey on Abnormal Glucose Regulation in Patients With Acute Stroke AcrossChina (ACROSS-China). Abnormal glucose regulation in patients with acute stroke across China: prevalence and baseline patient characteristics. Stroke, 2012, 43 (3): 650-657.

26. Johnston SC. Clinical practice. Transient ischemic attack. N Engl J Med, 2012, 347 (21): 1687-1692.

27. Kernan WN, Ovbiagele B, Blac HR, et al. Guidelines for the prevention of stroke in patients with stroke and transient ischemic attack: a guideline for healthcare professionals from the American Heart Association/American Stroke Association. Stroke, 2014, 45: 2160-2236.

28. Kernan WN, Viscoli CM, Furie KL, et al. Pioglitazone after ischemic stroke or transient ischemic attack. N Engl J Med, 2016, 374 (14): 1321-1331.

29. Korhonen P, Heintjes EM, Williams R, et al. Pioglitazone use and risk of bladder cancer in patients with type 2 diabetes: retrospective cohort study using datasets from four European countries. BMJ, 2016, 354: i3903.

30. Krishnamurthi RV, Feigin VL, Forouzanfar MH, et al. Global and regional burden of first-ever ischaemic and haemorrhagic stroke during 1990-2010: findings from the Global Burden of Disease Study 2010. Lancet Glob Health, 2013, 1 (5):

e259-e281.

31. Lee M, Saver JL, Liao HW, et al. Pioglitazone for secondary stroke prevention：asystematic review and Meta-snalysis. Stroke, 2017, 48 (2)：388.

32. Lewis JD, Habel LA, Quesenberry CP, et al. Pioglitazone use and risk of bladder cancer and other common cancers in persons with diabetes. JAMA, 2015, 314 (3)：265-277.

33.Thakker U, Ellman T, Magleby R, et al. The impact of acute illness on HbA_1c determination of undiagnosed diabetes. Diabetes Metab Res Rev, 2012, 28 (7)：603-607.

34. Tuccori M, Filion KB, Yin H, et al. Pioglitazone use and risk of bladder cancer：population based cohort study. BMJ, 2016, 352：i1541.

35.Wagstaff AE, Cheung NW.Diabetes and hyperglycemia in the critical care setting：has the evidence for glycemic control vanished? (or ... is going away?) . Curr Diab Rep, 2014, 14 (1)：444.

36.Zonszein J, Groop PH. Strategies for diabetes management：using newer oral combination therapies early in the disease. Diabetes Ther, 2016, 7 (4)：621-639.

37. 中华医学会糖尿病学分会 . 中国 2 型糖尿病防治指南 . 北京：北京大学医学出版社，2014.

38.黄金，赵雪，李蓓 . 非内分泌科住院患者糖代谢异常的研究进展 . 中国糖尿病杂志，2016, 8 (8)：502-504.

（陈玮琪　整理）

脑出血药物治疗新观点

145. 脑出血形势严峻

脑出血患者约占所有急性脑卒中患者的 11% ～ 22%，且有较高的致残率及死亡率，30 天死亡率高达 30% ～ 40%，6 个月后仅有 12% ～ 39% 的患者生活能够自理，是最严重的亚型。最新横断面调查研究显示，在我国，脑出血占总脑卒中的发病率及患病率分别为 23.8% 及 15.8%，明显较西方国家高，给社会和国家带来较重的疾病负担及经济负担，因此脑出血防治工作任重而道远。

关于脑出血的治疗，我们翻阅近年来文献，总结出近年来的研究方向及趋势（图 73）。2018 年，脑出血领域几大重量级的临床试验分别集中在内科控制血肿扩大及外科治疗方面。下面我们将分别阐述 2018 年关于这两种治疗方式的最新研究进展。

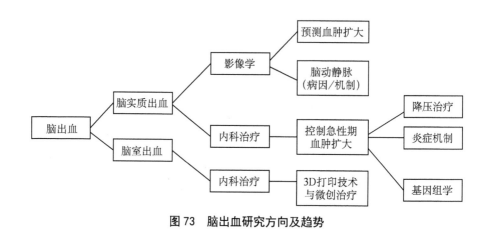

图73 脑出血研究方向及趋势

146. 脑出血急性期快速降压是安全的

关于脑出血的内科治疗，现已得到证实的药物治疗方法很有限。众所周知，脑出血急性期会出现血压的急剧升高，而这又是再出血及血肿扩大的危险因素，从而增加了脑出血死亡及不良预后的风险。庆幸的是，血肿扩大是在脑出血后一定时间内发生的，给我们治疗干预提供了时机。因此，降压治疗是急性期药物干预的重要措施之一。但是长久以来，降压可能会引起脑灌注压下降从而导致血肿周围组织缺血一直是人们降压的桎梏。INTERACT（the intensive blood pressure reduction in acute cerebral hemorrhage trial）研究指出，急性期降压可降低血肿扩大的风险，但并没有增加不良事件的发生。为了验证急性期降压的安全性及有效性，INTERACT Ⅱ临床研究应运而生。该研究入组发病6小时以内的脑出血患者给予他们降压治疗，强化降压组目标值是在1小时内收缩压降至140mmHg以下，另一组是降至180mmHg以下。结果显示强化降压并没有导致90天死亡及严重致残率的增加，而且血肿扩大速度随着降压强度的加大而缩小。2015 年 AHA/ASA 指南随之做了更改，指出脑出血患者收缩压在 150 ～ 220mmHg 且没有急性降压禁忌证的情况下，将血压降至 140mmHg 以下是安全的（Ⅰ级推荐，A 级证据），并且可以有效改善功能预后（Ⅱa 级推荐，B 级证据）。但该项研究 2/3 以上人群来自中国，结果可能会存在种族偏倚，且该研究并没有限定降压药物种类，而亚洲人更常用 α- 肾上腺素能受体拮抗剂及乌拉地尔，但这些药在美国是没有的。其次，该研究中患者仅有 72% 既往存在高血压病史，84% 出血位于脑深部，且出血量较小（中位数 11ml），这些都限制了结果的进一步推广。

在 INTERACTⅡ 研究的基础上，Adnan I. Qureshi 做了精准比较分析（表 72），并设计了 ATACHⅡ 研究，以继续探讨降压的幅度及安全性问题。研究结果于 2016 年 9 月发表在 *NEJM* 杂志上。试验拟入组 1280 例患者，所入组患者脑出血量在 60cm^3 以下，GCS 评分（glasgow coma scale score）在 5 分以上，随机分为两组，一组是强化降压组（收缩压控制在 110 ～ 139mmHg），另一组是标准治疗组（收缩压控制在 140 ～ 179mmHg），在发病 4.5 小时内给予静脉用尼卡地平降压，2 小时内降至目标水平。初级终点事件是随机 3 个月后的死亡率及致残率（mRS 4-6）。但结果并不像预期那样，中期分析发现两组结果无差异，入组 1000 例后试验提前终止。这 1000 例患者 500 例入组强化降压组，余 500 例入组标准降压组，其中亚裔人群占 56.2%。初级终点事件发生率在强化降压组占 38.7%，在标准降压组占 37.7%（两组相对风险比 1.04，95%*CI* 0.8 ～ 1.27），强化降压组较标准降压组并没有降低致残率和死亡率。而且应用静脉用尼卡地平急速降压，随机 7 天内肾功能不良事件发生率强化降压组明显高于标准降压组（9.0% *vs.* 4.0%，*P*=0.002）。随机 72 小时内严重不良事件发生率强化降压组为 1.6%，标准降压组为 1.2%（两组相对风险比 1.37，95%*CI* 0.47 ～ 3.95）。

表 72　INTERACT Ⅱ 与 ATACH Ⅱ 在入组脑出血患者解决临床问题方面的比较

试验要解决的问题	INTERACT Ⅱ 试验设计	ATACH Ⅱ 试验设计
脑出血患者 SBP 升高的程度	入组 SBP ≥ 150mmHg 的患者	入组 SBP ≥ 180mmHg 的患者；排除在随机分组之前 SBP 自发将至标准以下的患者
预防血肿扩大的时间窗	入组发病 6 小时以内的患者	入组发病 4.5 小时以内的患者
高危患者 24 小时内死亡的可能性	依据研究者判断	排除脑实质出血＜ 60ml，大量 IVH 及桥脑出血患者
手术可能会影响试验干预的效果	依据研究者判断	排除小脑出血及在随机时即准备手术治疗的患者
抗凝相关脑出血血肿扩大风险高	可包括，但需依据研究者判断校正 INR 值	可包括，但在随机化前需应用凝血酶原复合物将 INR 值校正到 1.5 以下
试验组间影响预后或治疗反应性的因素不平衡	大样本量，校正混杂因素后进行敏感性分析	随机化后校正分析（校正 GCS 评分，IVH 以及血肿量）
静脉降压药物治疗的异质性可能影响降压效果	多种降压药物，如乌拉地尔，拉贝洛尔，肼苯哒嗪，美托洛尔，尼卡地平	所有患者仅有一种降压药物——静脉用尼卡地平
发病 24 小时后的强化降压也是血肿扩大的独立影响因素	强化降压组 SBP 降至 140mmHg 以下并维持 7 天	即使在 24 小时后，两组 SBP 也要求维持在目标水平

试验要解决的问题	INTERACT Ⅱ 试验设计	ATACH Ⅱ 试验设计
达到治疗目标所需时间同样影响获益	33% 强化降压组患者在 1 小时内达到降压目标值	ATACH Ⅰ 建议 90% 患者在 2 小时内达到治疗目标值。在 ATACH Ⅱ 中实施实时监测
不同站点间护理的异质性同样影响死亡率及致残率	未提及	由 IOC 审查各站点每位患者的护理记录
对初级终点的定义易于解释临床相关性	二维结果，mRS 评分 0-2 vs. 3-6	二维结果，mRS 评分 0-3 vs. 4-6
确定试验安全性或副反应与试验干预的因果效应	依据研究者判断	由 IOC 监察界定是治疗干预所致还是护理单元所致
试验干预预期获益程度	预计绝对风险降低 ≥ 7%，实际是 3.6%	预计绝对风险降低 ≥ 10%

注：IOC：independent oversight committee，检查委员会；SBP：systolic blood pressure，收缩压。

　　虽然两项大型研究都是观察对脑出血患者急性期降压的获益及安全性问题，但是结局大相径庭。我们对照一下两项研究的主要区别：①入组时间的选择，ATACH Ⅱ 要求入组发病 4.5 小时以内的患者，而 INTERACT Ⅱ 入组患者发病在 6 小时以内即可，事后分析发现，约有 41% 的患者发病时间在 4 小时以上；②随机化时收缩压要求，ATACH Ⅱ 要求随机患者的收缩压 ≥ 180mmHg，而 INTERACT Ⅱ 仅要求收缩压 ≥ 150mmHg 即可，这些患者中仅有 48% 的患者收缩压 ≥ 180mmHg；③强化降压组降压时间要求，ATACH Ⅱ 要求在随机后 2 小时降压达标，仅有 12.2% 强化降压组患者未在 2 小时内达标，而 INTERACT Ⅱ 要求在随机 1 小时内达标，事实上只有 34% 的患者能够达到此要求；④降压持续时间，ATACH Ⅱ 似乎没有 INTERACT Ⅱ 严格，INTERACT Ⅱ 要求强化降压组维持 7 天，而 ATACH II 仅要求 24 小时。

但从 INTERACT II 及 ATACH II 两项大型研究中，我们也得到了一些启示。INTERACT II 是在入组 1 小时内将血压降至 140mmHg 以下，急性期迅速降压并没有引起神经功能恶化及严重不良事件的发生。在 ATACH II 中强化降压组随机时收缩压平均 182mmHg，降压最初 2 小时内收缩压平均值降至 129mmHg，迅速降压也并没有较标准降压组引起神经功能恶化（标准降压组随机时收缩压平均 185mmHg，降压最初 2 小时内收缩压平均值降至 141mmHg）（图 74）。而且，ICH ADAPT 研究（intracerebral hemorrhage acutely decreasing arterial pressure trial）发现，发病 24 小时内将收缩压降至 150mmHg 以下较降至 180mmHg 以下并没有影响血肿周围的平均脑血流量，也没有导致边缘带及血肿周围组织的低灌注（图 75）。

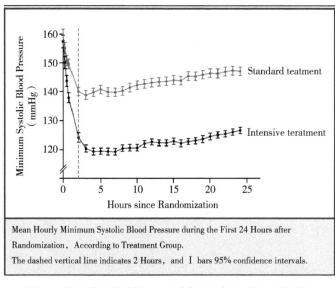

图 74　各治疗组在随机 24 小时内平均每小时最小收缩压

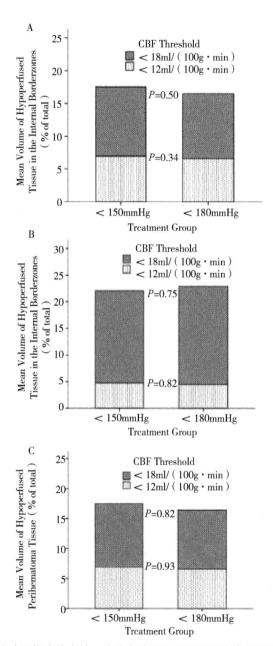

图 75　两降压治疗组间内分水岭、外分水岭及血肿周围区域脑血流量（CBF, cerebral blood flow）＜ 18 ml/（100g·min）或 CBF ＜ 12 ml/（100g·min）的脑组织量比较

注：A：内分水岭区域比较；B：外分水岭区域比较；C：血肿周围区域比较。在任何区域两治疗组间在低灌注界值以下的脑组织量均相当。

探讨脑出血后临床疗效与急性收缩压（SBP）水平的关系。包括：90Rankin 量表（mRS）4-6 及其不良事件。在 995mRS 4-6 的比例分别为 37.5%、36.0%、42.8%、38.6%、38.0%。与 120～130 组相比，140～150 组（$OR=1.62$, 95% CI 1.02～2.58）。血肿扩张率分别为 16.9%、13.7%、21.4%、18.5% 和 26.4%。140～150 组（$OR=1.80$, 95% CI 1.05～3.09）和 150 组（$OR=1.98$, 95%CI 1.12～3.51）的扩张频率高于 120～130 组。心肾事件分别发生在 13.6%、16.6%、11.5%、8.1% 和 8.2%。140～150 组（$OR=0.43$, 95%CI 0.19～0.88）和 150 组（$OR=0.44$, 95%CI 0.18～0.96）的发生率低于 120～130 组。解释通过抑制血肿扩张，在 24 小时内降低和维持血压在 120～130 mmHg 对临床结果的有益影响在一定程度上被心肺并发症所抵消。

Tsivgoulis 等对 ICH ADAPT、INTERACT I、INTERACT II 及另一项脑出血急性期降压的研究进行 Meta 分析显示，在脑出血急性期进行强化降压治疗是安全的，虽然有少数强化降压治疗患者 3 个月功能结局不佳，但并没有显著统计学意义。而且，强化降压能够降低患者 24 小时血肿扩大风险。因此，急性期快速降压是安全的。当然，这篇 Meta 分析纳入的 4 项研究以 INTERACT II 研究人群为主（INTERACT II 2794 例患者，共纳入 3315 例患者），随后的 ATACH II 研究结果是否会影响整体结局呢？正在进行的 ICH ADAPT II 研究拟探讨在发病 6 小时以内将收缩压降至 140mmHg 是否会出现缺血及继发损伤，结果很令我们期待。将 ATACH II 研究结果及 ICH ADAPT II 研究结果加入到 Meta 分析中，是会得到同样的结论，还是会逆转这一趋势，我们拭目以待。

那么，降压的目标值应该是多少呢？ INTERACT II 的亚组分析显示，收缩压在 130 ～ 139mmHg 似乎获益最大（图 76），高于或低于这个数值都可能增加脑出血相关死亡率及致残率。ATACH II 两组的收缩压几乎神奇地落在距拐点等距的两侧，这样也就不难理解 ATACH II 为什么两组结局相当了。

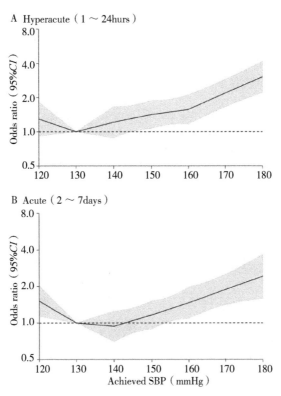

图 76　收缩压水平与 90 天 mRS 关系

注：A：1 ～ 24 小时；B：2 ～ 7 天。OR 及 95%CI（灰色区域），参考基线是收缩压 =130mmHg。校正因素：性别、年龄、种族、发病至随机时间、NHISS 评分、血肿量及部位、有无脑室出血以及随机分组。

为了进一步探讨脑出血后临床疗效与急性收缩压（SBP）水平的关系，Kazunori Toyoda 等对 ATACH-2 进行了亚组分析。将 ATACH-2 入组患者依据随机后 2～24 小时内每小时平均最低 SBP 水平，随机分为 5 组（< 120mmHg、120～130 mmHg、130～140 mmHg、140～150 mmHg 和 ≥ 150mmHg）。结局包括：90 天改良 Rankin 量表（mRS 4-6）；血肿扩大（定义为 24 小时复查 CT 较基线期血肿量增加 6 毫升）以及 7 天内发生的心肾不良事件。在 ATACH-2 入组的 1000 例患者中，有 995 例患者纳入该分析。上述各组 mRS 4-6 的比例分别为 37.5%、36.0%、42.8%、38.6% 和 38.0%。与 120～130 组相比，140～150 组（$OR=1.62$，95%CI 1.02～2.58）。血肿扩大率分别为 16.9%、13.7%、21.4%、18.5% 和 26.4%。140～150 组（$OR=1.80$, 95% CI 1.05～3.09）和 ≥ 150 组（$OR=1.98$, 95% CI 1.12～3.51）的血肿扩大率高于 120～130 组。心肾事件发生率分别为 13.6%、16.6%、11.5%、8.1% 和 8.2%。140～150 组（$OR=0.43$, 95% CI 0.19～0.88）和 ≥ 150 组（$OR=0.44$, 95% CI 0.18～0.96）的心肾事件发生率低于 120～130 组。因此，在发病 24 小时内降低和维持血压在 120～130 mmHg 所带来的临床获益，在一定程度上被心肺并发症所抵消。ATACH Ⅱ 研究还对急性期降压维持治疗进行了疗效及安全性分析。将患者分为在 2 小时内降到 140mmHg 以下与未降到 140mmHg 以下组。又将收缩压控制在 < 140mmHg 组中患者，分为持续降压组（随机化后 21～22 小时血压持续维持在 140mmHg 以下）和非持续降

压组（在随机后 2 ～ 24 小时，SBP ≥ 140mmHg 持续至少 2 小时）。非持续降压组发病 3 个月死亡率及致残率高于血压未达标组（43.6%*vs.*34.5%，校正 *RR*=1.13），而持续降压组和血压未达标组没有明显差异（35.0%*vs.* 34.5%，*RR*=0.98）。血压未达标组、持续降压组和非持续降压组 3 组 24 小时后血肿扩大没有明显差异。而神经功能恶化在不同分组中对比血压未达标组（5.6%）有明显差别，持续降压组（10.4%，校正 *RR*=1.99），非持续降压组（11.5%，校正 *RR*=2.08），3 个分组中位数 EQ-5D 效用指数没有明显差异。发病 3 个月内严重不良事件在非持续降压组中明显高于血压未达标组（27.0%*vs.*17.6%，*aRR*=1.40）。7 天内心脏相关不良事件的发生率在降压组中没有明显差异（非持续降压组11.2%，持续降压组 11.2%）。ATACH II 结果显示强化降压并没有明显减少发病 3 个月内的死亡及致残率，反而增加神经功能恶化，似乎提示着血压高于 140mmHg 可能有更大的获益。

INTERACT II 强化降压持续 7 天，结果存在临床获益，而ATACH II 持续 24 小时，却没有临床获益。这是否也提示我们，24 小时至发病 7 天这段时间也应该严格控制血压在 140mmHg 以下呢？这些都是我们今后希望解决的问题（图 77，图 78）。

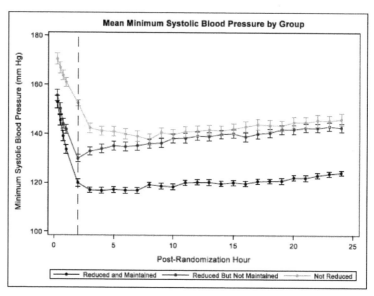

图77 根据随机分组后24小时内血压控制情况分组（ATACH Ⅱ）

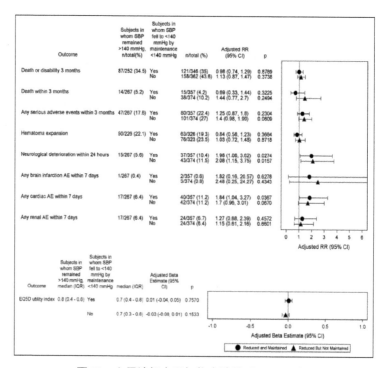

图78 血压达标水平与临床结局（ATACH Ⅱ）

147. 氨甲环酸对于脑出血的治疗是安全的

关于脑出血的内科治疗，现已得到证实的药物治疗方法很有限。Nikola Sprigg 及其同事 2018 年在 *The Lancet* 杂志上发表"氨甲环酸治疗超急性期原发性脑出血的研究（The second international Tranexamic acid for hyperacute primary IntraCerebral Haemorrhage，TICH-2）"，旨在探讨超急性期脑出血患者应用氨甲环酸治疗是否能够降低血肿扩大风险，且改善患者预后。该研究是一项国际多中心、随机、安慰剂对照研究。共纳入 2325 例发病 8 小时之内的成人原发性超急性期脑出血患者，纳入研究的患者按照 1∶1 随机分配到氨甲环酸治疗和安慰剂对照组。研究初级终点采用发病 90 天的功能预后（mRS 评分）。最后在氨甲环酸组和安慰剂对照组的 90 天功能评价中并没有发现明显的差异（校正 *OR*=0.88，95%*CI* 0.76 ～ 1.03，*P*=0.11）。虽然发病 7 天内氨甲环酸组死亡率较低（早期死亡率氨甲环酸组 9%，安慰剂对照组 11%，*P*=0.0406），但发病 90 天时病死率在两组间没有明显的统计学差异。这个研究也同时表明了氨甲环酸对于脑出血患者是安全的，但是对于临床终点并没有意义。研究还发现对于发病 24 小时后复查血肿扩大而言，氨甲环酸组对比安慰剂组平均减少 1.37ml，然而总体上并不足以提示改善临床功能结局。对于氨甲环酸的临床治疗效果需要更大的随机对照研究来进一步证实。在 TICH-2 之前有一项关于发病 3 小时内使用重组凝血因子 VIIa（recombinant factor VIIa，rFVIIa）的实验结果表明安慰剂组血肿体积增加 10.7ml，而 rFVIIa 治疗组仅增加 4.4ml（$P=0.009$），但在发病 3 小时后使用 rFVIIa 治疗并不能控制血肿扩大。

148. 抗血小板治疗相关性脑出血患者并不推荐输注血小板

自发性（非创伤性）脑出血约占出血性脑卒中的 2/3，多由脑小血管病引起，故也称为原发性脑出血。在发达国家发生脑出血的患者中，约有 1/4 以上人群正在服用抗血小板药物。一项院内死亡率调查发现，应用抗血小板药物的脑出血患者院内死亡率约为 40%，而应用口服抗凝剂及未应用抗栓药物的脑出血患者院内死亡率分别为 28% 和 23%。一项 Meta 分析亦指出，应用抗血小板药物的脑出血患者死亡风险较未应用抗血小板药物者明显增加。但也有相反的结论，最新 INTERACT II 的亚组分析指出，脑出血患者既往应用抗栓（抗血小板及抗凝）治疗与血肿扩大密切相关，但并没有显著增加死亡及致残风险，这也可能与急性期强化降压效果有关。脑出血前应用抗血小板药物使血小板活性降低，这可能与早期血肿扩大密切相关。有研究指出，在脑出血最初的 24 小时，至少 38% 的患者会出现血肿扩大，这种血肿扩大通常发生在发病的最初 6 小时内，而这又是脑出血不良预后的重要因素之一。抗血小板药物主要通过抑制血小板功能或血小板聚集 / 释放来发挥作用，血小板功能检测可以评价抗血小板药物对血小板活性的影响，协助指导下一步治疗，但目前研究尚不充分。

2018 年 *Stroke* 杂志上有研究描述了脑出血患者发病前是否

联合使用抗血小板治疗对脑出血血肿体积及出血结局的影响。研究共纳入 1069 例自发脑出血（排除外伤、动静脉畸形、动脉瘤、肿瘤、急性出凝血功能障碍等）、2288 例维生素 K 拮抗剂（vitamin K antagonist，VKA）相关脑出血及 188 例新型口服抗凝剂相关脑出血患者。结果表明发病前抗血小板治疗并不影响自发脑出血的血肿体积及出血结局。而维生素 K 拮抗剂（vitamin K antagonist，VKA）相关脑出血联合抗血小板治疗使得有利功能结局（mRS 0-3）比例较低（23.8%*vs.*31.9%，*P*=0.030），同时血肿体积更大 [21.9（7.4～61.4）*vs.*15.7（5.7～44.5）ml，*P*=0.005] 且死亡率更高（51.0%*vs.*40.4%）。多因素回归分析表明 VKA 相关脑出血发病前联合抗血小板治疗和较大的血肿体积相关（*P*=0.005），而且在联合双重抗血小板治疗患者中脑出血血肿体积更大。所以，在联合使用抗血小板及抗凝药物时，需充分评估出血风险以确定联合使用的时限。

2015 年 AHA/ASA 指南建议对抗凝剂相关脑出血应用维生素 K、新鲜冰冻血浆（fresh-frozen plasma，FFP）或凝血酶原复合物（prothrombin complex concentrate，PCCs）来快速校正国际标准化比值（international normalised ratio，INR）。那么，我们不禁要问，是否也可通过纠正其血小板功能改善凝血状态，从而降低血肿扩大风险，改善临床预后呢？目前来讲，纠正血小板功能最快而且最有效的办法也许就是血小板输注了。目前可查到的针对抗血小板药物相关性脑出血证据 2015 年以前仅在 *Neurocrit Care* 杂志上有一项研究。该研究设想血小板输注可以改善血小板活性，从而降低脑出血扩大风险及改善不良结局。共 45 例患者纳入该研究（32 例纳入结局分析），其中 22 例在发病 12 小时之内给予血小板输注，10 例在发病 12 小时之后给予血小板输注。最终结果显示血小板输注可增强血小板活性，输注前后阿司匹林反应性从（472 ± 50）增加到（561 ± 92），并且发病 12 小时之内输注血小板的脑出血患者较 12 小时以后输注者血肿扩大风险更小，3 个月功能预后更好。该研究结果当时在学术界引起了强烈质疑。

当时 PATCH（platelet transfusion versus standard care after acute stroke due to spontaneous cerebral haemorrhage associated with antiplatelet therapy）研究正在入组，设计显然比这项研究完善了很多。M IremBaharoglu 等终于在 2016 年 5 月的 *NEJM* 杂志上发表了 PATCH 研究结果。该研究是一项多中心、开放、随机研究，共入组发病 6 小时以内的幕上脑出血患者 190 名，这些患者既往都应用过抗血小板药物至少 7 天。所有患者随机分成两组，一组给予标准治疗（93 例患者），一组在标准治疗基础上给予血小板输注（97 例患者）。初级结局是死亡或 3 个月的功能预后。此研究预期的结果是血小板输注能够降低抗血小板治疗相关脑出血患者的死亡率或生活依赖程度。结果依然不如人愿，血小板输注治疗组死亡率及 3 个月生活依赖程度均高于标准治疗组（*OR*=2.05，95%*CI* 1.18 ～ 3.56，*P*=0.0114）（图 79）。其中输注血小板的患者中在院期间 40 例（占 42%）发生了严重不良反应，23 例（24%）患者死亡；而标准治疗组发生在院期间严重不良反应及死亡的病例仅有 28 例（29%）及 16 例（17%）。这可能是与血小板有促炎效应，血小板输注可能增加了血管渗透性，而这可能又促进了血小板消耗有关。因此，对于抗血小板治疗相关性脑出血患者并不推荐输注血小板。当然，还需要进一步大规模研究来进行验证。

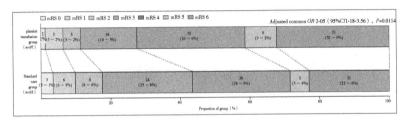

图 79　PATCH 研究 3 个月时两组间 mRS 分布（彩图见彩插 32）

149. 脑出血发病后 1 年内重启口服抗凝治疗可减少死亡率、卒中复发并改善预后

临床医生很经常碰到的一个问题就是脑出血患者是否应重启口服抗凝治疗？无法平衡再发出血和与预防血栓事件之间的关系。关于脑出血后是否重启口服抗凝治疗一直以来颇受争议，尤其是与脑淀粉样变相关的脑叶出血患者。普遍认为脑出血后是否继续口服抗凝治疗取决于出血部位及患者预后。2017 年的一项 Meta 分析纳入了 1012 例口服抗凝药的脑出血患者（633 例非脑叶出血及 379 例脑叶出血）。在非脑叶出血患者中 28%（178/633）重启抗凝，脑叶出血患者中 23%（86/379）重启抗凝。最后多

因素分析提示非脑叶出血重启抗凝会减少死亡率（*HR*=0.25，95%*CI* 0.14～0.44，*P* < 0.0001）且改善功能结局（*HR* = 4.22，95% *CI* 2.57～6.94，*P* < 0.0001）。脑叶出血重启抗凝也可减少死亡率（*HR* = 0.29，95% *CI* 0.17～0.45，*P* < 0.0001）且改善功能预后（*HR* = 4.08，95% *CI* 2.48～6.72，*P* < 0.0001）。而且不管是脑叶出血或是非脑叶出血发病 1 年内重启口服抗凝治疗均会减少全因卒中复发风险（*P* < 0.01）。

150. 血肿碎吸术联合 rt-PA 治疗脑出血是安全的

脑出血治疗大体分为内科保守治疗及手术治疗。对于出血量较大的脑出血患者，我们通常会选择手术治疗。手术能够清除血肿，减轻组织压迫，但也会增加脑组织损伤及再出血风险。因此选择外科手术治疗还是内科保守治疗，一直存在争议。对于什么情况下适合进行外科手术，2018 年 *NEUROSURGERY* 上发表的一项研究在统计了 INTERACT1 和 INTERACT2 随机化后 7 天的神经外科手术干预情况，运用多变量逻辑回归分析得出结论。本研究纳入的患者当中有 372 个（13%）为大量脑出血（出血量超过 30ml），研究因素包括非中国地区、非糖尿病状态、严重的神经功能缺损（NIHSS 评分 ≥ 15 分）、脑叶出血、脑室内出血、白细胞数升高以及低钠血症。其中可以作为外科手术的预测因素包括年龄较小、严重神经功能缺损、基线脑出血量超过 30ml 以及脑室内出血。很多争议与血肿周围功能受损的半暗带组织有关，这些缺血半暗带与凝血酶所致脑水肿相关。手术清除压迫的组织理论上可改善周围脑组织的灌注。1961 年，McKissock 和他的同事们报道了神经外科领域首个前瞻性随机对照试验。结果显示对于自发性幕上脑出血患者来说，手术治疗的预后不比内科保守治疗效果好。这项研究在国际上引起了强烈反响，并在这个领域影响了长达半个世纪。直到 1989 年，Auer 和他的同事们报道了一项研究，对 100 例脑出血患者用内镜清除血肿，结果却与McKissock 相反，内镜清除血肿优于内科保守治疗。接下来，又有一系列研究探讨内科保守治疗与手术治疗的疗效，即使 Meta分析也未能得出肯定结论。神经外科手术技术、神经影像、神经麻醉技术以及围手术期监护的不断发展，使得多种情况下外科手术结局较前改善。那么对于脑出血患者来讲，是否外科手术优于内科保守治疗呢？我们究竟应在什么时机选择手术治疗呢？是选择外科开颅手术还是微创手术呢？

2005 年，脑出血外科手术治疗（the surgical treatment for intracerebral hemorrhage，STICH）研究共入组 1033 例脑出血患者来比较外科治疗（由神经外科医师决定术式）（503 例）及内科保守治疗（530 例）的优劣。结果未发现早期手术的脑出血患者较内科保守治疗获益（$OR=0.89$，$95\%CI$ $0.66 \sim 1.19$，$P=0.414$），绝对获益 2.3%（-3.2 ~ 7.7），相对获益 10%（-13 ~ 33）（图 80）。亚组分析显示，距离皮质 ≤ 1cm 的脑出血与脑深部出血相比早期手术可能更能获益。可能是因为对于脑深部出血，开颅手术较立体定向钻孔引流术或内镜治疗术创伤更大，掩盖了临床获益。该研究给我们提出了两个问题：①对于距

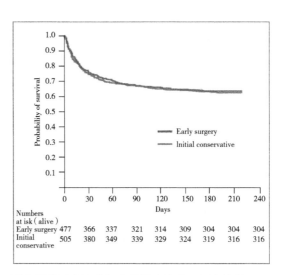

图 80 STICH 研究早期手术治疗与内科保守治疗两组比较的 Kaplan-Meier 曲线
（彩图见彩插 33）

离皮质 ≤ 1cm 的脑出血是否能够从外科手术中获益呢？ ②对于深部脑出血，是否微创手术能够使其获益呢？

接下来，STICH Ⅱ研究回答了我们第一个问题。该研究入组 601 例距离皮质 ≤ 1cm 的自发性脑叶出血并没有脑室出血的患者，出血量在 10 ～ 100ml，随机给予早期外科治疗（307 例）及内科保守治疗（294 例）。结果未发现早期外科手术能够改善功能预后，但不良结局无明显差异（图 81、图 82）。作者在结论中写到，STICH Ⅱ研究可以证实早期外科手术并没有增加幕上脑叶出血患者 6 个月致残率及死亡率，并且可能有轻微的临床生存优势。作者还分析了一下所有行外科治疗患者的术式，大部分患者行开颅手术，其他的术式还有去骨瓣减压术及小骨窗入路血肿清除术。

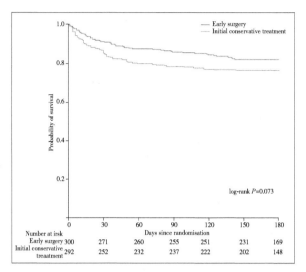

图81 STICH Ⅱ研究早期手术治疗与内科保守治疗两组比较的Kaplan-Meier曲线

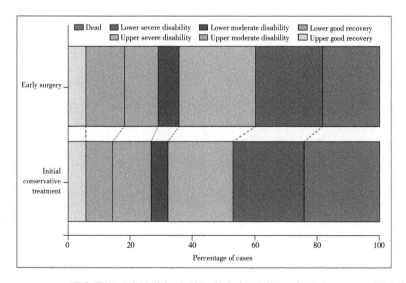

图82 STICH Ⅱ研究早期手术治疗与内科保守治疗两组间6个月后Glasgow评分比较
比例优势模型（proportional odds model）P=0.075（彩图见彩插34）

这同样引入到第二个问题，既然开颅手术对脑出血患者血肿清除效果不明显，那么其他术式是否有效呢？目前尚无关于去骨瓣减压术对脑出血患者预后的随机临床试验注册，但关于微创手术与脑出血预后的关系，Hanley 等设计了 MISTIE（minimally invasive surgery plus alteplase in intracerebral haemorrhage evacuation）研究，并于 2016 年发表在 *Lancet Neurol* 杂志上。该研究入组血肿量 ≥ 20ml 的自发性脑出血患者，给予颅内血肿碎吸术，术后给予 rt-PA 注射促进血凝块溶解。初级终点事件是所有安全性结局，包括 30 天死亡率、7 天手术相关死亡率、72 小时症状性出血以及 30 天颅内感染。该研究经过 7 年时间，共入组 96 例患者，其中 54 例入组颅内血肿碎吸术联合 rt-PA 治疗组，其余 42 例入组标准药物治疗组。两组间 30 天死亡率 [4（9.5%，95%*CI* 2.7 ～ 22.6）*vs.* 8（14.8%，95%*CI* 6.6 ～ 27.1），*P*=0.542]、7 天死亡率 [0（0，95%*CI* 0 ～ 8.4）*vs.* 1（1.9%，95%*CI* 0.1 ～ 9.9），*P* =0.562]、症状性出血 [1（2.4%，95%*CI* 0.1 ～ 12.6）*vs.* 5（9.3%，95%*CI* 3.1 ～ 20.3），*P* =0.226] 以及颅内细菌感染 [1（2.4%，95%*CI* 0.1 ～ 12.6）*vs.* 0（0，95%*CI* 0 ～ 6.6），*P* =0.438] 均无显著差别。无症状性出血在颅内血肿碎吸术联合 rt-PA 治疗组略多于标准药物治疗组 [12（22.2%，95%*CI* 12.0 ～ 35.6）*vs.* 3（7.1%，95%*CI* 1.5 ～ 19.5），*P* =0.051]（图 83）。因此，血肿碎吸术联合 rt-PA 治疗脑出血是安全的。在 MIATIE 研究中的一个小分支研究提示术中 CT 指导立体定向内镜微创引流也具有可行性及较好的功能结局。

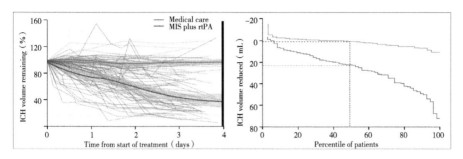

图 83　两组间脑出血清除示意图（彩图见彩插 35）

注：左图：通过每天复查头颅 CT 计算残余血凝块的百分比，直到血凝块量趋于稳定或治疗满 48 小时。细线代表每位患者，粗线是各组的平均效应，灰区代表 95%*CI*；右图：每位患者血凝块清除分布图，用第 4 天最后一张 CT 计算出血肿下降绝对值来表示。蓝色点划线代表标准治疗组脑出血量下降 50 百分位数的患者脑出血量的变化，绿色点划线代表颅内血肿碎吸术联合 rt-PA 治疗组脑出血量下降 50 百分位数的患者脑出血量的变化。

　　开颅手术较内科保守治疗无明显优势，微创手术治疗逐渐成为近年来脑出血研究的热点。当然，MISTIE 研究也给我们提出了一些问题：虽没有限定出血位于脑深部，但大部分出血部位位于深部（手术治疗组 67%，标准药物治疗组 64%）。对于脑深部出血，是否较脑叶出血更有效？何时进行手术治疗更有效？rt-PA 的最佳剂量是多少？血压控制在什么水平？这些都需要大样本的临床试验进行验证。

151. 引流管内注射 rt-PA 治疗脑室出血也是安全的

　　脑室出血（intraventricular hemorrhage，IVH）是脑出血的另一种类型，分为原发性 IVH（局限在脑室）及继发性 IVH（由其他脑出血破入脑室），约占原发性脑出血的 40%。基于上面的研究，我们发现大多数研究都将 IVH 患者除外，原因多是因为 IVH 预后不佳，死亡率高。一项包含 13 项研究的合并分析指出，合并 IVH 的脑出血死亡率从无 IVH 的 20% 升至 51%。IVH 治疗方法也与脑实质出血不同，主要是因为 IVH 可引起急性阻塞性脑积水，从而引起颅内压升高，脑灌注压下降，严重时还可导致脑疝。IVH 合并脑积水患者仅有 11% 预后良好，故治疗上常与脑实质出血分开讨论。理论上将破入脑室的血液及脑脊液引流即可缓解症状，目前临床治疗 IVH 合并脑积水的方式常用的就是脑室外引流。脑室外引流可降低颅内压，从而可以缓解颅内压升高引起的一系列症状。但是有研究发现，颅内压下降精神状态改善并不明显，因此推断 IVH 的占位效应可能是除颅内压升高以外又一至关重要的病理生理因素。而且脑室外引流并没有改善血凝块溶解率，单纯脑室外引流通常还会出现血凝块堵塞导管的情况，因此也没有降低脑积水的发病率及严重程度。

既然是因出血形成血凝块导致引流障碍，那么是否可以在脑室外引流管内注射纤维蛋白溶解剂，如尿激酶、链激酶、rt-PA 等促进血凝块溶解来加速脑室内积血的清除，从而改善脑脊液循环通路来降低颅内压呢？近 20 年来，针对这个问题，也进行了一些动物及临床试验。这些临床试验样本量都比较小。一项包含 4 项随机临床试验及 8 项观察性研究共 316 例（其中 167 例脑室内注入纤溶酶原溶解剂，尿激酶或 rt-PA）继发性 IVH 的 Meta 分析显示，单纯脑室外引流组整体死亡风险为 46.7%，而脑室外引流 + 纤维蛋白溶解剂注射组死亡风险下降至 22.7%，整体合成比值比为 0.32 （95%*CI* 0.19 ～ 0.52），而且脑室外引流 + 纤维蛋白溶解剂注射组也较单纯脑室外引流组功能预后要好。进一步分析还发现，似乎尿激酶比 rt-PA 优势更为明显。但就溶栓来讲，rt-PA 较尿激酶更为安全。因此，需要大型临床研究来验证应用 rt-PA 治疗脑室出血的有效性及安全性。

在这个设想的基础上，Ziai 等设计了 CLEAR （the clot lysis：evaluating accelerated resolution） Ⅲ 研究。该研究是一项随机双盲对照研究，拟探讨脑室外引流并注入低剂量 rt-PA 治疗 IVH 能否改善临床功能预后。研究共入组的发病 24 小时内 IVH 以及三脑室或四脑室梗阻的患者 500 例，其中丘脑出血破入脑室 293 例 （占 59%），原发性 IVH 46 例 （9%），其余 161 例 （32%）为其他部位脑出血破入脑室。这些患者合并 / 不合并幕上脑出血＜ 30ml，两组都给予脑室外引流，一组 （249 例） 引流管内注射 rt-PA （共 12 次，每 8 小时一次，每次 1mg），并最大限度清除脑室内积血，直至第三脑室或第四脑室开通，或 IVH 占位效应减轻，或积血引流 80% 以上，或已给予 12 次 rt-PA 注射。一组 （251 例） 注射生理盐水，主要终点为 180 天 mRS0-3。结果显示，在 rt-PA 组，180 天死亡率显著低于生理盐水组 （图 84），但 rt-PA 组并没有改善总体预后 （图 85），因为很多患者虽然生存但却严重致残 （mRS 4 分或 5 分）。进一步意向性分析 （intention to treat analyses，ITT） 指出，rt-PA 能够改善 IVH 体积 ≥ 20ml 者的预后，并且 mRS 0-3 的比例与 IVH 清除率呈正相关；使用多个导管，导管插入血凝块 （IVH 优势侧），累积 rt-PA 剂

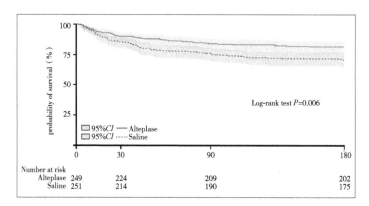

图84　CLEAR Ⅲ研究脑室外引流并注入 rt-PA 组与生理盐水组 Kaplan-Meier 曲线比较（彩图见彩插36）

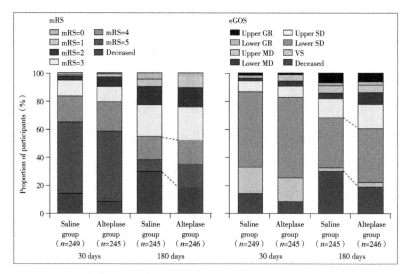

图85　CLEAR Ⅲ研究脑室外引流并注入 rt-PA 组与生理盐水组 30 天、180 天 mRS 评分（左）及 eGOS 评分（右，1 分代表死亡，8 分代表恢复最好）比较（彩图见彩插37）

注：左图蓝线代表 180 天 mRS ≤ 3 分患者 [生理盐水组 112（45%），rt-PA 组 118（48%），P=0.477] 及死亡患者 [生理盐水组 73（30%），rt-PA 组 46（19%），P=0.004]。

eGOS：extended Glasgow Outcome Scale，扩展 Glasgow 结局评分；GR：good recovery，恢复良好；MD：moderate disability，中度残疾；SD：severe disability，重度残疾；VS：vegetative state，植物状态。

量大者 IVH 清除率高。研究结果还显示，mRS ≤ 3 与血肿清除量有关，而且堵塞的第三脑室及第四脑室较不应用 rt-PA 更容易且更快开通。应用 rt-PA 组有 33% 患者脑室内积血清除 80% 以上，而在生理盐水组仅有 10% 患者积血清除达到 80% 以上。那么，是否引流管内注入药物会增加感染的风险呢？ CLEAR Ⅲ 结果显示，注射 rt-PA 或生理盐水的感染率与既往一项仅有脑室外引流无引流管内注射药物的 Meta 分析报道的颅内感染率相当。因此，应用 rt-PA 清除 IVH 是安全的，但可能每 8 小时一次，每次 1mg 的剂量不是最佳剂量，所以并没有改善总体预后。而且，CLEAR IVH 研究证实 rt-PA 溶解脑室内积血是存在剂量效应的，以后仍需大规模临床试验来探讨 rt-PA 的剂量。目前指南对于脑室外引流管的数目、位置及使用都没有明确的规定，这些都会影响 IVH 的引流效果，以后也需大规模临床试验来验证。

152. 我国在脑出血领域的研究任重而道远

以上是对 2018 年国际大型临床研究的总结，这些研究都将会改写指南，为我们今后的治疗提供新的方向。但我们不得不承认，我国是脑出血大国，患病率是西方国家的 2 ～ 3 倍之多，但是在脑出血领域却鲜有国人的研究登上世界舞台。我国脑出血的高发病率单纯与高血压患病率高有关吗？是否也与种族有关？西方人种的治疗就适合我国人群吗？这一系列问题都向我们提出了挑战。我们相信，中国的问题需要由中国人自己解决。CHANCE研究使我国脑血管领域的临床研究向世界迈出了重要一步，也向世界证实我国临床研究的实力。在前期工作基础上，2017 年 1 月，中国卒中学会脑出血协作组成立，旨在把我国脑出血领域的有生力量集结在一起，共同探讨、设计、实施具有我国特色的脑出血领域大型临床研究，以期尽早在世界领域发表我们国人自己的研究，引领中国脑出血领域冲上世界巅峰。让我们共同努力，期待这一天早日到来！

参考文献

1.Wang W，Jiang B，Sun H，et al. Prevalence，incidence and mortality of stroke in China：results from a nationwide population-based survey of 480687 adults. Circulation，2017.

2.Arima H，Huang Y，Wang JG，et al. Earlier blood pressure-lowering and greater attenuation of hematoma growth in acute intracerebral hemorrhage：INTERACT pilot phase. Stroke，2012，43（8）：2236-2238.

3.Anderson CS，Heeley E，Huang Y，et al. Rapid blood-pressure lowering in patients with acute intracerebral hemorrhage. N Engl J Med，2013，368（25）：2355-2365.

4.Carcel C，Wang X，Sato S，et al. Degree and timing of intensive blood pressure lowering on hematoma growth in intracerebral hemorrhage：intensive blood pressure reduction in acute cerebral hemorrhage trial-2 results. Stroke，2016，47（6）：1651-1653.

5.Hemphill JC，Greenberg SM，Anderson CS，et al. Guidelines for the management of spontaneous intracerebral hemorrhage：aguideline for healthcare professionals from the American Heart Association/American Stroke Association.

Stroke，2015，46（11）：2032-2060.

6.Qureshi AI，Palesch YY，Barsan WG，et al. Intensive blood-pressure lowering in patients with acute cerebral hemorrhage. N Engl J Med，2016，375（11）：1033-1043.

7.Gould B，McCourt R，Gioia LC，et al. Acute blood pressure reduction in patients with intracerebral hemorrhage does not result in borderzone region hypoperfusion. Stroke，2014，45（10）：2894-2899.

8.Tsivgoulis G，Katsanos AH，Butcher KS，et al. Intensive blood pressure reduction in acute intracerebral hemorrhage：a meta-analysis. Neurology，2014，83（17）：1523-1529.

9.Arima H，Heeley E，Delcourt C，et al. Optimal achieved blood pressure in acute intracerebral hemorrhage：INTERACT2. Neurology，2015，85（6）：557-558.

10.Song L，Sandset EC，Arima H，et al. Early blood pressure lowering in patients with intracerebral haemorrhage and prior use of antithrombotic agents：pooled analysis of the INTERACT studies. Journal of Neurology，Neurosurgery，and Psychiatry，2016，87（12）：1330.

11.Naidech AM，Liebling SM，Rosenberg NF，et al. Early platelet transfusion improves platelet activity and may improve outcomes after intracerebral hemorrhage. Neurocrit Care，2012，16（1）：82-87.

12.Baharoglu MI，Cordonnier C，Salman R，et al. Platelet transfusion versus standard care after acute stroke due to spontaneous cerebral haemorrhage associated with antiplatelet therapy（PATCH）：a randomised，open-label，phase 3 trial. Lancet，2016，387（10038）：2605-2613.

13.Mendelow AD, Gregson BA, Rowan EN, et al. Early surgery versus initial conservative treatment in patients with spontaneous supratentorial lobar intracerebral haematomas (STICH II): a randomised trial. Lancet, 2013, 382 (9890): 397-408.

14.Hanley DF, Thompson RE, Muschelli J, et al. Safety and efficacy of minimally invasive surgery plus alteplase in intracerebral haemorrhage evacuation (MISTIE): a randomised, controlled, open-label, phase 2 trial. Lancet Neurology, 2016, 15 (12): 1228-1237.

15.Ziai WC, Tuhrim S, Lane K, et al. A multicenter, randomized, double-blinded, placebo-controlled phase III study of clot lysis evaluation of accelerated resolution of intraventricular hemorrhage (CLEAR III). International Journal of Stroke, 2014, 9 (4): 536-542.

16.Hanley DF, Lane K, McBee N, et al. Thrombolytic removal of intraventricular haemorrhage in treatment of severe stroke: results of the randomised, multicentre, multiregion, placebo-controlled CLEAR III trial. Lancet, 2017, 389 (10069): 603.

17.Webb AJ, Ullman NL, Mann S, et al.Resolution of intraventricular hemorrhage varies by ventricular region and dose of intraventricular thrombolytic: the clot lysis: evaluating accelerated resolution of IVH (CLEAR IVH) program. Stroke, 2012, 43 (6): 1666-1668.

18.Qureshi AI, Palesch YY, Martin R, et al. Interpretation and implementation of intensive blood pressure reduction in acute cerebral hemorrhage trial (INTERACT II). Journal of Vascular and Interventional Neurology, 2014, 7 (2): 34-40.

19.Sprügel MI, Kuramatsu JB, Gerner ST, et al.Antiplatelet Therapy in Primary Spontaneous and Oral Anticoagulation-Associated Intracerebral Hemorrhage.Stroke,

2018, 49 (11): 2621-2629.

20.Qureshi AI, Palesch YY, Foster LD, et al.Blood Pressure-Attained Analysis of ATACH 2 Trial.Stroke, 2018, 49 (6): 1412-1418.

21.Guo R, Blacker DJ, Wang X, et al.Practice Patterns for Neurosurgical Utilization and Outcome in Acute Intracerebral Hemorrhage: Intensive Blood Pressure Reduction in Acute Cerebral Hemorrhage Trials 1 and 2 Studies.Neurosurgery, 2017, 81 (6): 980-985.

22.Sprigg N, Flaherty K, Appleton JP, et al.Tranexamic acid for hyperacute primary IntraCerebral Haemorrhage (TICH-2): an international randomised, placebo-controlled, phase 3 superiority trial.Lancet, 2018, 391 (10135): 2107-2115.

23.Mayer SA, Brun NC, Begtrup K, et al.Recombinant activated factor VII for acute intracerebral hemorrhage.N Engl J Med, 2005, 352 (8): 777-785.

24.Biffi A, Kuramatsu JB, Leasure A, et al.Oral Anticoagulation and Functional Outcome after Intracerebral Hemorrhage.Ann Neurol, 2017, 82 (5): 755-765.

25.Scaggiante J, Zhang X, Mocco J, et al.Minimally Invasive Surgery for Intracerebral Hemorrhage.Stroke, 2018, 49 (11): 2612-2620.

26.Toyoda K, Koga M, Yamamoto H, et al.Clinical Outcomes Depending on Acute Blood Pressure After Cerebral Hemorrhage.Ann Neurol, 2019, 85 (1): 105-113.

（王　晶　整理）

重建脑卒中医疗系统——移动 – 互联网 – 大数据时代脑卒中医疗系统的思考

153. 中国脑卒中流行病学有其自身的特点和规律

脑卒中是世界范围内致残率、致死率最高的疾病之一，每年各国政府均要花费巨资用于脑卒中的防控。脑卒中的发生给患者、家庭、社会、国家带来巨大的躯体、精神和经济负担。全球疾病负担报告 2010 中显示，脑卒中位居死因顺位第 2 位，同时是造成 DALYs 损失的第 3 位原因。而对于我国，流行病学数据显示，脑血管病已经超过心血管病和肿瘤，成为国人致死率最高的疾病。另外，西方主要发达国家经过几十年的努力，在 20 世纪 90 年代心脑血管疾病出现整体下降的趋势，而我国随着改革开放、经济发展、生活方式的改变，心脑血管疾病不仅没有出现类似于西方的"拐点"，反而呈现一路攀升的态势。面对我国脑卒中防控如此严峻的形势，深刻分析我国现行脑卒中医疗体系存在的主要矛盾是改善脑卒中防控效果的重要前提和基础。

154. 脑卒中相关医疗资源供给与需求之间的不平衡是现阶段主要矛盾

我国幅员辽阔、人口众多、地区发展不平衡。随着改革开放的深入，各地区经济发展不均衡的现象进一步扩大。目前，我国总体医疗资源的投入占总体 GDP 的比重尚不到 5%，远远低于西方发达国家，如美国（约占 16%）、法国（约占 12%）和德国（占11%）。这样就不可避免地造成医疗资源供给和医疗资源需求之间的绝对不平衡。加之，我国各地区、各区域经济发展水平和经济结构差异甚大，这种经济发展区域的不平衡又造成有限的医疗资源更多地分布在发达地区和发达城市；而在现实世界中，我国脑卒中医疗需求则更多地集中在地域更广、人口更多的欠发达地区和欠发达城市，这样在绝对不平衡的基础上又造成脑卒中医疗资源供给和需求之间的相对不平衡。另外，我国医疗尚未形成明确、有效的分级诊疗体系，人们就医的自由度相对较高，这样又势必造成发达地区、发达城市、综合医院医疗资源供给和需求之间的失衡进一步被扩大。因此，脑卒中医疗资源供给和需求之间的绝对和相对不平衡是我国现行脑卒中医疗体系中的主要矛盾。

155. 我国现行脑卒中医疗系统的主要弊端

广义上讲，脑卒中医疗系统指包括脑卒中医疗资源供给侧、脑卒中医疗资源需求侧以及连接供给侧和需求侧软、硬件通道在内的整体脑卒中防控生态系统（图86）。狭义上讲，脑卒中医疗系统特指脑卒中医疗资源的供给侧及其输出医疗服务的软、硬件通道。本部分内容主要采用狭义的脑卒中医疗系统概念。

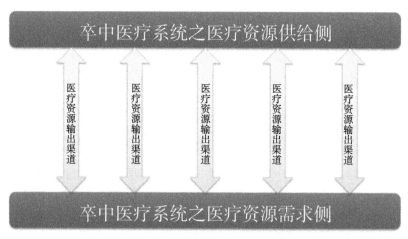

图86 脑卒中医疗系统模式

　　脑卒中医疗系统是非常复杂的生态系统，各地区、各国家、各区域有着巨大的异质性。目前，我国现行脑卒中医疗系统主要存在以下四个方面的弊端：其一，从脑卒中医疗资源配置总量角度分析，我国脑卒中医疗资源供给侧相关医疗资源存在明显供不应求的弊端。现有脑卒中相关医疗资源的总体投入远不能满足人们对脑卒中防控医疗服务的总体需求。其二，从医疗资源配置角度来分析，脑卒中相关医疗资源的配置呈现明显的无序化分布状态。在我国，各级医疗机构是脑卒中防控医疗资源输出的主要来源。我国医疗机构通常划分为一级医院（社区医院）、二级医院和三级医院。从脑卒中防控的角度分析，我国各地区一级医院（社区医院）、二级医院和三级医院尚未有效的组织和整合起来，尚未有效形成联合脑卒中防控的合力。其三，从疾病管理的角度分析，我国脑卒中防控呈现明显碎片化管理状态。按照干预靶点和预期目标的不同，脑卒中防控可以分为一级预防、院前急救、院内管理、脑卒中康复和二级预防五大任务（图87）。这五大任务应该是一个环环相扣的有机链条，同时，只有把这五大任务相互衔接成为有机的整体，整体的脑卒中防控才能真正地起到实效和发挥意义，任何一个环节的中断，均将影响脑卒中整体防控效果。目前，我国脑卒中一级预防、脑卒中急救、院内管理、脑卒中康复和二级预防尚未形成相互衔接的

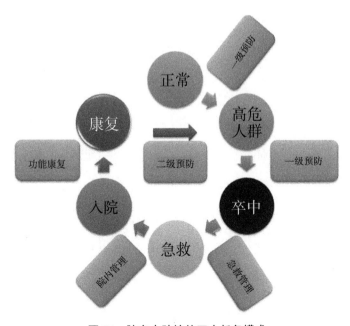

图87　脑卒中防控的五大任务模式

有机链条，脑卒中患者的管理呈现明显的碎片化特征。其四，现有脑卒中医疗资源供给侧医疗资源输出渠道单一、狭窄。目前脑卒中防控医疗资源的输出渠道主要是各级医院的门诊和病房，如此单一、狭窄的渠道势必导致"看病难""看病贵"等社会医疗矛盾。

156. 我国脑卒中系统主要弊端的潜在解决途径

针对脑卒中医疗系统的潜在弊端，不同地区、不同国家、不同区域、不同时期其解决的策略也将存在巨大的差异。针对我国脑卒中医疗系统的四个主要弊端，笔者就其可能的解决途径提出自己的看法。其一，针对我国脑卒中医疗系统供给侧医疗资源供不应求的弊端，其根本的解决途径是政府增加脑卒中防控相关医疗资源的投入。其二，针对我国脑卒中医疗系统相关医疗资源配置呈现明显无序化分布的弊端，其潜在的解决途径是建立区域级和国家级脑卒中防控联盟，从而将一级医院（社区医院）、二级医院和三级医院等不同的医疗资源整合起来，从而形成脑卒中防控合力。其三，针对我国脑卒中医疗系统中脑卒中防控呈现明显碎片化管理状态，建立脑卒中防控分级诊疗体系、制度和路径是其可能有效的解决途径。其四，针对现有脑卒中医疗资源供给侧医疗资源输出渠道单一、狭窄的弊端，利用移动互联网技术，跨空间、跨时间的输出和共享有限的医疗资源则是一个潜在有效的解决途径。

157. 远程脑卒中医疗

近 10 年来，随着计算机技术、移动数字通信技术、互联网技术的飞速发展，远程医疗服务模式勃勃兴起，并在疾病诊断、治疗、预防、教育等诸多方面发挥着越来越重要的作用。远程医疗（telemedicine）是利用电话、网络、视频等电子交流平台，进行相关医疗信息交换，从而达到诊断和治疗疾病的新型医疗模式。远程医疗可以实现专家会诊、患者检查、继续教育等不同的目的。将远程医疗的技术和平台应用于脑卒中防控的过程被称为远程脑卒中医疗（telestroke）。远程脑卒中医疗模式兴起于 20 世纪末和 21 世纪初期，经过 10 余年的发展，目前全球比较成熟的远程脑卒中医疗网络已经达 20 余家。远程脑卒中医疗的宗旨是：利用先进的科技手段，充分共享有限的医疗资源，从而使每位脑卒中患者都有机会享有高质量的脑卒中医疗服务。经典的远程脑卒中医疗体系是中心-辐射型运营模式（hub-and-spoke model）。该模式通常由一个核心脑卒中中心（hub）及若干附属分中心（spoke）组成。核心脑卒中中心通常由脑卒中基础设施相对比较完备、脑卒中诊疗水平相对比较先进、脑卒中教学设施相对比较完善的脑卒中中心担任。而附属分中心通常是地理位置相对偏远、脑卒中诊疗体系尚不完善、缺乏脑卒中教育相关资源的医疗机构。远程脑卒中医疗的优势在于可以借助计算机和网络技术平台，更加广泛、充分、深入地利用和共享现有有限的脑卒中医疗资源。远程脑卒中医疗的广泛应用不仅可以克服我国脑血管病医疗资源地域分布不均衡的弊端，而且还可以通过"共享"脑血管病专业医师的方法，构建达到解决脑血管病专业医师实际数量和实际需求之间矛盾的目的。此外，通过远程脑卒中医疗服务和视频会议，可以进行广泛、深入、持续、多形式的脑卒中继续教育项目，从而为有效提高我国脑卒中专业队伍的整体水平和素质发挥作用（图88）。

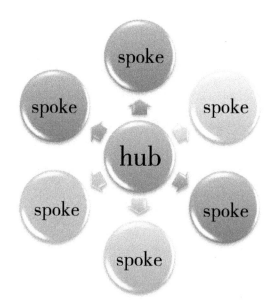

图88 远程脑卒中医疗体系中心－辐射型运营模式

科技是改变生活和生产模式的第一推动力。我国幅员辽阔、人口众多、地域发展不均衡，医疗资源供给和医疗资源的需求之间存在绝对和相对的不平衡，而远程脑卒中医疗可以利用其计算机和网络技术实现医疗资源跨地域、跨空间的有效共享，因此这些因素就决定了远程医疗在我国今后的医疗卫生事业发展中存在极大的发展潜力和发展空间，将在我国包括脑卒中在内的防控体系构建和实践中发挥越来越重要的作用。另外，目前我国经济水平持续、稳健发展，互联网的全面建设，以及计算机和手持终端全面普及推广的大背景，将助力远程医疗在中国这样一个新兴的大国实现跨越式发展。目前，技术因素已经不是阻碍远程医疗在中国发展的最主要的障碍；相反，远程医疗相关的伦理问题、法律法规建设、适合国情的运营和管理模式的探索等软环节建设已成为远程医疗在中国健康发展的主要限速环节。

158. 移动脑卒中单元

组织型纤溶酶原激活剂（tissue-type plasminogen activator，t-PA）静脉溶栓治疗是目前国际上公认的 AIS 急性期最直接、最有效的治疗方法。t-PA 静脉溶栓治疗可以明显降低 AIS 患者死亡和残疾的发生，并有效改善患者的预后。虽然 t-PA 静脉溶栓治疗是目前国际 AIS 指南推荐的首选治疗方法，但是其治疗的时间窗相对较短，仅为 4.5 小时，即在患者症状出现 4.5 小时内实施 t-PA 静脉溶栓是安全的和有效的。同时，在 4.5 小时治疗时间窗内，应用越早，效果越好。超出这个时间窗，t-PA 静脉溶栓不仅不能有效改善患者的预后，反而可能由于继发症状性颅内出血等并发症引起神经功能障碍加重，甚至死亡。因此，在 AIS 急救时，常常流行着这样一句话，即时间就是大脑（time is brain）。院前延误是影响脑卒中患者接受 t-PA 静脉溶栓治疗的最主要原因之一。大量的脑卒中患者因为不能在发病后 4.5 小时到有资质进行 AIS 溶栓治疗的医疗中心就诊，从而丧失了宝贵的治疗时机。传统的急性脑卒中急救模式是"固定医疗资源，而转运患者"，其转运过程涉及如下关键环节：①患者或照护者意识到脑卒中的发生；②患者或照护者拨打急救电话；③急救中心派送急救转运团队；④急救转运团队将患者转运到相关医疗机构；⑤相关医疗机构组织院内医疗资源进行溶栓前评价；⑥对于适合静脉溶栓干预的患者实施溶栓治疗。由于涉及的转运环节较多、路径较长，传统脑卒中急救模式势必造成大量院前时间的延误，最终导致相当部分患者丧失宝贵的治疗时机。如果我们能够转换思路，整合目前移动医疗和远程医疗的理念和技术，改变传统急性脑卒中"固定医疗资源，而转运患者"的急救模式为"固定患者，而转运医疗服务"的新模式，设计一套可于院前实施 AIS 静脉溶栓治疗的急救设备和服务体系，则可以大大节省院前延误的时间，从而使更多的 AIS 患者可以从静脉溶栓干预中获益。国际上 AIS 院前溶栓的概念期起始于 2003 年，最早由德国柏林萨尔大学的 Fassbender 教授和德国柏林夏里特大学的 Ebinger 教授等相继提出，并于 2010 年实现原型车的诞生。这辆原型车被命名为移动脑卒中单元（mobile stroke unit，MSU）（图 89）。在接下来的验证阶段，德国柏林萨尔大学的 Walter 教授等于 2012 年在 *Lancet Neurology* 杂志发表论文，证实移动脑卒中单元较常规到院治疗模式明显降低 AIS 发病至溶栓干预决策的时间（35 分钟 *vs.* 76 分钟，$P < 0.0001$）；同时，这种新模式不增加症状性颅内出血、发病 7 天死亡发生的风险。随后，Ebinger

教授等于 2014 年在 *JAMA* 杂志发表了该领域具有里程碑意义的临床试验（PHANTOM-S）结果。该研究证实，对于 AIS，与常规到院溶栓模式相比，移动脑卒中单元可将溶栓时间缩减 15 分钟（76.3 分钟 *vs.* 61.4 分钟，*P* ＜ 0.001），使溶栓干预的使用率提高 8%（29% *vs.*21%，*P* ＜ 0.001）。同样是 Ebinger 教授等的研究团队于 2016 年在 *Lancet Neurology* 杂志上发表论文比较移动脑卒中单元和常规治疗模式对脑卒中预后的影响，在这项纳入 658 例患者的观察性研究中，两组患者 90 天预后比例（改良 Rankin 评分＜ 1）（*P*=0.14）、颅内出血事件率（*P*=0.27）和 7 天内死亡率（*P*=0.23）均未见显著的统计学差异。目前，美国得克萨斯州的休斯顿（Houston，TX）和俄亥俄州的克利夫兰（Cleveland Clinic，Cleveland，OH）也相继于 2014 年开始启动移动脑卒中单元项目。目前由得克萨斯州立大学健康科学中心主导的旨在于验证移动脑卒中单元安全性和有效性的 BEST-MSU 研究正在患者招募阶段（NCT02190500）。

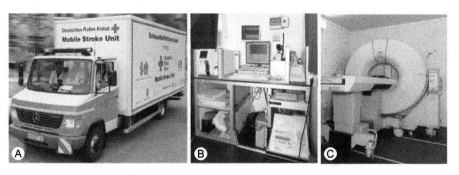

图 89　移动脑卒中单元外部（A）及内部（B、C）构造（彩图见彩插 38）

159. 基于互联网的急性缺血性卒中动态结局预测模型

急性缺血性卒中（acute ischemic stroke，AIS）是世界范围内致残率、致死率最高的疾病之一。脑梗死发生将给患者、家庭、社会带来巨大的躯体、精神和经济负担。有效的预测患者的结局，将为患者、家属、医生、和医疗政策制定者提供重要的决策信息。既往一些关于 AIS 的预测模型，要么仅关注 AIS 后死亡预测信息，要么仅能提供特定时点患者功能预后信息（如 3 个月等）。目前，国际上尚缺乏一个公认有效的脑梗死结局预测模型，尤其缺乏一个能够准确、动态反映卒中后不同时点动态转归结局的预测模型。

在这样的背景下，我们建立一个能够预测 AIS 不同时点动态功能预后的预测模型（Dynamic Functional Status after Acute Ischemic Stroke，DFS-AIS）。本研究基于中国国家卒中登记（China National Stroke Registry）数据库（2007-2008 年）。研究对象被随机分为建模样本（60%）和验证样本（40%）。改良 Rankin 评分小于或等于 2 分作为 AIS 良好预后的评价标准。多因素 Logistic 回归分析用于判定 AIS 不同时点（出院时、3 个月、6 个月和 12 个月）良好预后的独立预测因素。ROC 曲线下面积用于判定预测模型的鉴别力（discrimination）。预测结果和实际结果的相关系数用来判断预测模型的准确性（calibration）。本研究共纳入 12026 例，其中建模样本 7215 例，验证样本 4811 例。患者出院时、3 个月、6 个月、12 个月良好预后的比例分别为 67.9%、

66.5%、66.9% 和 66.9%。年龄、性别、糖尿病史、卒中或 TIA 史、房颤病史、吸烟、卒中前生活自理、他汀药物应用、入院时 NIHSS 评分、入院时血糖水平是不同时点 AIS 良好预后的独立预测因素。基于这些预测因素，作者建立了针对 AIS 不同时点预后的预测模型（DFS-AIS）。无论在建模样本和验证样本，DFS-AIS 对 AIS 后不同时点的良好预后均显示较好的鉴别能力（ROC 曲线下面积为 0.837 ～ 0.845）。同时，在不同年龄、性别、就诊时间、卒中亚型，以及是否接受溶栓治疗患者中，DFS-AIS 均稳定的显示较好的鉴别力（ROC 曲线下面积为 0.837-0.845）。与同类 8 个同类 AIS 预后预测 [Weimar's survival model（2004），Weimar's functional model（2004），König's survival model（2008），König's functional model（2008），GWTG score（with NIHSS score）（2010），IScore（1-year model）（2011），PLAN score（2012），ASTRAL score（2012）] 相比，对 AIS 出院时、3 个月、6 个月、12 个月死亡，出院时、3 个月、6 个月、12 个月良好预后，DFS-AIS 均显示了更好的预测效果（P ＜ 0.001）（图 90）。同时，为方便临床医生使用，我们编制了基于网络的预测模型（图 91）。临床医生可以通过预测信息的录入，网络预测模型会自动提供患者出院时、发病 3 个月、发病 6 个月和发病 1 年时生活自理能力的概率（图 91）。

DFS-AIS 是一个可以准确预测 AIS 不同时点良好预后的预测工具。DFS-AIS 的临床应用价值有待于在进一步在更多人群、更大样本中检验。

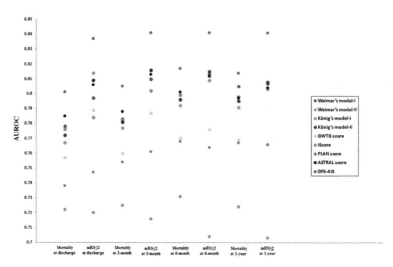

图90 国际不同急性脑梗死结局面对面对比分析（彩图见彩插39）

图91 网络版DFS-AIS （WWW.DFS-AIS.COM）（彩图见彩插40）

160. 基于互联网的颈动脉狭窄风险预测模型

颅外颈动脉狭窄（extracranial carotid artery stenosis，ECAS）是缺血性卒中的重要危险因素。其患病率在一般人群中为 0.1% ～ 7.5%，随着年龄的增长，其发生率逐步增高。传统医疗模式中，临床医生采用颈动脉超声来发现颈动脉狭窄的患者（图 90）。然而，2014 年，美国疾病预防协（U.S. Preventive Services Task Force，USPSTF）会，终止了在人群中进行颈动脉超声筛查颈动脉狭窄的医疗行为。其中，本质的原因不是因为超声用于颈动脉狭窄诊断的敏感性和特异性，而是处于潜在的卫生经济学原因。

在这样的背景下，我们建立一个能够预测 ECAS 的预后的预测模型（extracranial carotid artery stenosis score，ECAS Score）。本研究基于任丘卒中筛查研究登记（Renqiu stroke screening study）数据库（2012—2014 年）。研究对象被随机分为建模样本（60%）和验证样本（40%）。颈动脉超声用于颈动脉狭窄诊断的金标准。多因素 Logistic 回归分析用于判定颈动脉狭窄的独立预测因素。ROC 曲线下面积用于判定预测模型的鉴别力（discrimination）。预测结果和实际结果的相关系数用来判断预测模型的准确性（calibration）。本研究共纳入 5010 人，平均年龄为 64.3 岁，其中建模样本 3006 人，验证样本 2004 人。ECAS ＜ 50%，50% ～ 69%，70% ～ 99% 和闭塞的比例分别为 4.4%、0.5%、0.4% 和 0.4%。年龄、性别、卒中或 TIA 及 PAD、身高、SBP、DBP、HDL 和 LDL 被确定为中度（＞ 50%）或重度（＞ 70%）ECAS 的独立预测因子。无论在建模样本和验证样本，ECAS score 均显示较好的鉴别能力（ROC 曲线下面积为 0.785 ～ 0.846）。与以往三个模型相比，ECAS 评分显示出对中、重度 ECAS 的明显更好的差异（P ＜ 0.001）（图 92）。同时，为方便临床医生使用，我们编制了基于网络的预测模型。临床医生可以通过预测信息的录入，网络预测模型会自动提供被筛查者发生颈动脉狭窄＞ 50% 和＞ 70% 的概率（图 93）。

ECAS 评分是预测中重度 ECAS 的有效模型。进一步验证不同人群和更大样本的 ECAS 评分是十分必要的。

	AUROC	95% C.I.	Δ AUROC*	P value&	Youden Index	Cutoff	Sensitivity	Specificity	PPV	NPV
For predicting moderate ECAS										
Qureshi's score (2001)	0.626	0.612–0.639	0.168	<0.001	0.163	4	0.484	0.678	0.019	0.990
Jacobowitz's score (2003)	0.648	0.635–0.661	0.146	<0.001	0.265	1	0.516	0.749	0.026	0.992
Marjoleini's score (2014)	0.680	0.668–0.694	0.114	<0.001	0.277	16	0.546	0.730	0.026	0.992
ECAS score (2016)	0.794	0.782–0.805	Reference		0.488	–	0.813	0.675	0.031	0.996
For predicting severe ECAS										
Qureshi's score (2001)	0.643	0.630–0.656	0.184	<0.001	0.257	4	0.579	0.678	0.014	0.995
Jacobowitz's score (2003)	0.670	0.657–0.683	0.157	<0.001	0.274	1	0.526	0.747	0.016	0.995
Marjoleini's score (2014)	0.672	0.630–0.657	0.155	<0.001	0.267	15	0.658	0.609	0.013	0.996
ECAS score (2016)	0.827	0.816–0.838	Reference		0.555	–	0.790	0.765	0.025	0.998

Abbreviation: ECAS, extracranial cervical atherosclerotic stenosis; AUROC, Area Under the Receiver Operating Characteristic Curve; C.I., Confidence Interval; PPV, Positive Predictive Value; NPV, Negative Predictive Value.
*Δ AUROC denoted the difference in AUROC between the ECAS score and compared scores for predicting ECAS.; &P value of comparing pairwise AUROCs using Delong's method.

图 92 国际不同急性脑梗死结局面对面对比分析

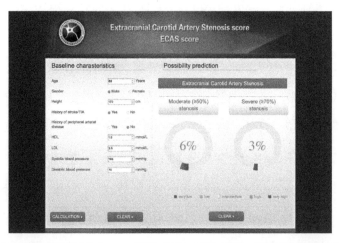

图 93 网络版 ECAS Score（WWW.ECAS-SORE.COM）（彩图见彩插 41）

参考文献

1.邓峰，吕菊红，高建民，等.我国与发达国家医疗资源和卫生费用比较分析.中国卫生经济，2014（2）：91-95.

2.邓峰，吕菊红，高建民，等."金砖五国"医疗资源与卫生费用比较分析.中国卫生经济，2014（2）：94-96.

3.Wechsler LR, Demaerschalk BM, Schwamm LH, et al.American Heart Association Stroke Council, Council on Epidemiology and Prevention, Council on Quality of Care and Outcomes Research. Telemedicine quality and outcomes in stroke: ascientific statement for healthcare professionals from the American Heart Association/ American Stroke Association.Stroke, 2017, 48（1）：e3-e25.

4.Walter S, Kostopoulos P, Haass A, et al. Diagnosis and treatment of patients with stroke in a Mobile Stroke Unit versus in hospital: a randomised controlled trial. Lancet Neurol, 2012, 11（5）：397-404.

5.Ebinger M, Winter B, Wendt M, et al. Effect of the use of ambulance-based thrombolysis on time to thrombolysis in acute ischemic stroke: a randomized clinical trial. JAMA, 2014, 311（16）：1622-1631.

6.Parker SA, Bowry R, Wu TC, et al. Establishing the first Mobile Stroke Unit in the United States. Stroke, 2015, 46（5）：1384-1391.

7.Bowry R, Parker S, Rajan SS, et al. Benefits of stroke treatment using a mobile stroke unit compared with standard management: the BEST-MSU study run-in phase. Stroke, 2015, 46（12）：3370-3374.

8.Rasmussen RA. Stroke management and the impact of mobile stroke treatment

中国医学临床百家

units. Cleveland Clinical Journal of Medicine, 2015, 82 (S 2) : S17-S21.

9.Ji R, Du W, Shen H, et al.Web-based tool for dynamic functional outcome after acute ischemic stroke and comparison with existing models.BMC Neurol, 2014, 14:214.

10.LeFevre ML, U.S. Preventive Services Task Force.Screening for asymptomatic carotid artery stenosis: U.S. Preventive Services Task Force recommendation statement. Ann Intern Med, 2014, 161 (5) : 356-362.

11.Yan Y, Gao S, Yang H, et al.ECAS score: a web-based risk model to predict moderate and severe extracranial carotid artery stenosis.Neurol Res, 2018, 40 (4) : 249-257.

（冀瑞俊　整理）

出版者后记
Postscript

1 年时间，365 个日夜，300 位权威专家对每本书每个细节的精雕细琢，终于，我们怀着忐忑的心情迎来了《中国医学临床百家》丛书的出版。我们科学技术文献出版社自 1973 年成立即开始出版医学图书，40 余年来，医学图书的内容和出版形式都发生了很大变化，这些无一不与医学的发展和进步相关。

近几年，中国的临床医学有了很大的发展，在国际医学领域也开始崭露头角。以北京天坛医院牵头的 CHANCE 研究成果改写美国脑血管病二级预防指南为标志，中国一批临床专家的科研成果正在走向世界。但是，这些权威临床专家的科研成果多数首先发表在国外期刊上，之后才在国内期刊、会议中展现。如果出版专著，又为多人合著，专家个人的观点和成果精华被稀释。

为改变这种零落的展现方式，作为科技部所属的唯一一家出版机构，我们有责任为中国的临床医师提供一个系统展示临床研究成果的舞台。为此，我们策划出版了这套高端医学专著——《中国医学临床百家》丛书。"百家"既指临床各学科的权威专家，也取百家争鸣之义。

丛书中每一本书阐述一种疾病的最新研究成果及专家观点，

按年度持续出版，强调医学知识的权威性和时效性，以期细致、连续、全面展示我国临床医学的发展历程。与其他医学专著相比，本丛书具有出版周期短、持续性强、主题突出、内容精练、阅读体验佳等特点。在图书出版的同时，同步通过万方数据库等互联网平台进入全国的医院，让各级临床医师和医学科研人员通过数据库检索到专家观点，并能迅速在临床实践中得以应用。

在与专家们沟通过程中，他们对丛书出版的高度认可给了我们坚定的信心。北京协和医院邱贵兴院士表示"这个项目是出版界的创新……项目持续开展下去，对促进中国临床学科的发展能起到很大作用"。北京大学第一医院霍勇教授认为"百家丛书很有意义"。复旦大学附属华山医院毛颖教授说"中国医学临床百家给了我们一个深度阐释和抒发观点的平台，我愿意将我的学术观点通过这个平台展示出来"。我们感谢这么多临床专家积极参与本丛书的写作，他们在深夜里的奋笔，感动着我们，鼓舞着我们，这是对本丛书的巨大支持，也是对我们出版工作的肯定，我们由衷地感谢！

在传统媒体与新兴媒体相融合的今天，打造好这套在互联网时代出版与传播的高端医学专著，为临床科研成果的快速转化服务，为中国临床医学的创新及临床医师诊疗水平的提升服务，我们一直在努力！

科学技术文献出版社

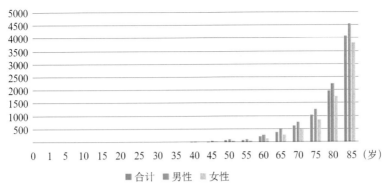

彩插 1　2017 年全国死因监测系统性别、年龄脑血管病死亡率（1/10 万）
（见正文第 011 页）

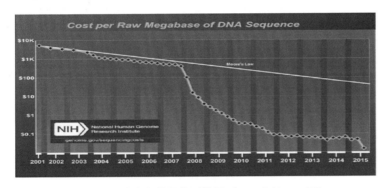

彩插 2　NIH 统计中基因检测费用（见正文第 051 页）

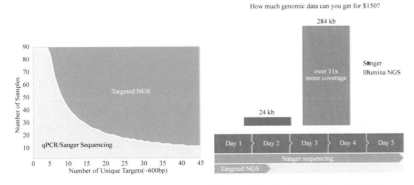

彩插 3　二代目标捕获测序技术在单基因病诊断中的高通量、性价比和
高效性优势（见正文第 053 页）

注：当目标基因数 > 5 时，panel 捕获测序优势远大于一代测序（左图）；相同成本前提下，二代
测序数据量是一代测序 10 倍以上（右上图）在全自动分析流程的支持下，分析时间约为一代测序
的 1/3（右下图）。

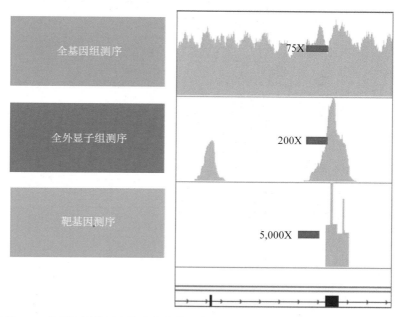

彩插4　二代目标捕获测序技术在单基因病诊断中的精确性（见正文第 053 页）
注：当目标基因群明确时，panel 捕获测序的精准度远大于外显子组测序与全基因组测序。

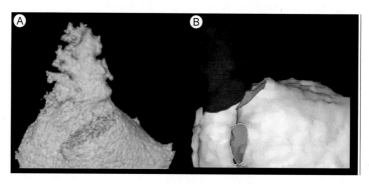

彩插5　仙人掌形左心耳：表现为 1 个明显的中心主叶以及其向上和向下伸出的多个副叶；A（CT），B（MRI）（见正文第 111 页）

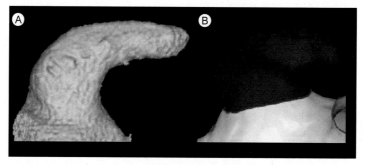

彩插6　鸡翅形左心耳：表现为主叶的近端或中部明显弯曲，或是左心耳在距离出入口一定距离回折；A（CT），B（MRI）（见正文第 111 页）

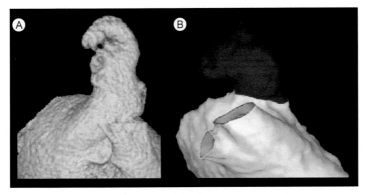

彩插 7　风袋形左心耳：表现为主体结构较长的主叶，从主叶不同部位可分出不同数量的二级甚至三级副叶；A（CT），B（MRI）（见正文第 112 页）

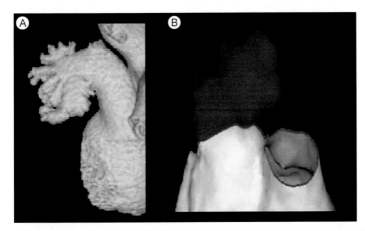

彩插 8　菜花形左心耳：表现为总体长度有限，内部特征更复杂，其出入口更不规则（卵圆形或圆形）；A（CT），B（MRI）（见正文第 112 页）

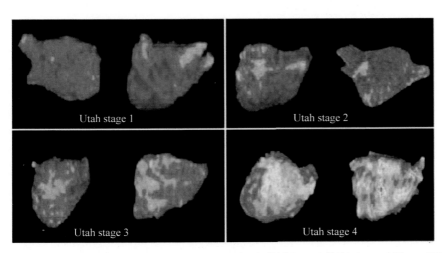

彩插 9　3D 心脏核磁成像所示左心房纤维化重建（右前斜位及后前位）（见正文第 121 页）
注：绿色代表左心房纤维化，重建依据纤维化程度，采用 UTAH 分级系统。UTAH Ⅰ：＜ 5% 纤维化；Ⅱ：5% ～ 19% 纤维化；Ⅲ：20% ～ 35% 纤维化；Ⅳ：＞ 35% 纤维化。

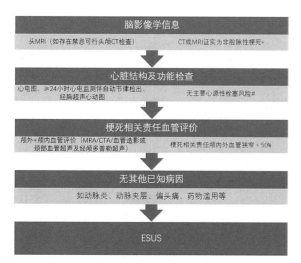

彩插 10　ESUS 诊断流程（见正文第 123 页）

注：*腔隙性梗死定义：皮层下梗死最大层面直径≤ 1.5cm（MRI 弥散成像 DWI ≤ 2.0cm），位于小的穿支动脉分布区。如采用 CT 判读，往往需要在发病 24 ～ 48 小时后延迟成像判读；#主要心源性栓塞风险：持续性或阵发性房颤，持续性房扑、左室射血分数＜ 30%，心脏附壁血栓、心房黏液瘤及其他肿瘤、二尖瓣狭窄、人工瓣膜、4 周内心肌梗死、瓣膜赘生物、人工瓣膜、感染性心内膜炎。

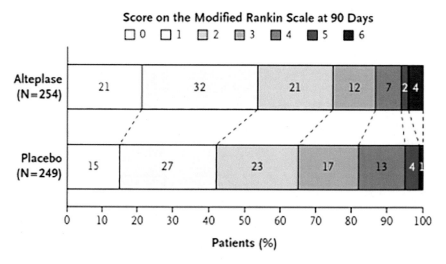

彩插 11　Fig2Wake Up 显示依据多模式影像指导对 WUS 患者给予 rtPA 静脉溶栓，发病 90 天神经功能（mRS 分布）优于安慰剂组（见正文第 189 页）

引自：Thomalla G，Simonsen CZ，Boutitie F，et al. MRI-Guided Thrombolysis for Stroke with Unknown Time of Onset.N Engl J Med，2018，379（7）：611-622.

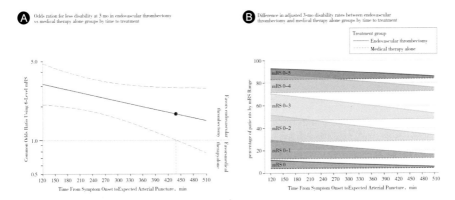

彩插 12　两组患者症状出现时间至预期动脉穿刺时间与 3 个月内残疾程度的关系
（见正文第 213 页）

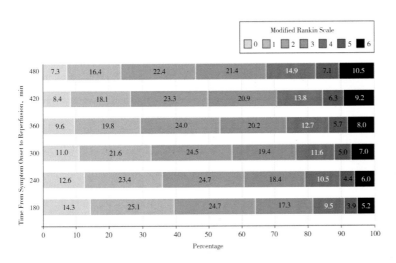

彩插 13　使用校正后的有序逻辑回归模型分析血管内介入组患者的不同症状出现至完全再灌注时间间隔与 90 天残障结局的关系（见正文第 217 页）

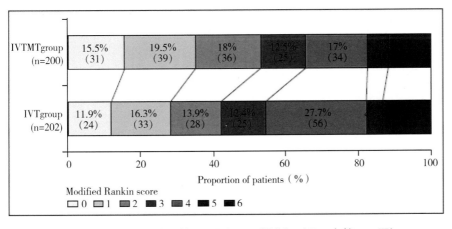

彩插 14　3 个月功能恢复情况（根据 mRS 评分）（见正文第 232 页）

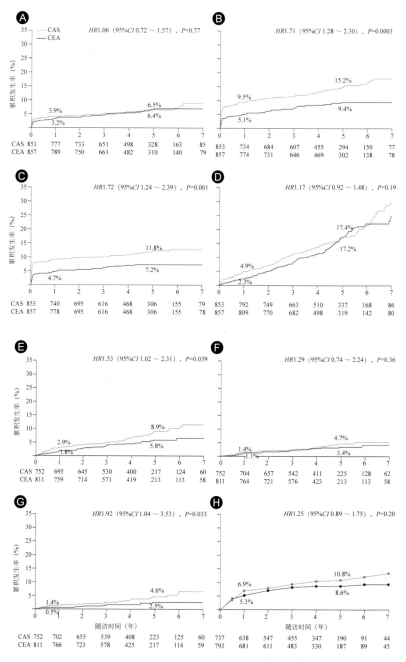

彩插 15　ICSS 试验主要临床事件累积发生率（见正文第 258 页）

注：A：死亡或致残性卒中发生率；B：所有卒中发生率；C：围手术期卒中或围手术期死亡或随访中同侧卒中发生率；D：全因死亡率；E：术后 30 天卒中发生率；F：术后 30 天同侧卒中发生率；G：术后 30 天对侧颈动脉或后循环卒中发生率；H：同侧颈动脉重度再狭窄（≥ 70%）发生率。

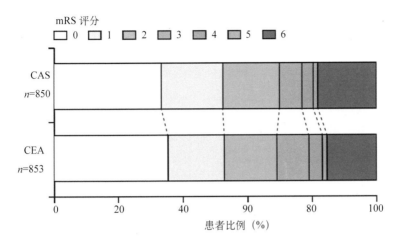

彩插16　ICSS 试验 CAS 组和 CEA 组随访结束时不同 mRS 评分所占比例（见正文第259页）

注：$P=0.49$；调整基线后 $P=0.24$

图 片 引 自： Bonati LH，Dobson J，Featherstone RL，et al.Long-term outcomes after stenting versus endarterectomy for treatment of symptomatic carotid stenosis: the International Carotid Stenting Study（ICSS）randomised trial.Lancet，2015，385（9967）：529-538.

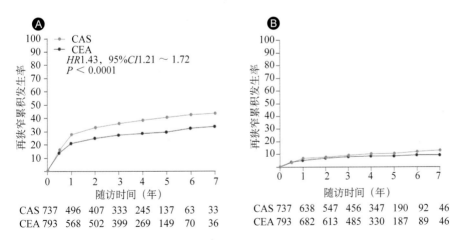

彩插17　ICSS 试验 CAS 组和 CEA 组再狭窄累积发生率（见正文第260页）

注：A：中度以上再狭窄（≥50%）累积发生率；B：重度以上再狭窄（≥70%或闭塞）累积发生率。

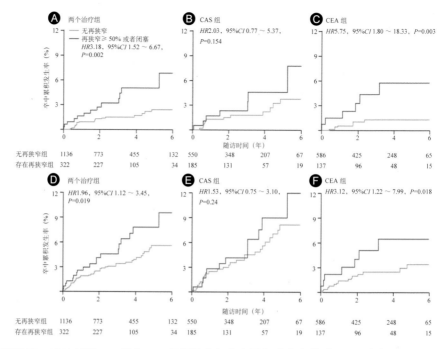

彩插 18 ICSS 试验 CAS 组和 CEA 组再狭窄与卒中累积发生率关系（见正文第 261 页）

注：A-C 同侧卒中累积发生率；D-F 所有卒中累积发生率

图片引自：Bonati LH，Gregson J，Dobson J，et al.Restenosis and risk of stroke after stenting or endarterectomy for symptomatic carotid stenosis in the International Carotid Stenting Study（ICSS）： secondary analysis of a randomised trial.Lancet Neurol，2018，17（7）：587-596.

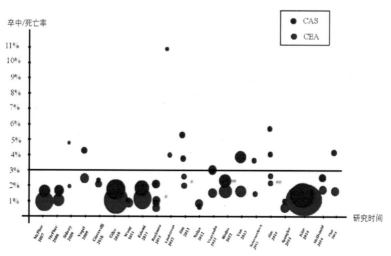

彩插 19 近 10 年不同研究中无症状性颈动脉狭窄 CEA 与 CAS 围手术期脑卒中／死亡率（见正文第 262 页）

注：# 脑卒中／死亡率分为 < 65 岁组和≥ 65 岁组；## 脑卒中／死亡率分为男性组和女性组。

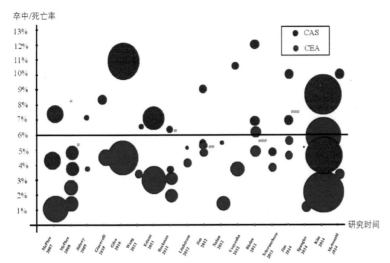

彩插 20　近 10 年不同研究中症状性颈动脉狭窄 CEA 与 CAS 围手术期
脑卒中／死亡率（见正文第 262 页）

注：# 脑卒中与死亡率分开统计；## 脑卒中／死亡率分为 < 65 岁组和 ≥ 65 岁组；### 脑卒中／死亡率分为男性组和女性组。

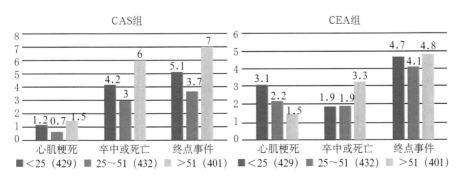

彩插 21　CREST 研究中不同中心不同事件发生率（%）（见正文第 266 页）

注：各组 P 值统计学无显著性差异；分组包括中心纳入病例 < 25 例、25 ～ 51 例、> 51 例。

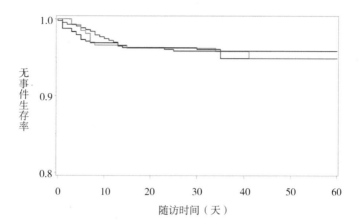

彩插 22　CREST 试验中不同手术时间对预后的影响（见正文第 269 页）

注：——手术时间：发病后 1 ～ 14 天；——手术时间：发病后 15 ～ 60 天；——手术时间：发病后 > 60 天。

图片引自：Meschia JF, Hopkins LN, Altafullah I, et al. Time from symptoms to carotid endarterectomy or stenting and perioperative risk. Stroke，2015，46（12）：3540–3542.

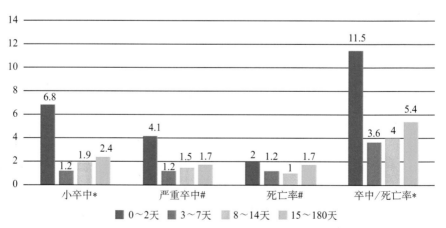

彩插 23　CEA 中不同手术时间脑卒中／死亡发生率（%）（见正文第 270 页）

注：*$P < 0.001$；#P 值统计学无显著差异。

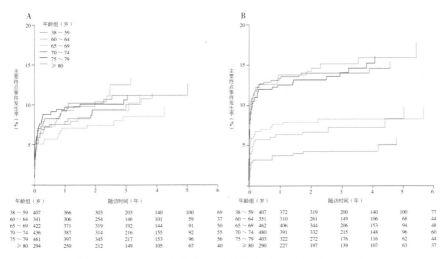

彩插 24　不同年龄组终点事件发生率（见正文第 275 页）

注：A 图为 CEA 组，B 图为 CAS 组。

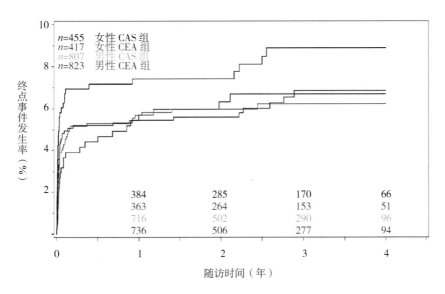

彩插 25　CREST 试验中性别对预后的影响（见正文第 277 页）

图片引自：Howard VJ，Lutsep HL，Mackey A，et al. Influence of sex on outcomes of stenting versus endarterectomy：a subgroup analysis of the Carotid Revascularization Endarterectomy versus Stenting Trial（CREST）. Lancet Neurol，2011，10（6）：530–537.

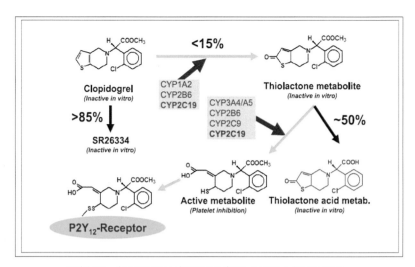

彩插 26　氯吡格雷体内代谢示意图（见正文第 317 页）

图片引自：Trenk D，Kristensen SD，Hochholzer W，et al. High on-treatment platelet reactivity and P2Y12 antagonists in clinical trials.Thromb Haemost，2013，109（5）：834-845.

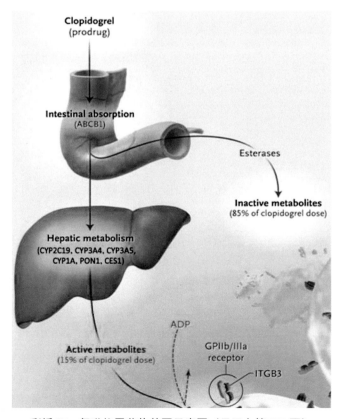

彩插 27　氯吡格雷药物基因示意图（见正文第 318 页）

图片引自：Simon T，Verstuyft C，Mary-Krause M，et al. Genetic determinants of response to clopidogrel and cardiovascular events. N Engl J Med，2009，360（4）：363-375.

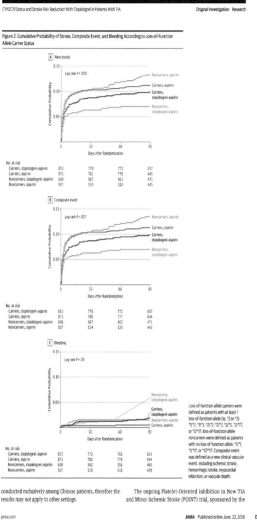

彩插 28　不同 *CYP2C19* 基因变异患者联合抗血小板治疗与阿司匹林单药物治疗比较的 Kaplan-Meier 曲线（见正文第 327 页）

注：A、B、C 图分别为所有脑卒中、复合血管事件与所有出血事件的 Kaplan-Meier 曲线。Carrier：携带至少一个 *CYP2C19* 功能缺失等位基因（*2 或 *3）；Noncarrier：未携带 *CYP2C19* 功能缺失等位基因（*2 或 *3）。

图片引自：Wang Y，Zhao X，Lin J，et al. Association between *CYP2C19* loss-of-function allele status and efficacy of clopidogrel for risk reduction among patients with minor stroke or transient ischemic attack. JAMA，2016，316（1）：70-78.

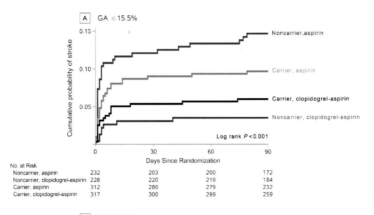

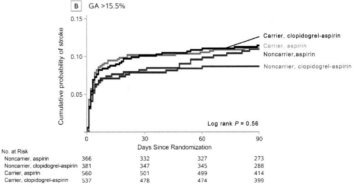

彩插 29　不同 *CYP2C19* 基因变异患者联合抗血小板治疗与阿司匹林单药物治疗比较的
Kaplan-Meier 曲线（见正文第 330 页）

注：A：GA 水平＞15.5% 的患者中，携带与不携带 *CYP2C19* 功能缺失等位基因之间联合抗血小板治疗与阿司匹林单药物治疗 90 天脑卒中复发率比较；B：GA 水平≤15.5% 的患者中，携带与不携带 *CYP2C19* 功能缺失等位基因之间联合抗血小板治疗与阿司匹林单药物治疗 90 天脑卒中复发率比较；Carrier：携带至少一个 *CYP2C19* 功能缺失等位基因（*2 或 *3）；Noncarrier：未携带 *CYP2C19* 功能缺失等位基因（*2 或 *3）。

图片引自：Lin Y，Wang A，Li J，et al. Impact of glycemic control on efficacy of clopidogrel in Transient Ischemic Attack or minor stroke patients with *CYP2C19*genetic variants. Stroke，2017，[Epub ahead of print].

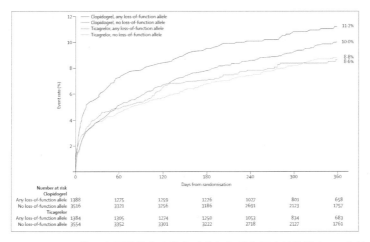

彩插30　不同*CYP2C19*基因变异携带患者替格瑞洛与氯吡格雷疗效比较（见正文第339页）

图片引自：Wallentin L, James S, Storey RF, et al. Effect of *CYP2C19* and ABCB1 single nucleotide polymorphisms on outcomes of treatment with ticagrelor versus clopidogrel for acute coronary syndromes: a genetic substudy of the PLATO trial. Lancet, 2010, 376（9749）：1320-1328.

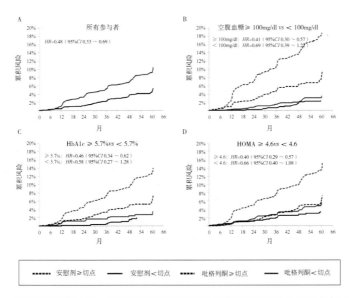

彩插31　新发糖尿病时间：所有参与者及不同代谢危险因素组（见正文第356页）

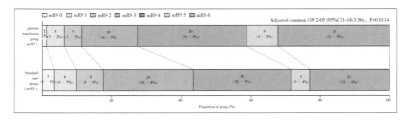

彩插32　PATCH研究3个月时两组间mRS分布（见正文第395页）

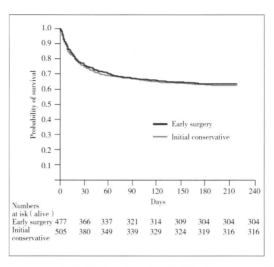

彩插 33　STICH 研究早期手术治疗与内科保守治疗两组比较的
Kaplan-Meier 曲线（见正文第 398 页）

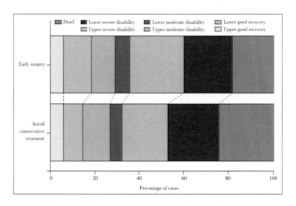

彩插 34　STICH Ⅱ 研究早期手术治疗与内科保守治疗两组间 6 个月后 Glasgow 评分比较
比例优势模型（proportional odds model）P=0.075（见正文第 399 页）

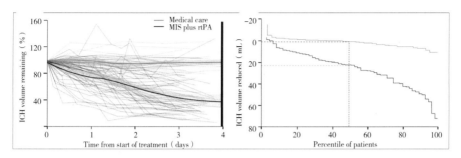

彩插 35　两组间脑出血清除示意图（见正文第 401 页）

注：左图：通过每天复查头颅 CT 计算残余血凝块的百分比，直到血凝块量趋于稳定或治疗满 48 小时。细线代表每位患者，粗线是各组的平均效应，灰区代表 95%*CI*；右图：每位患者血凝块清除分布图，用第 4 天最后一张 CT 计算出血肿下降绝对值来表示。蓝色点划线代表标准治疗组脑出血量下降 50 百分位数的患者脑出血量的变化，绿色点划线代表颅内血肿碎吸术联合 rt-PA 治疗组脑出血量下降 50 百分位数的患者脑出血量的变化。

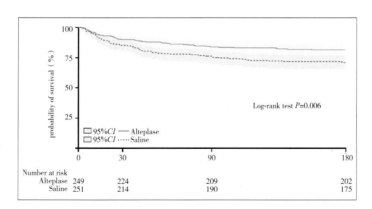

彩插 36　CLEAR Ⅲ研究脑室外引流并注入 rt-PA 组与生理盐水组 Kaplan-Meier 曲线比较（见正文第 404 页）

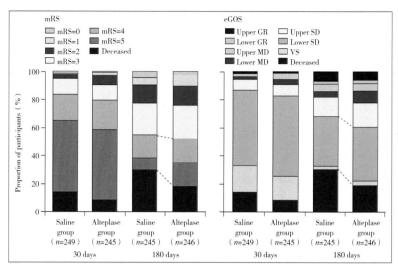

彩插 37　CLEAR Ⅲ 研究脑室外引流并注入 rt-PA 组与生理盐水组 30 天、180 天 mRS 评分（左）及 eGOS 评分（右，1 分代表死亡，8 分代表恢复最好）比较（见正文第 404 页）

注：左图蓝线代表 180 天 mRS ≤ 3 分患者 [生理盐水组 112（45%），rt-PA 组 118（48%），P=0.477] 及死亡患者 [生理盐水组 73（30%），rt-PA 组 46（19%），P=0.004]。

eGOS：extended Glasgow Outcome Scale，扩展 Glasgow 结局评分；GR：good recovery，恢复良好；MD：moderate disability，中度残疾；SD：severe disability，重度残疾；VS：vegetative state，植物状态。

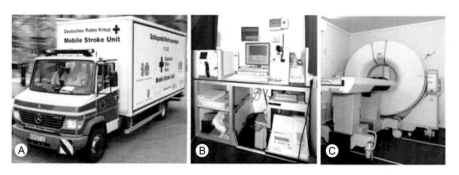

彩插 38　移动脑卒中单元外部（A）及内部（B、C）构造（见正文第 419 页）

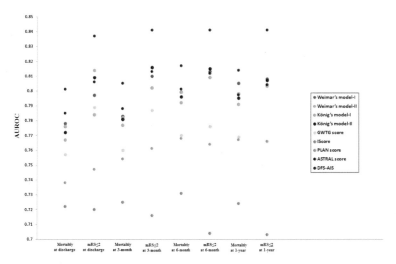

彩插 39　国际不同急性脑梗死结局面对面对比分析（见正文第 422 页）

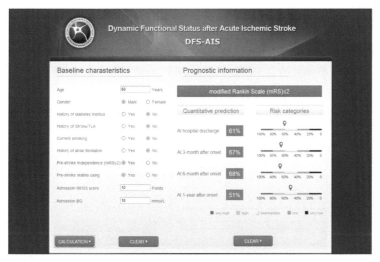

彩插 40　网络版 DFS-AIS （WWW.DFS-AIS.COM）（见正文第 422 页）

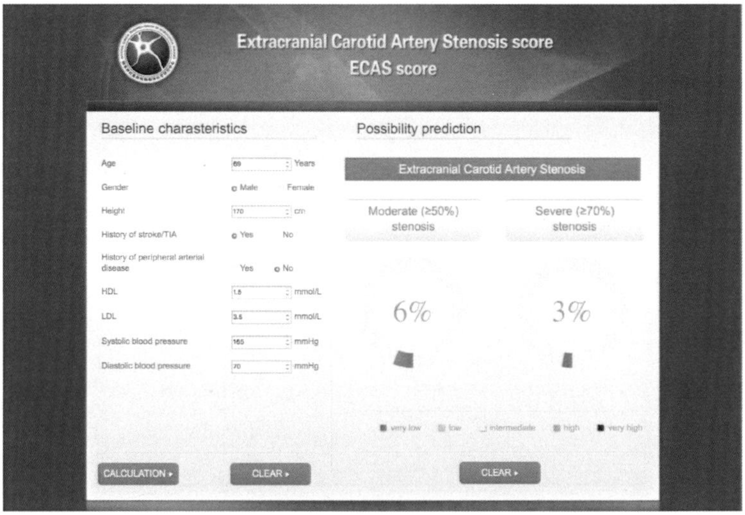

彩插 41　网络版 ECAS Score（WWW.ECAS-SORE.COM）（见正文第 424 页）